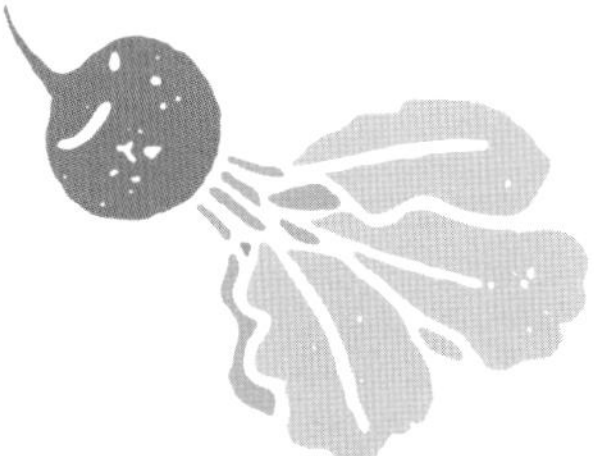
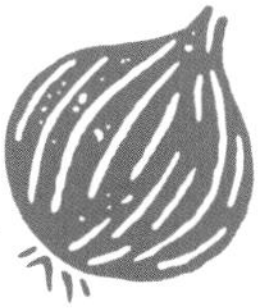
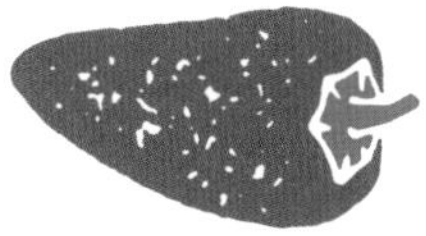
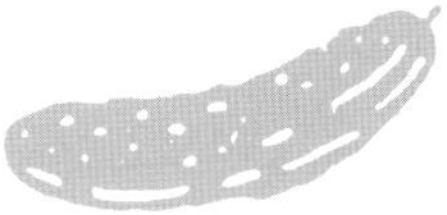
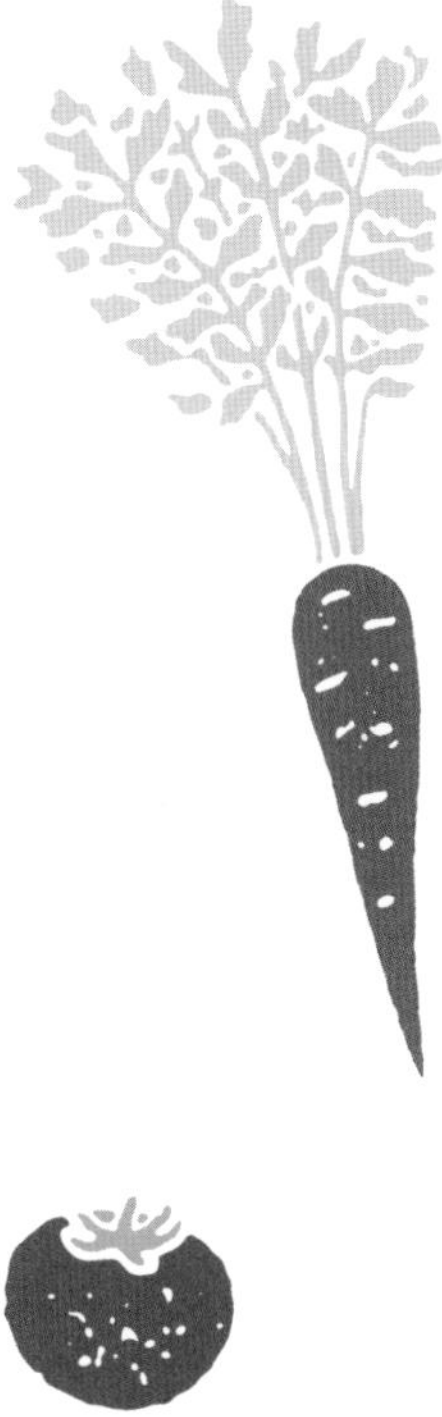

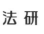

からだがよろこぶ

野菜の事典と薬膳レシピ

知って楽しい野菜の花言葉つき

岡尾 知子 著
国際薬膳師・鍼灸師

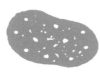

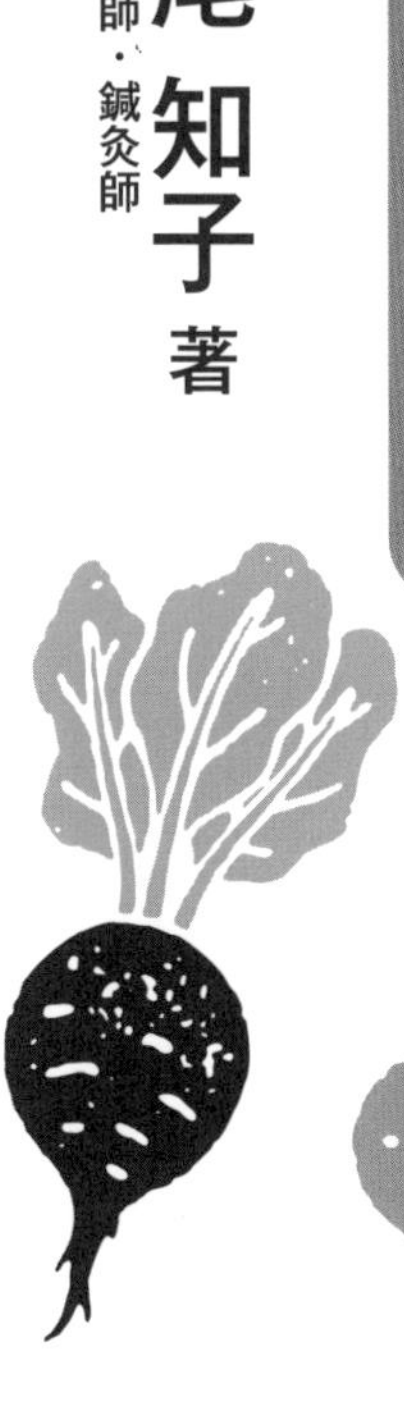
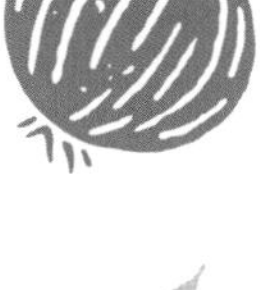

法研

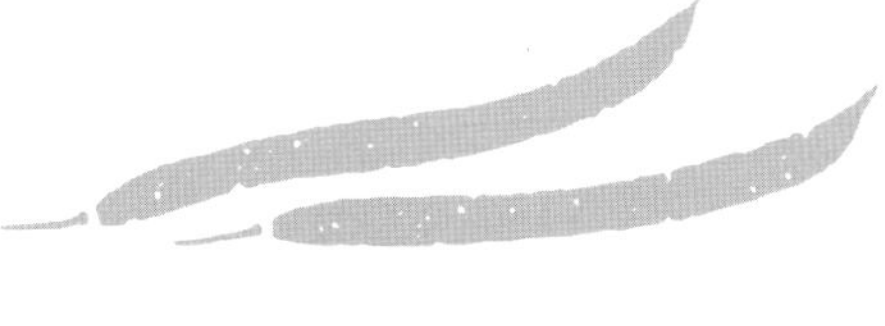

はじめに

四季のある日本。畑で育つ野菜は、かつては季節を感じる食材の代表でした。しかし、栽培・流通技術が発達した現代社会では、多くの野菜は一年を通じて食べられるように。スーパーには、カットして袋詰めされたもの、冷凍加工されたもの、惣菜として調理されたものなどがずらりと並び、じつに手軽に食べられるようになっています。

便利なものを利用することは、決して悪いことではないけれど、野菜のことを少しくわしく知れば、考え方が大きく変わります。

産地直送の葉っぱのついたダイコンがお店に並んでいたら、俄然、うれしくなる。丸々1本を買って来たら、「さて、これをどう使おう」となる。煮物に、サラダに、漬け物に、ダイコンおろしにと、1本を使い切る知恵がどんどん浮かんでくる。そして、傷まぬように丁寧に保存して、最後までおいしく食べきる。

野菜を食べる楽しさ、豊かさがどんどんふくらみます。

食生活が便利になるいっぽうで、野菜を家庭菜園で育てる人も増えています。トマトやナスを子どもたちと一緒に作ったり、ベランダサイズのコンテナガーデンで育てた採れたてハーブをサラダにしたり。なかには、畑を借りて本格的に野菜作りを始める人も。種や苗から栽培し、〝生きている〟野菜に触れると、おいしく育てるための知識が増えてくるでしょう。そして、買ってきた野菜も大事に食べたくなるはずです。

健康意識の高い人にとっては、野菜は健康の源。薬膳と鍼灸に携わり、日々、命と関わる私にとっても同様です。薬膳の古典には食材としての性質が記されていますが、それに現代栄養学の知識を合わせれば、体を養うためのたくさんのヒントを得られます。

野菜のことをもっと知りたい！　そして、知識を活かしておいしく、健康的な食生活を目指したい！　そんな気持ちを込め、まるごと一冊、野菜の本を作りました。日々の食生活に、ぜひ、楽しみながらお役立てください。

岡尾知子

もくじ

秋・冬の野菜

第1章

食養生の主役、野菜ってすごい！

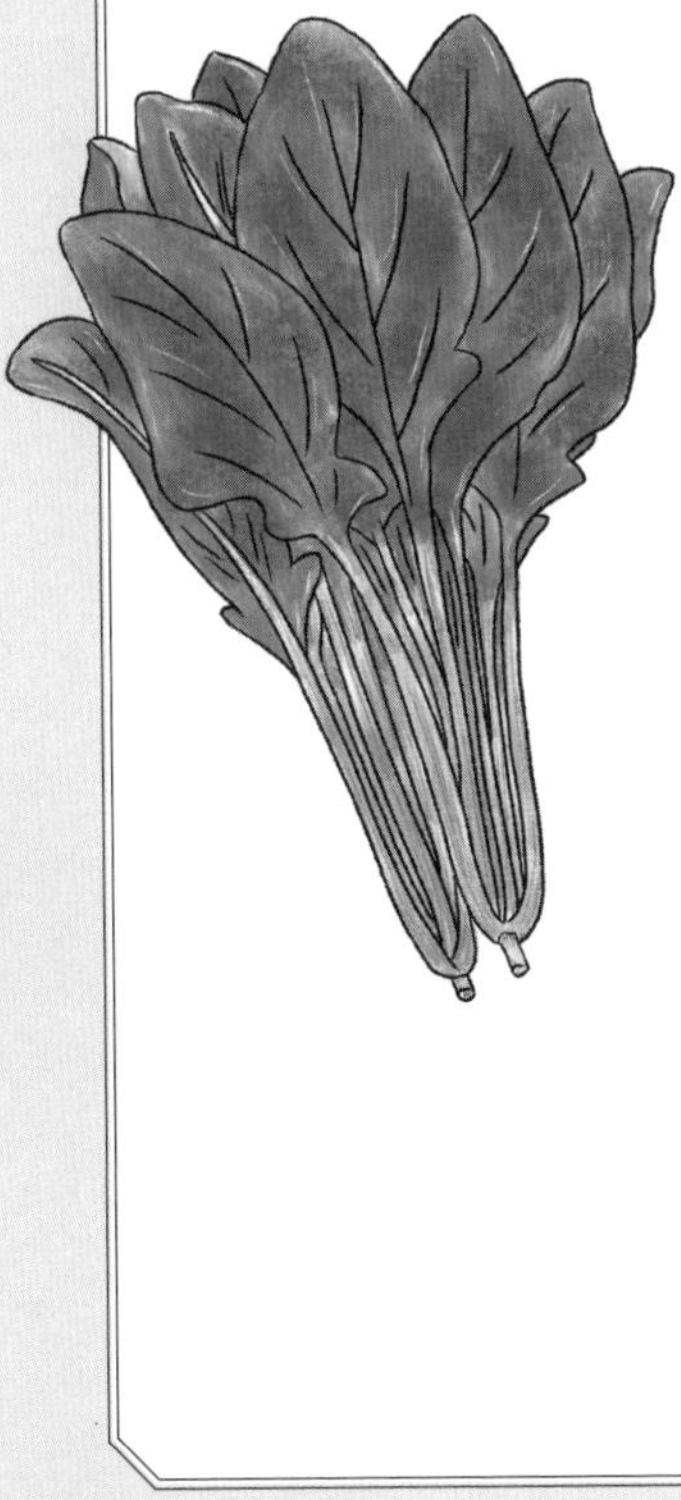

野菜の「力」

東洋医学では、自然界において薬になるものを「本《ほん》草《ぞう》」といいます。薬には、植物、鉱物、動物や昆虫などが含まれますが、「本草」の漢字からもわかるように、その主体は植物。昔の人は、植物の葉や根、花や実を口にし、その薬効を確かめました。

東洋医学の一分野である薬膳では、食材ひとつひとつの性質や機能をもとに、季節や体質、体調に合わせた食べ方を実践します。使うのはすべての食材ですが、主体はやはり植物。そう、野菜なのです。

薬膳のルーツは中国医学にあり、始まりは今から約3000年以上前に遡《さかのぼ》ります。長い歴史の中で蓄積された知識や経験によって薬膳は体系づけられ、その考

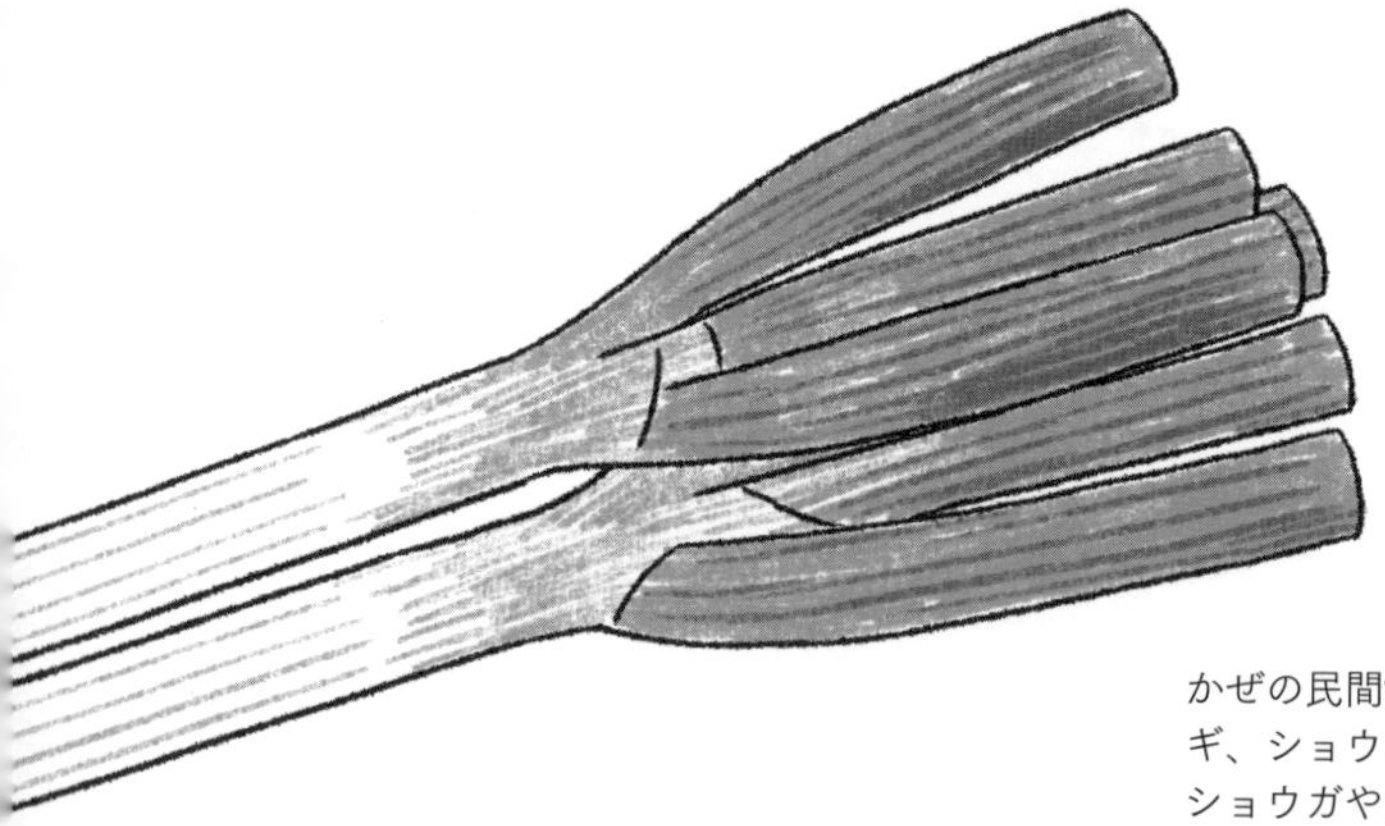

かぜの民間療法に用いるネギ、ショウガ、シソ。
ショウガやシソは漢方薬の生薬でもあります。

え方は漢方薬と共通します。
「かぜのひき始めにはネギ、ショウガ」「刺身には毒消しのシソを添えて」など、今も活かされている食の知恵は、薬膳の考えに基づくものです。

野菜のもつ機能は、その後、現代栄養学によって次々と明らかになりました。ビタミン、ミネラル、食物繊維など、野菜には有用な栄養・成分が豊富。野菜がからだにいいことは科学によって解明され、健康知識として浸透しています。古くから伝わる薬膳と現代の栄養学は、相いれないものと思われがち。でもじつは、薬膳で語られてきた効果効能が栄養学によって裏付けられることが数多くあるのです。

献立を考えるとき、主食は穀類、主菜は肉や魚、野菜は脇役になりがちです。でも、食と健康を考えるとき、主役に据えるべきは野菜なのではないでしょうか。

スーパーで何気なく買っている野菜の「力」を知ることから、からだに効く豊かな食生活が始まると私は考えます。

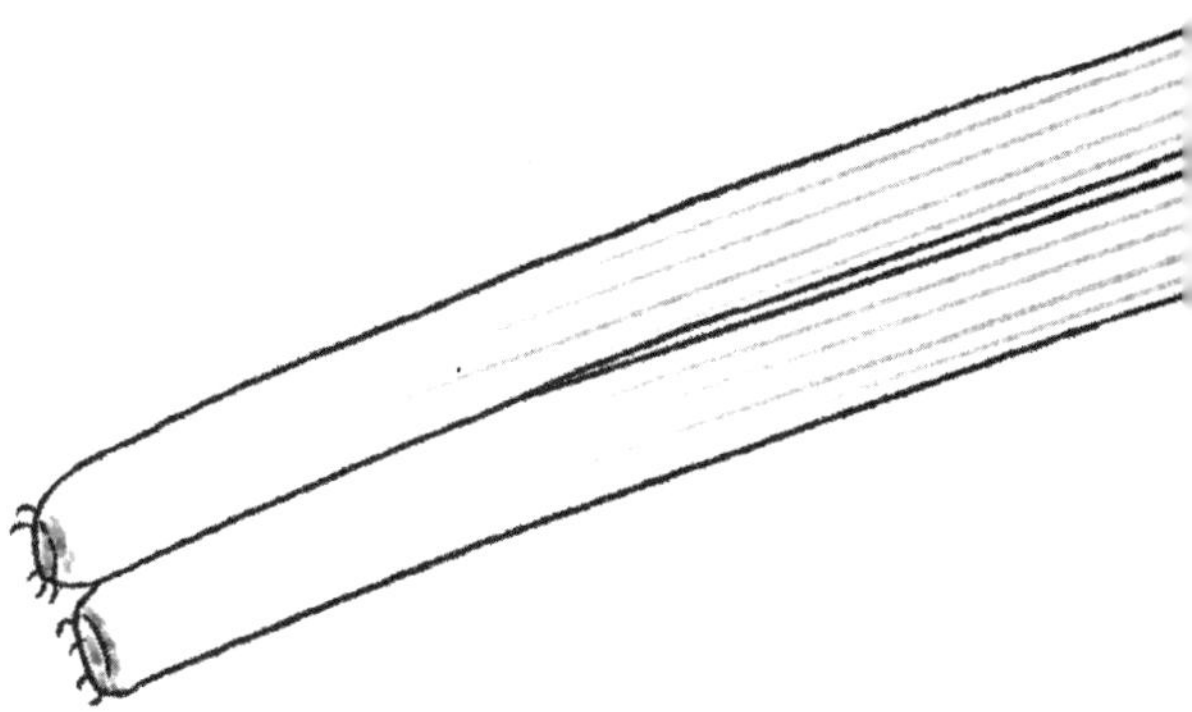

野菜の「命」

太陽のエネルギーを取り入れ、大地の栄養を吸い上げて育つ野菜。私たちにとって野菜は、お店で購入する食材ですが、そのひとつひとつは「命」のある植物にほかなりません。

畑の「植物」は、収穫という一瞬のタイミングで「食材」になります。しかし、そこにたどり着くまでに、発芽して、枝葉が伸びて、花が咲いて……と、一株一株が命を営んでいます。野菜のもつパワーは、そんな命の営みの中で培われます。

たとえばダイコン。白い部分は根で、土から吸収した水分をたっぷり含むと同時に、虫に食われないようにピリリとした辛味成分を備えています。緑の葉は、

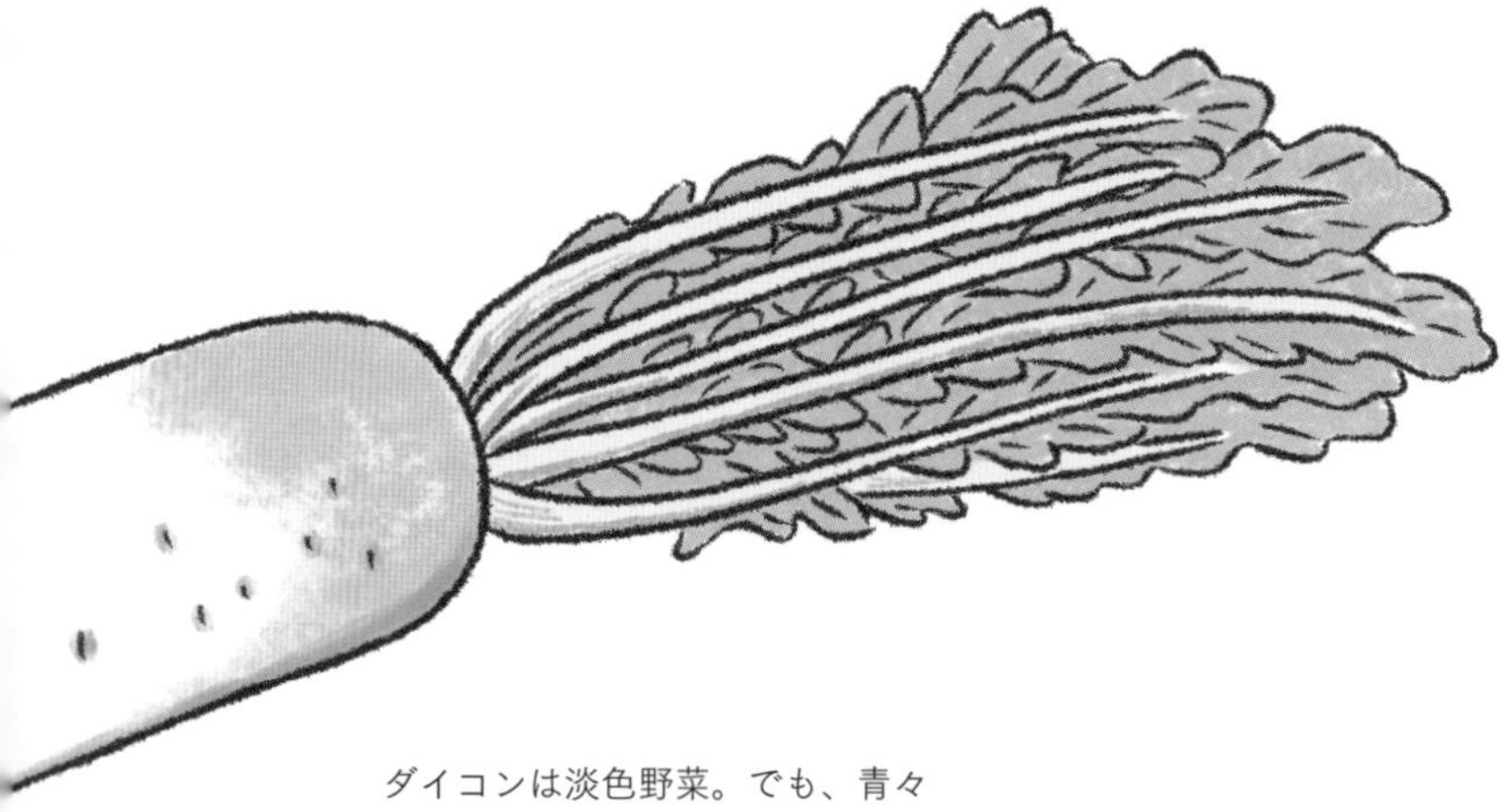

ダイコンは淡色野菜。でも、青々としたダイコンの葉はβ‐カロテンたっぷりの緑黄色野菜です。

太陽の光を浴びて作られるβ-カロテンが豊富。一般には淡色野菜に分類されるダイコンですが、葉は緑黄色野菜なのです。

それなのに、スーパーのダイコンは、葉が切り落とされていることがほとんど。じつにもったいないことだと思います。ダイコンのパワーを余すところなくいただくなら、まさに「一物全体《いちもつぜんたい》」。緑の葉まで丸ごと食べることが大事なのです。

そして、買ってきた野菜の「命」はまだ続いています。養分を蓄えたジャガイモはやがて芽を出し、みずみずしかった長ネギはしんなりしおれてくる。命が衰えるように、野菜のもつ栄養価や味わいはどんどん失われていきます。

私たちが食べているのは、そんな〝生きている野菜〟なのです。

「命」をいただくからには、そのパワーを無駄なく摂り入れたい！　鮮度が保たれるよう大切に扱い、賢く調理して、余すところなくおいしく食べたい！

そう思いませんか？

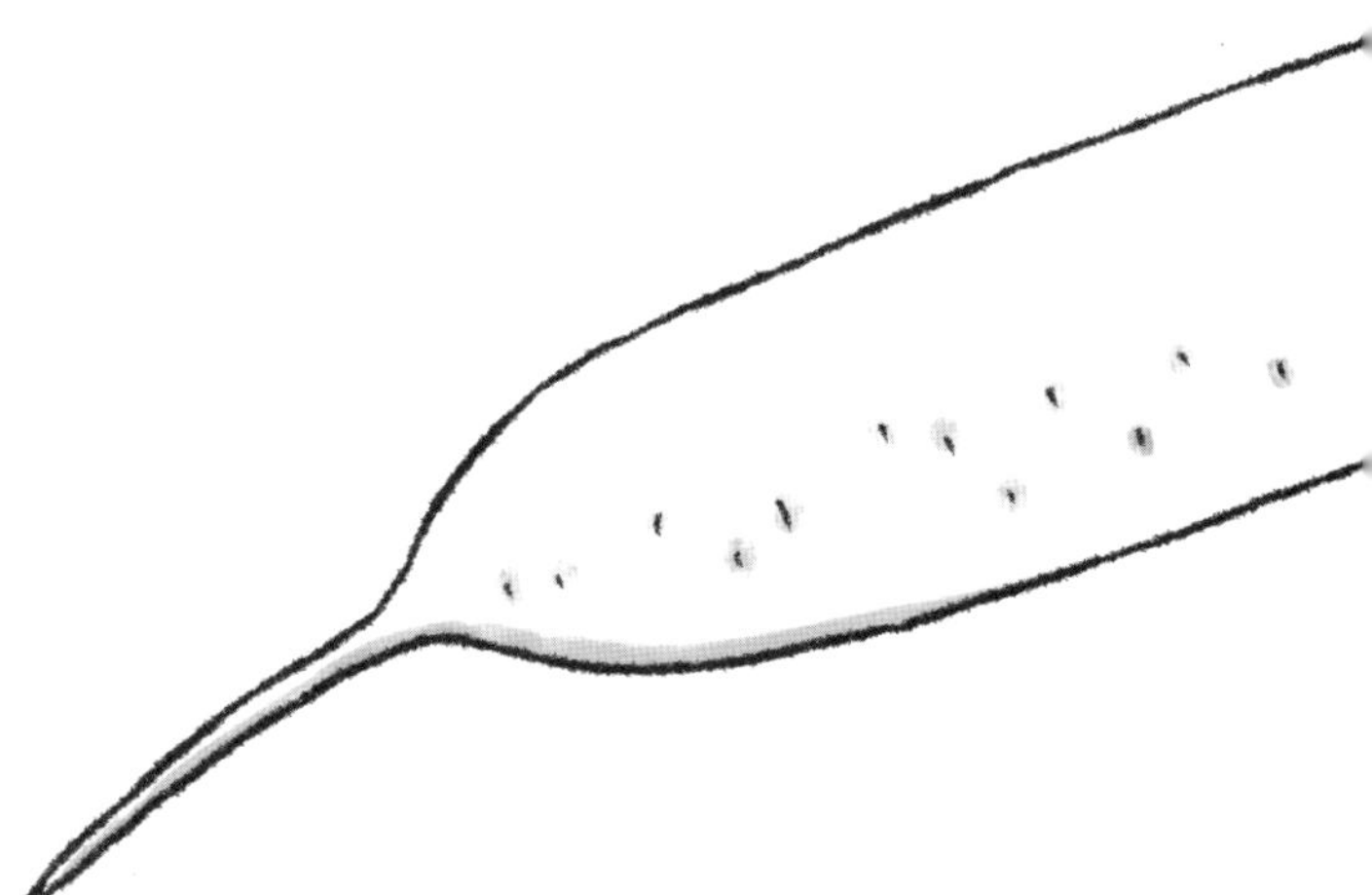

野菜の「季節」

日本は四季のある国。生活の中で季節を感じる要素のひとつが、野菜の「旬」です。

春になればナノハナのおひたしが食卓に並び、夏には冷たいトマトやキュウリが暑気払いに。冬の熱々おでんにはダイコンが欠かせません。

栽培技術が発達した現代では、多くの野菜を一年を通して食べられるようになりましたが、野菜を通じた季節感は、私たち日本人の心に深く根ざしています。

「旬」とは、野菜や魚介が出盛り、最も味がよくなる時期のこと。旬の初めを「走り」、メインの時期を「盛り」、終わりかけを「名残」といいます。

旬の野菜は、味がよいことはもちろん、栄養価の点でも優れています。

たとえば、冬が旬のホウレンソウ。冬の路地ものは、厳しい寒さから身を守るために糖分をたっぷり蓄え、β-カロテンをはじめとするビタミン類の量もぐんと増えます。今ではほとんどの野菜が年間を通して市場に出回るようになりましたが、旬を知り、その時期にたっぷり食べれば、おいしさも栄養機能もたっぷり摂り入れることができるのです。

野菜の中には、旬の時期にしか食べられないものもあります。その代表がタケノコです。ハウス栽培に適さないタケノコは春先の一時期にしか出回らないため、野菜売り場にタケノコが並ぶと春の訪れを感じます。日本人にとって、タケノコは春の風物詩。実がやわらかい「走り」は煮物に、「名残」が近づいたら薄く刻んでタケノコご飯に。旬を楽しむ豊かさ、ぜいたくは、野菜ならではの魅力といえるでしょう。
四季のある日本において、季節の野菜は祭祀《さいし》や暦《こよみ》文化とも結びついています。野菜のもつ季節感は、先人の知恵とともに現代に受け継がれたものなのです。

太陽と大地の恵みをたっぷり蓄えた野菜。ハウス栽培が増えた現代だからこそ、旬の時期をしっかりおさえておきたいもの。そして、最もおいしく、パワーのある時期に、たっぷり食べたいものです。

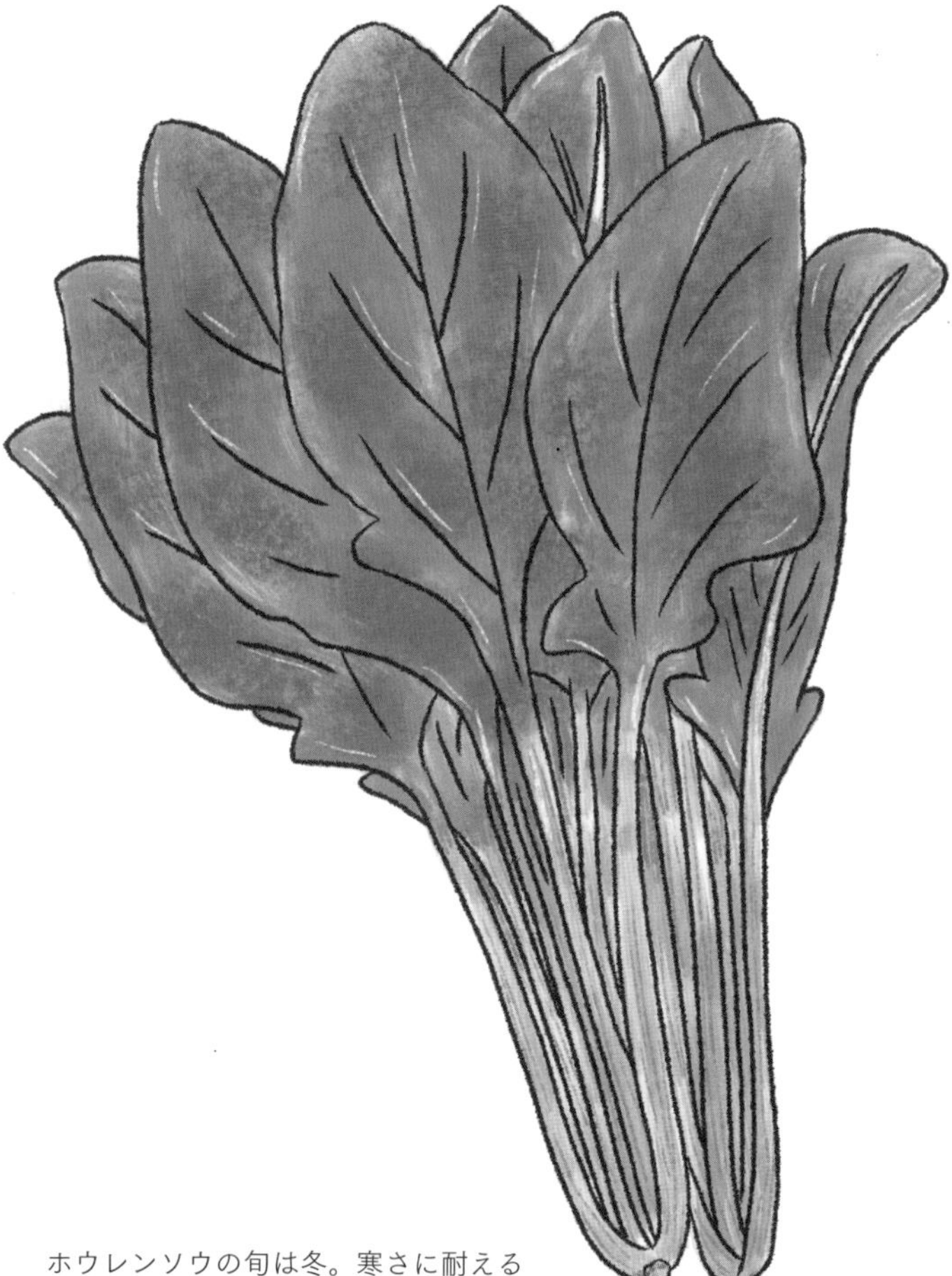

ホウレンソウの旬は冬。寒さに耐えるために養分をたっぷり蓄え、甘みが増しておいしくなります。

野菜の旬一覧表

春・夏の野菜	1月	2月	3月	4月	5月	6月	7月	8月	9月	10月	11月	12月
アスパラガス				■	■	■						
ウド			■	■	■							
エダマメ					■	■	■	■				
エンドウマメ				■	■	■						
オクラ						■	■	■				
キュウリ					■	■	■	■				
ゴーヤー						■	■	■				
シソ					■	■	■					
ショウガ					■	■	■	■				
セロリ		■	■	■								
タケノコ			■	■								
トウモロコシ						■	■	■				
トマト						■	■	■	■	■		
ナス							■	■	■	■		
ナノハナ	■	■	■									
ニラ			■	■	■							
ピーマン						■	■	■	■			
レタス						■	■	■	■			

＊農林水産省、東京都中央卸売市場統計、JAグループデータなどをもとに作成
（東京以外の地域ではズレが生じることがあります）

秋・冬の野菜	1月	2月	3月	4月	5月	6月	7月	8月	9月	10月	11月	12月
カブ												
カボチャ												
キャベツ	冬キャベツ			春キャベツ							冬キャベツ	
ゴボウ												
コマツナ												
サトイモ												
ジャガイモ												
シュンギク												
ダイコン												
タマネギ				新タマネギ								
ニンジン												
ネギ												
ハクサイ												
ブロッコリー												
ホウレンソウ												
ヤマイモ												
ユリネ												
レンコン												

本書の特長と活用法

第2章からは、春夏、秋冬に旬を迎える野菜を取り上げていきます。選び方、豆知識、料理など、知って役立つ情報をギュッとまとめました。

野菜の種類がわかる

意外な野菜が同じ種類だったり、似ている野菜が別の分類だったり、お店では目にしない野菜の「花」を紹介しながら、その種類と歴史を解説します。

〝目利きどころ〟がわかる

お店で選ぶとき、どんなポイントをチェックすればよいかの〝目利きどころ〟を紹介します。鮮度やおいしさを見極める参考にしてください。

保存法と調理法がわかる

買ってきた野菜を無造作に野菜室に入れていませんか？　鮮度を保つ保存法と、おいしく食べるための下ごしらえ方法は、日々の料理に役立ちます。

旬がわかる

味も栄養価も高まる旬の時期をご案内。おいしくて市場価格も求めやすい時期にたっぷり食べましょう。

栄養&薬膳効果がわかる

「薬膳帖」では、栄養価値と薬膳の知恵を解説します。季節、体質、体調に合わせ、積極的に野菜のパワーを取り入れましょう。

レシピがわかる

野菜を主役にしたレシピをご紹介。シンプルな野菜料理で、素材そのものがもつおいしさをぜひ味わってください！

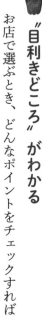

第2章

季節ごとの野菜の事典と薬膳帖

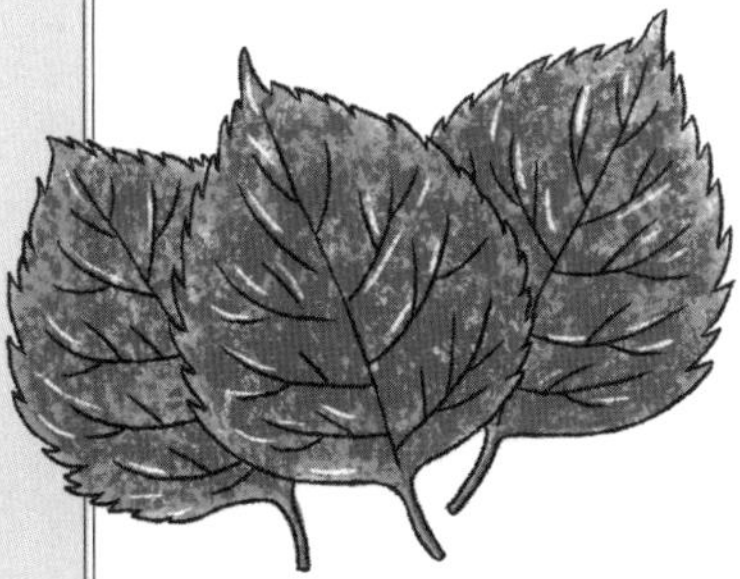

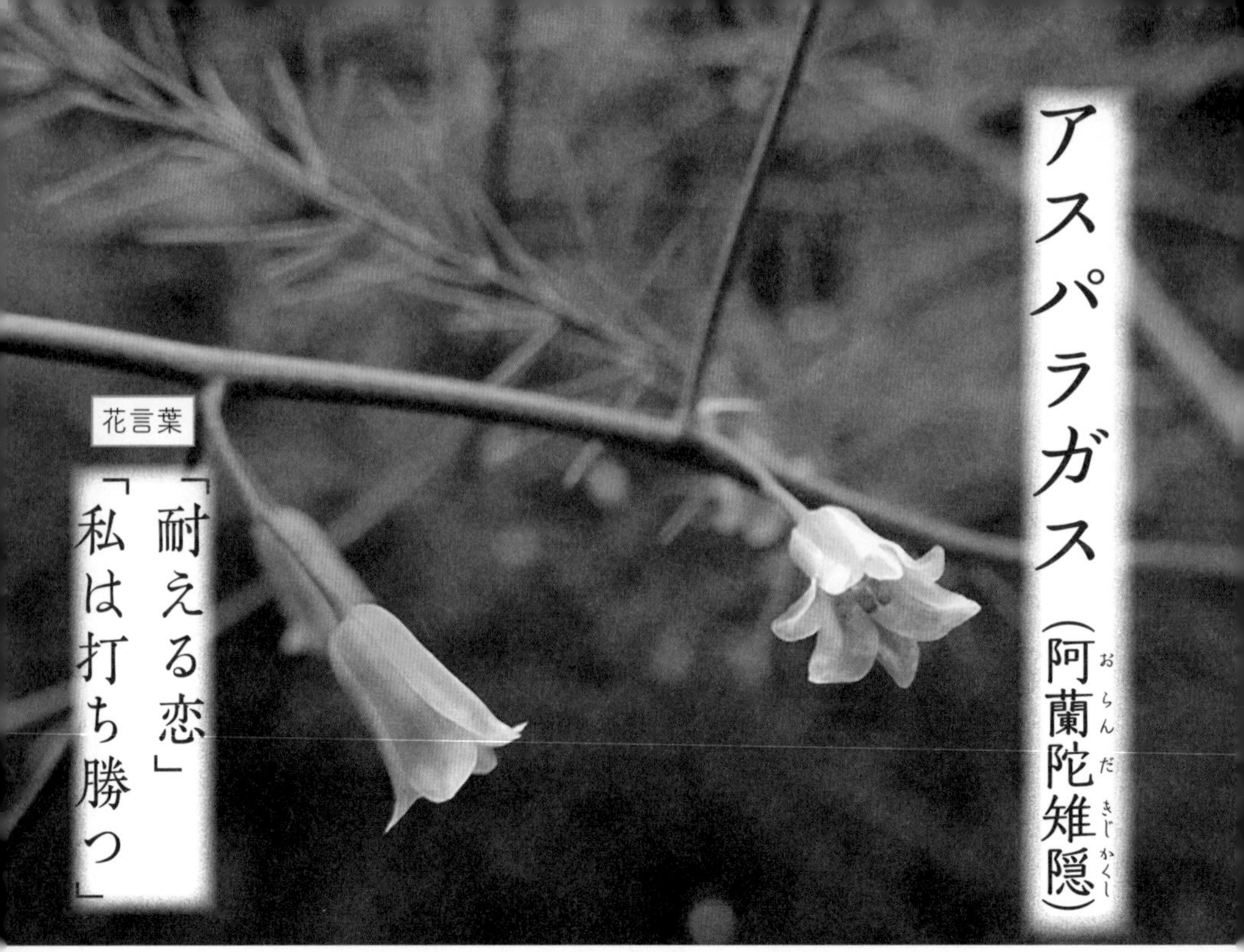

アスパラガス（阿蘭陀《おらんだ》雉隠《きじかくし》）

花言葉

「耐える恋」

「私は打ち勝つ」

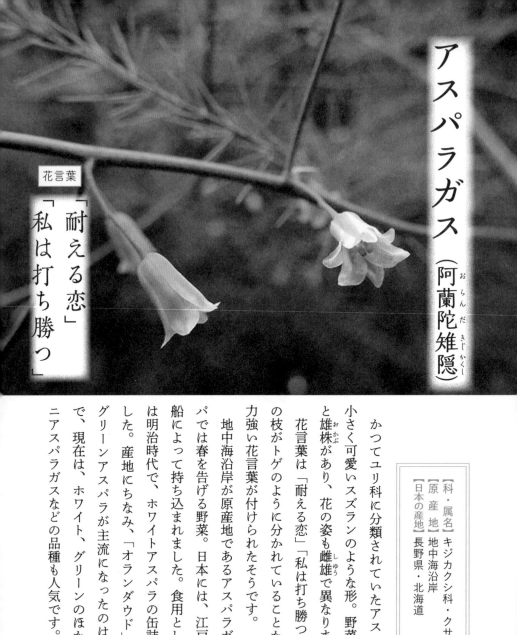

【科・属名】キジカクシ科・クサスギカズラ属
【原産地】地中海沿岸
【日本の産地】長野県・北海道

かつてユリ科に分類されていたアスパラガスの花は、小さく可愛いスズランのような形。野菜には珍しく雌株《めかぶ》と雄株《おかぶ》があり、花の姿も雌雄《しゆう》で異なります。花言葉は「耐える恋」「私は打ち勝つ」。アスパラガスの枝がトゲのように分かれていることから、このような力強い花言葉が付けられたそうです。

地中海沿岸が原産地であるアスパラガスは、ヨーロッパでは春を告げる野菜。日本には、江戸時代、オランダ船によって持ち込まれました。食用として導入されたのは明治時代で、ホワイトアスパラの缶詰として普及しました。産地にちなみ、「オランダウド」との呼び名も。グリーンアスパラが主流になったのは昭和40年代以降で、現在は、ホワイト、グリーンのほか、若採りしたミニアスパラガスなどの品種も人気です。

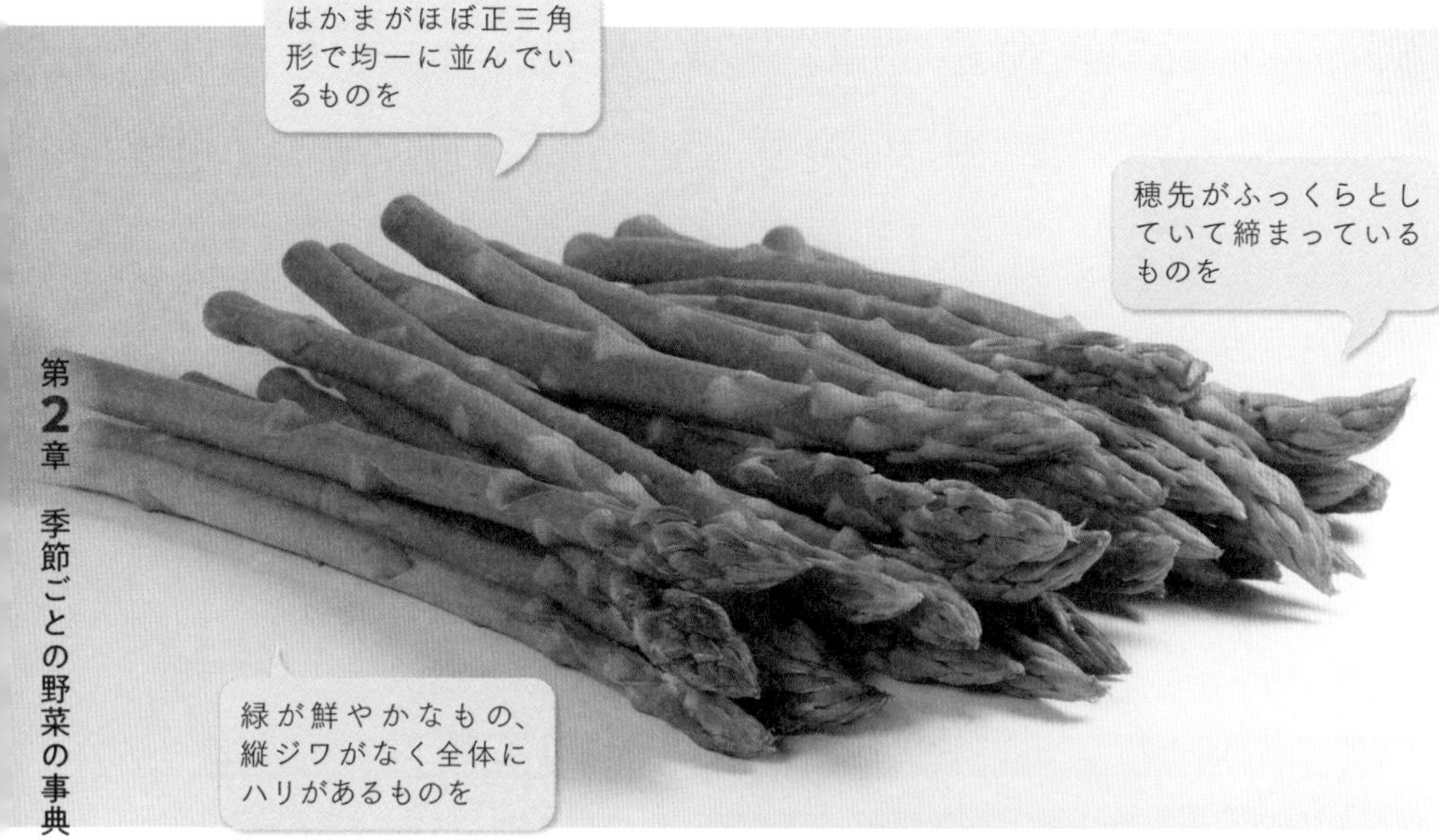
はかまがほぼ正三角形で均一に並んでいるものを
穂先がふっくらとしていて締まっているものを
緑が鮮やかなもの、縦ジワがなく全体にハリがあるものを

保存方法

水分の多いアスパラガスは乾燥すると劣化が進みます。
霧吹きなどで湿らせた新聞紙に包み、ポリ袋に入れて冷蔵庫の野菜室へ。

下ごしらえ & ワンポイント

下のほうは皮がかたいのでピーラーでむきます。
ゆでるときは、むいた皮をゆで湯に加えると風味が増します。
走りの時期は皮が薄くやわらかいので、ゆでずに炒めると歯ごたえを楽しめます。

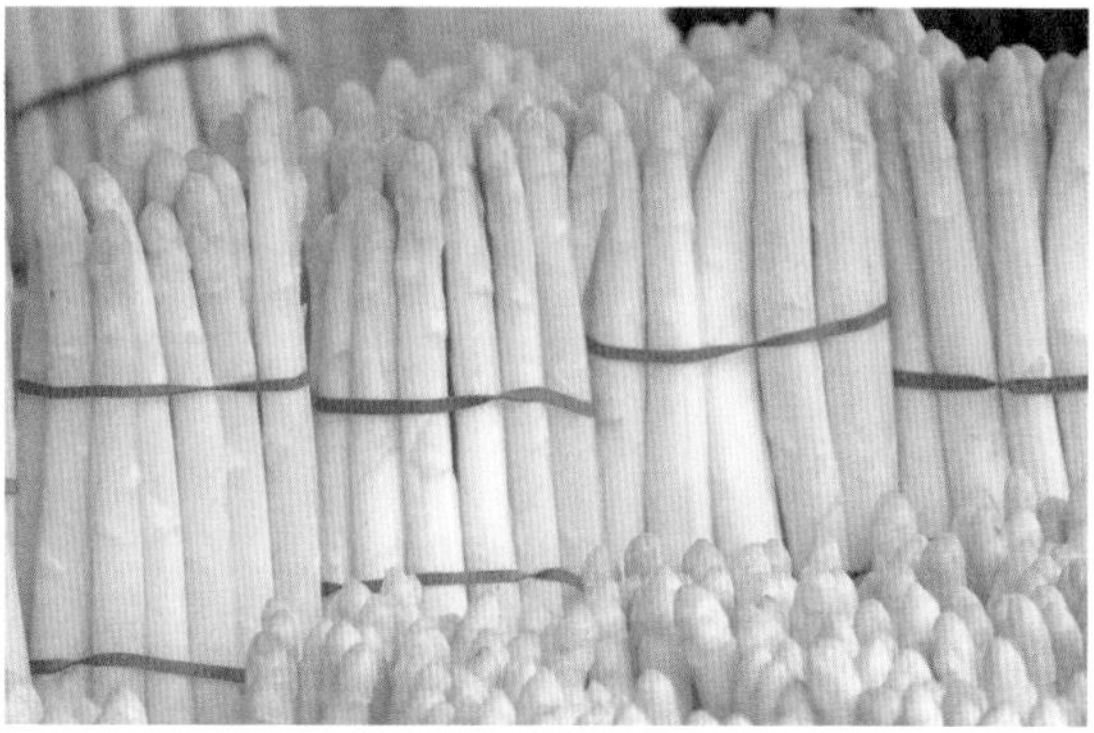

株に土をかけ、日光が当たらないように育てたのがホワイトアスパラ。フランスでは春を感じる野菜として愛されています。

	1月	2月	3月	4月	5月	6月	7月	8月	9月	10月	11月	12月
グリーン					旬							
ホワイト												

薬膳帖

ホワイト、グリーンのほか、最近では紫色もあるアスパラガス。栄養価は緑黄色野菜のグリーンが高く、β-カロテン、ビタミンC、E、B群などが含まれます。アスパラガスから発見されたアスパラギン酸というアミノ酸には、疲労物質を燃焼させてエネルギーに換える作用が。利尿作用により、からだに有害なアンモニアを排出させるので、疲労回復に役立ちます。

　また、血管を強くするルチン、骨を強化するビタミンK、貧血予防に必要な葉酸など、からだにうれしい機能が豊富です。薬膳では、潤いを補うはたらきがあるとされており、空咳《からせき》や、乾燥便秘、乾燥肌によるかゆみなどにおすすめです。

五気	六味	帰経
微温	甘・苦	肺、心、肝、腎

適　応

疲労／のどの渇き／空咳／便秘／皮膚の乾燥・かゆみ

栄養成分表（100gあたり）

	生	ゆで
たんぱく質 (g)	2.1	2.1
脂　質 (g)	0.2	0.1
炭水化物 (g)	6.6	7.6
食物繊維量 (g)	5.0	5.2
カリウム (mg)	260	280
カルシウム (mg)	92	90
マグネシウム (mg)	51	51
ビタミンC (mg)	15	16
β-カロテン (μg)	670	720
葉　酸 (μg)	110	110
ビタミンK (μ)	43	46

こぼれ話

春先に「アスパラ菜」という野菜が出回りますが、アスパラ菜はキャベツと同じアブラナ科の野菜。アスパラガスとはまったく異なります。

「アスパラ菜」はナノハナの仲間で、茎の太さや歯ごたえがアスパラガスに似ていることからこのような名前が付けられました。

　また、最近見かける紫のアスパラガスには、抗酸化作用のあるアントシアニンという色素が含まれます。ゆでると色素が失われて緑色に変化します。

＊五気・六味・帰経については
p170-171 を参照

アスパラベーコン

材料（2人分）
- グリーンアスパラ　4本
- 厚切りベーコン　60g
- オリーブオイル　小さじ1
- 塩・コショウ　各少々

作り方

①アスパラは根元を落とし、かたい部分だけピーラーで皮をむく。6㎝長さに切ったら、麺棒《めんぼう》などでたたく。ベーコンは細切りにする。

②フライパンに油を入れて火にかけ、ベーコンを炒める。油が出てカリカリになったらアスパラを加え炒め合わせる。

③アスパラに火が通ったら、塩・コショウで味を調える。

ゆでずに炒め、シャキシャキ感と香りを味わって！

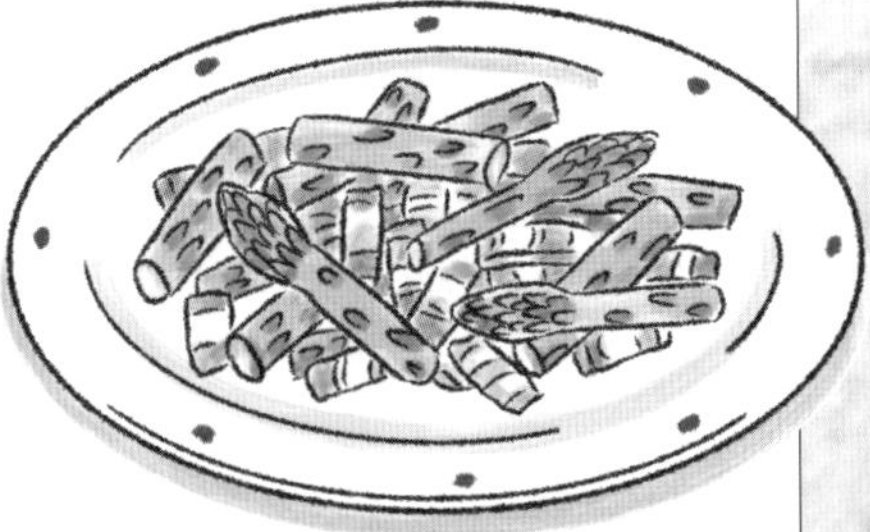

アスパラとじゃこの春巻き

スティック状のアスパラを1本まるごと香ばしく！

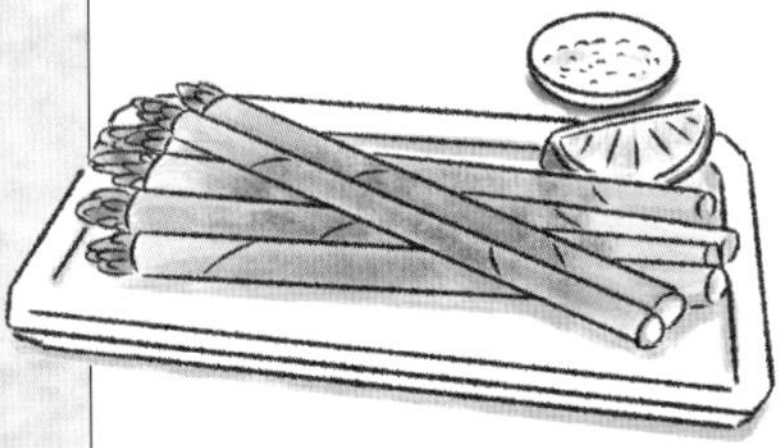

材料（2人分）
- グリーンアスパラ　4本
- ちりめんじゃこ　大さじ2
- 焼きのり　2枚
- 春巻きの皮　4枚
- 小麦粉　大さじ1（小さじ2の水でとく）
- サラダ油　適量
- 塩とレモン　適量

作り方

①アスパラは根元を切り落とし、かたい部分だけピーラーで皮をむく。焼きのりは半分に切る。

②春巻きの皮を広げ、焼きのり、ちりめんじゃこ、アスパラをのせ、手前からきっちり巻く。巻き終わりに水溶き小麦粉を付けて留める（4本作る）。

③フライパンに1㎝程度油を入れ、②を揚げる。色よく揚がれば出来上がり。

④塩とレモンを添えて。

ウド（独活《うど》）

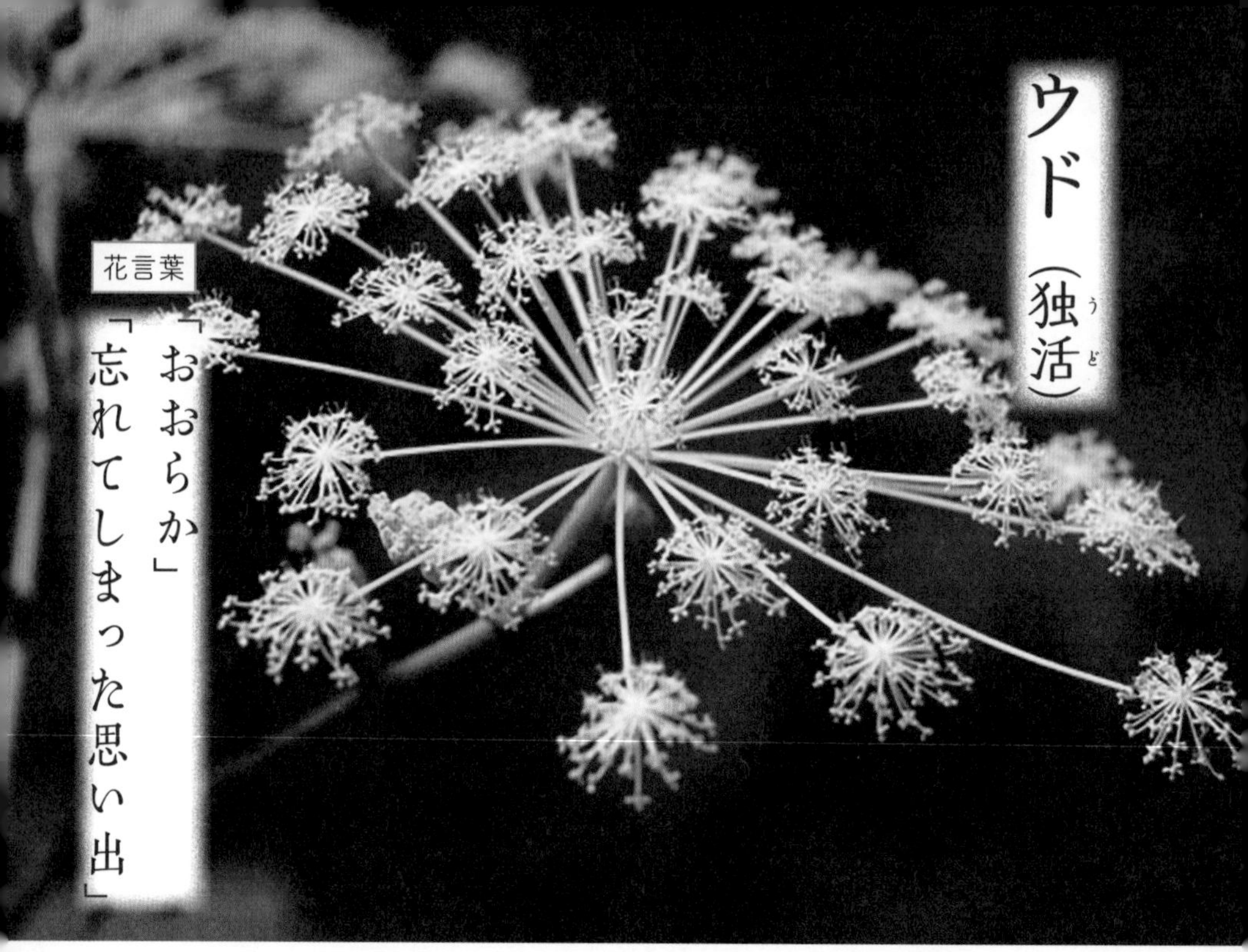

花言葉

「おおらか」
「忘れてしまった思い出」

【科・属名】ウコギ科・タラノキ属
【原 産 地】日本
【日本の産地】栃木県・群馬県・秋田県

ウドは春の山菜の代表格。独特の香りとシャキシャキとした歯ごたえは、他の野菜にはないおいしさです。

ウドには種類があり、山野に自生するのは「山ウド」。アクが強いけれど、香りと苦味の濃いのが特徴です。一般のスーパーなどに並ぶのは「軟白ウド」。光を遮断《しゃだん》して栽培されたもので、アクが少なく食べやすいのはこちらです。

春先の山菜であるタラの芽、コシアブラもウドと同じウコギ科の植物。短い期間しか出回らないので、少しクセのある春の香りを存分に楽しみたいですね。

木のように大きくなるのにやわらかくて役に立たないことから「独活《うど》の大木《たいぼく》」などといわれますが、落ち着いた雰囲気の白い花には「おおらか」「忘れてしまった思い出」という素敵な花言葉があります。

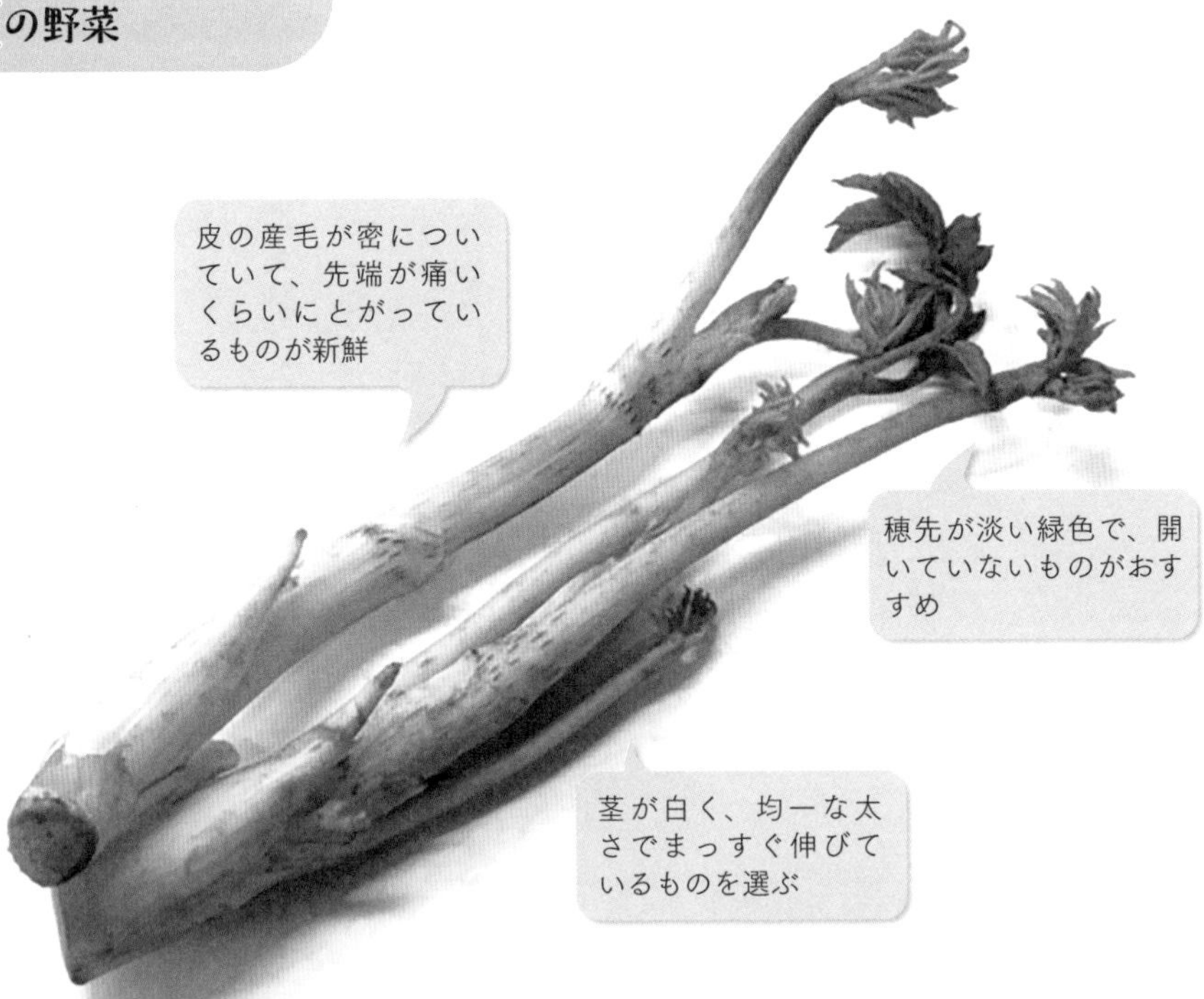
皮の産毛が密についていて、先端が痛いくらいにとがっているものが新鮮
穂先が淡い緑色で、開いていないものがおすすめ
茎が白く、均一な太さでまっすぐ伸びているものを選ぶ

保存方法

日に当てるとかたくなるので、新聞紙でくるんで冷暗所で保存を。包丁を入れるとアクが出て劣化が進むので、小分けせずその日のうちに食べきるのがおすすめです。

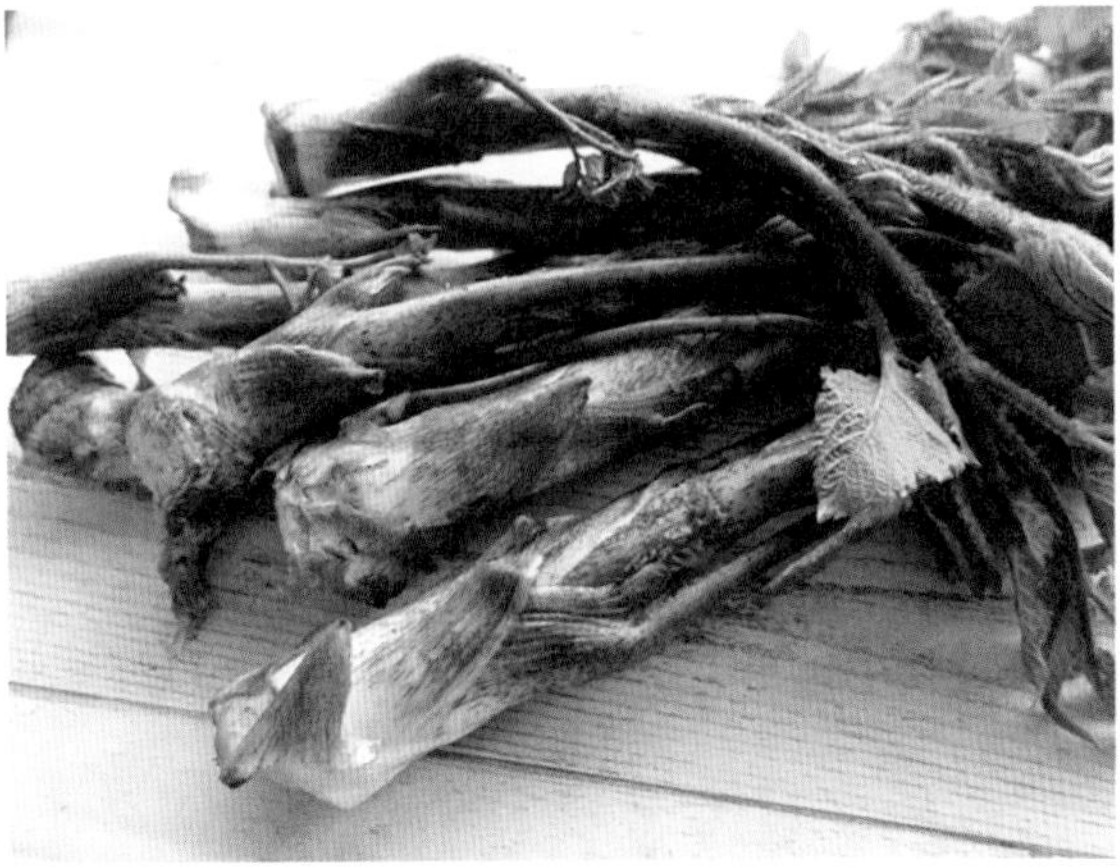

下ごしらえ＆ワンポイント

太い茎の部分は皮を厚くむき、繊維に沿って短冊切りにします。切ったらすぐに薄い酢水に10分程度さらしてアク抜きし、さっとゆがいてから使いましょう。穂先や細い茎は天ぷらやみそ汁に、皮は千切りにしてきんぴらなどの炒め物にして。

	1月	2月	3月	4月	5月	6月	7月	8月	9月	10月	11月	12月
ウド				旬								

薬膳帖

ウドは9割が水分で栄養価は高くありません。しかし、余分な水分の排出を助けるカリウムは豊富。アンモニアの排出を助けるアミノ酸の一種、アスパラギン酸を含むので、疲労回復にもひと役買ってくれます。

また、ウドの香り成分には、リラックス効果や血行促進効果があるといわれています。

薬膳・漢方では、ウド（独活）は重要な素材。かぜの邪気を散らし、悪寒《おかん》やからだの痛みを鎮める作用があるとされます。ただし、漢方生薬の「独活《どっかつ》」はセリ科で、野菜のウドとは別の植物。かぜによる頭痛や鼻炎に用いる点は野菜のウドと似ていて、腰、膝の痛みや、重だるい頭痛に効果があります。

五気	六味	帰経
温（微温）	辛・苦	肝、腎、膀胱《ぼうこう》

適応

頭の重だるい痛み／腰・膝・足の重い痛み、しびれ／悪寒／発熱

栄養成分表（100gあたり）

	茎（生）
たんぱく質 (g)	0.8
脂　質 (g)	0.1
炭水化物 (g)	4.3
食物繊維量 (g)	1.4
カリウム (mg)	220
カルシウム (mg)	7.0
マグネシウム (mg)	9.0
ビタミンC (mg)	4
β-カロテン (μg)	0
葉　酸 (μg)	19

こぼれ話

ウドの別名は「独揺草《どくようそう》」。茎がやわらかく、風が吹いていなくても独りで揺れていることから名付けられました。「独活」の「活」にもよく動くという意味があり、同じ理由でこの漢字が当てられました。

また、ウドは地中の芽を採って食べますが、それがタラの芽に似ているため、「土タラ」との異名も。もともとは山野に自生する山菜でしたが、江戸時代には現在のような「軟白ウド」の栽培が始まったとのことです。

＊五気・六味・帰経については
p170-171を参照

野菜が主役のレシピ

ウドの天ぷら

材料（2人分）
- ウド（1本）　200～250g

［衣］
- 天ぷら粉　適量
- 水　適量

- 揚げ油　適量
- 塩　適量
- 粉山椒　お好みで

作り方

① ウドは穂先、細い脇の茎、太い茎を切り分ける。太い茎は皮を厚めにむいて5㎝長さに切り、太い部分は縦半分に切る。

② ボウルに［衣］の材料を入れて溶いておく。

③ 鍋に揚げ油を入れて火にかける。ウドに衣をからませ、180℃で2分程度揚げる。

天ぷらならアク抜き不要！
ウドのほろ苦さもおいしい。

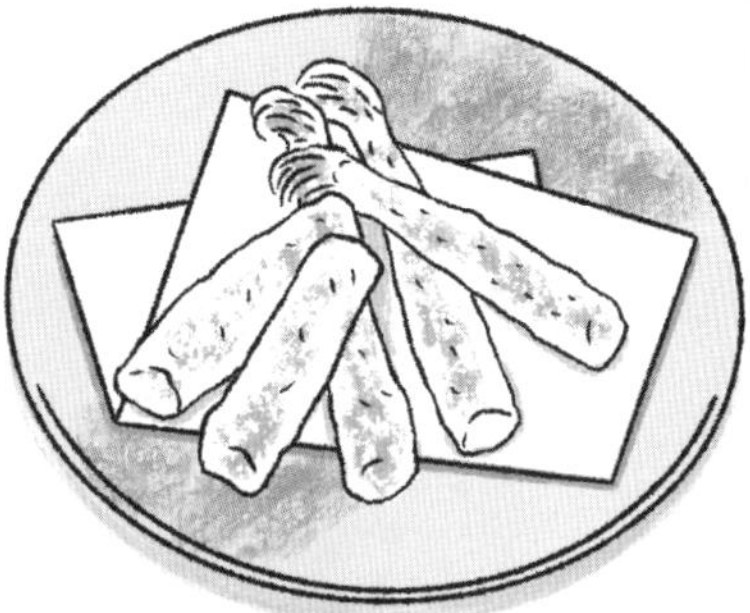

ウドの皮のきんぴら

材料（2人分）
- ウドの皮　1本分
- 酢　少々
- 鷹の爪（輪切り）　少々
- ごま油　小さじ2
- 酒　小さじ1
- しょうゆ　大さじ1
- みりん　小さじ1

作り方

① ウドの皮は、よく洗って千切りにし、薄い酢水につけてアク抜きをする（水が黒ずんだら、新しい酢水に替えて2～3回行う）。

② フライパンにごま油と鷹の爪を入れて火にかけ、①を炒める。しんなりしたら酒、しょうゆ、みりんを加えて炒め合わせる。

天ぷらや酢の物でむいた皮を使って、春らしい小鉢を一品。

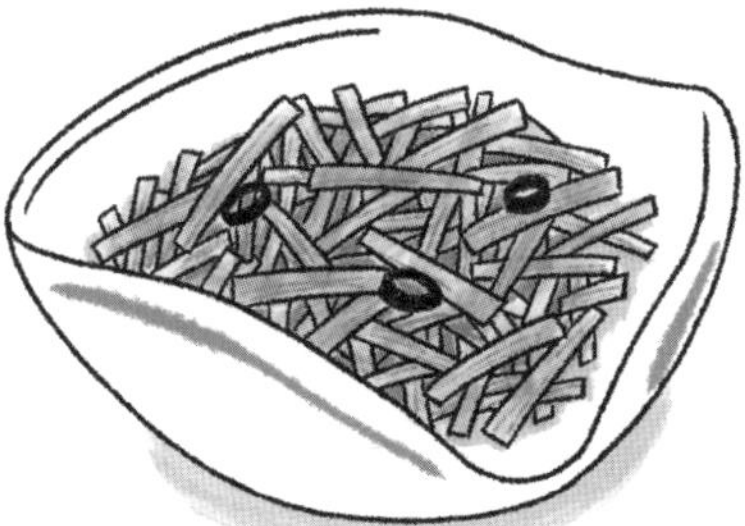

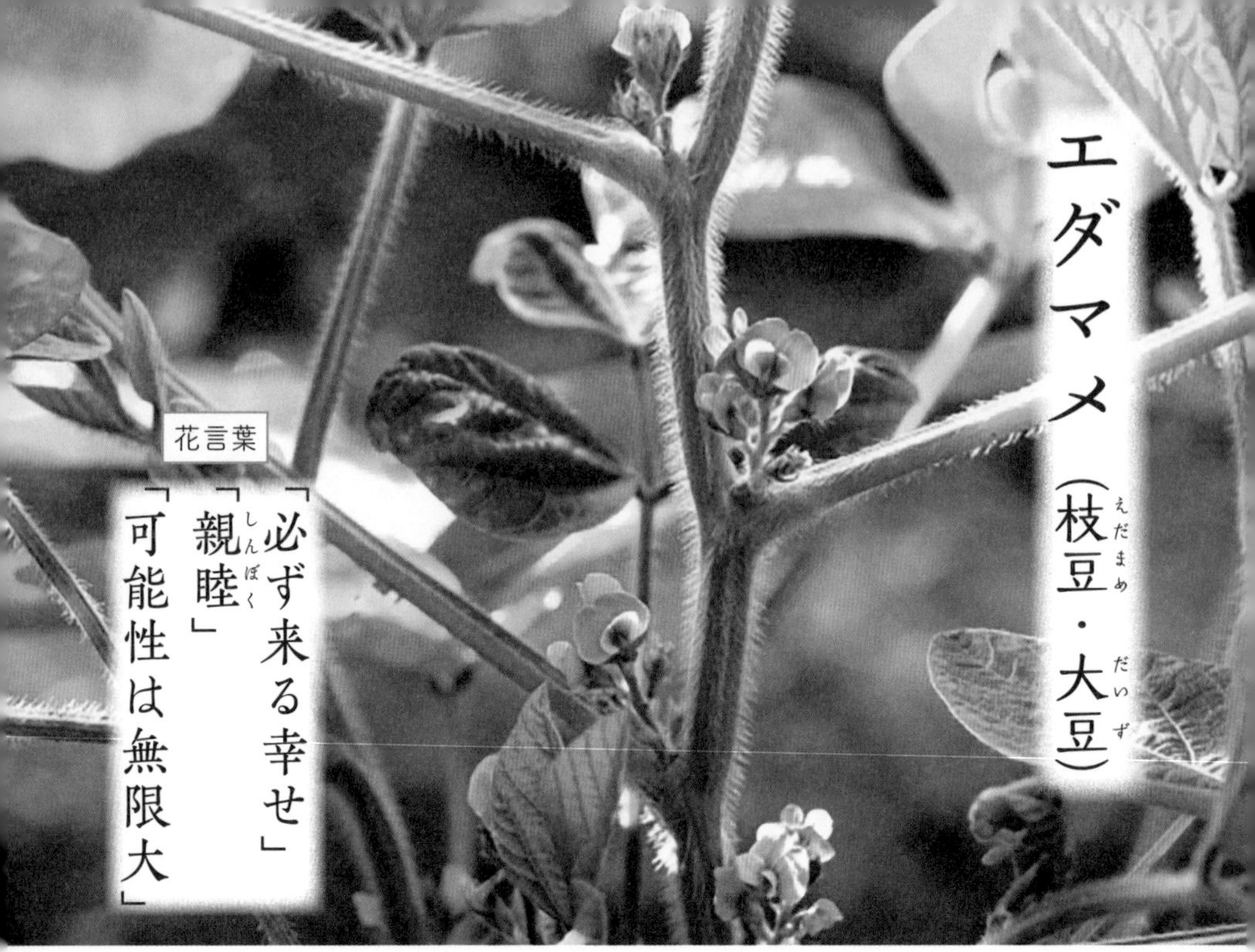

エダマメ（枝豆《えだまめ》・大豆《だいず》）

花言葉

「必ず来る幸せ」「親睦《しんぼく》」「可能性は無限大」

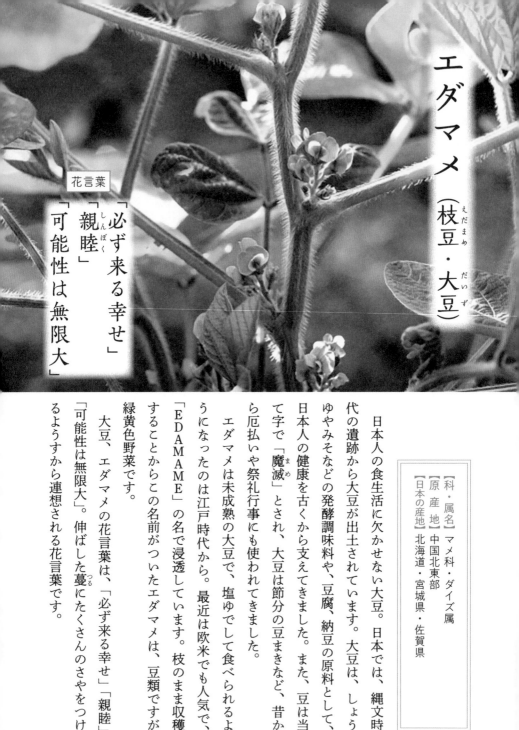

【科・属名】マメ科・ダイズ属
【原 産 地】中国北東部
【日本の産地】北海道・宮城県・佐賀県

日本人の食生活に欠かせない大豆。日本では、縄文時代の遺跡から大豆が出土されています。大豆は、しょうゆやみそなどの発酵調味料や、豆腐、納豆の原料として、日本人の健康を古くから支えてきました。また、豆は当て字で「魔滅《まめ》」とされ、大豆は節分の豆まきなど、昔から厄払いや祭礼行事にも使われてきました。

エダマメは未成熟の大豆で、塩ゆでして食べられるようになったのは江戸時代から。最近は欧米でも人気で、「EDAMAME」の名で浸透しています。枝のまま収穫することからこの名前がついたエダマメは、豆類ですが緑黄色野菜です。

大豆、エダマメの花言葉は、「必ず来る幸せ」「親睦」「可能性は無限大」。伸ばした蔓《つる》にたくさんのさやをつけるようすから連想される花言葉です。

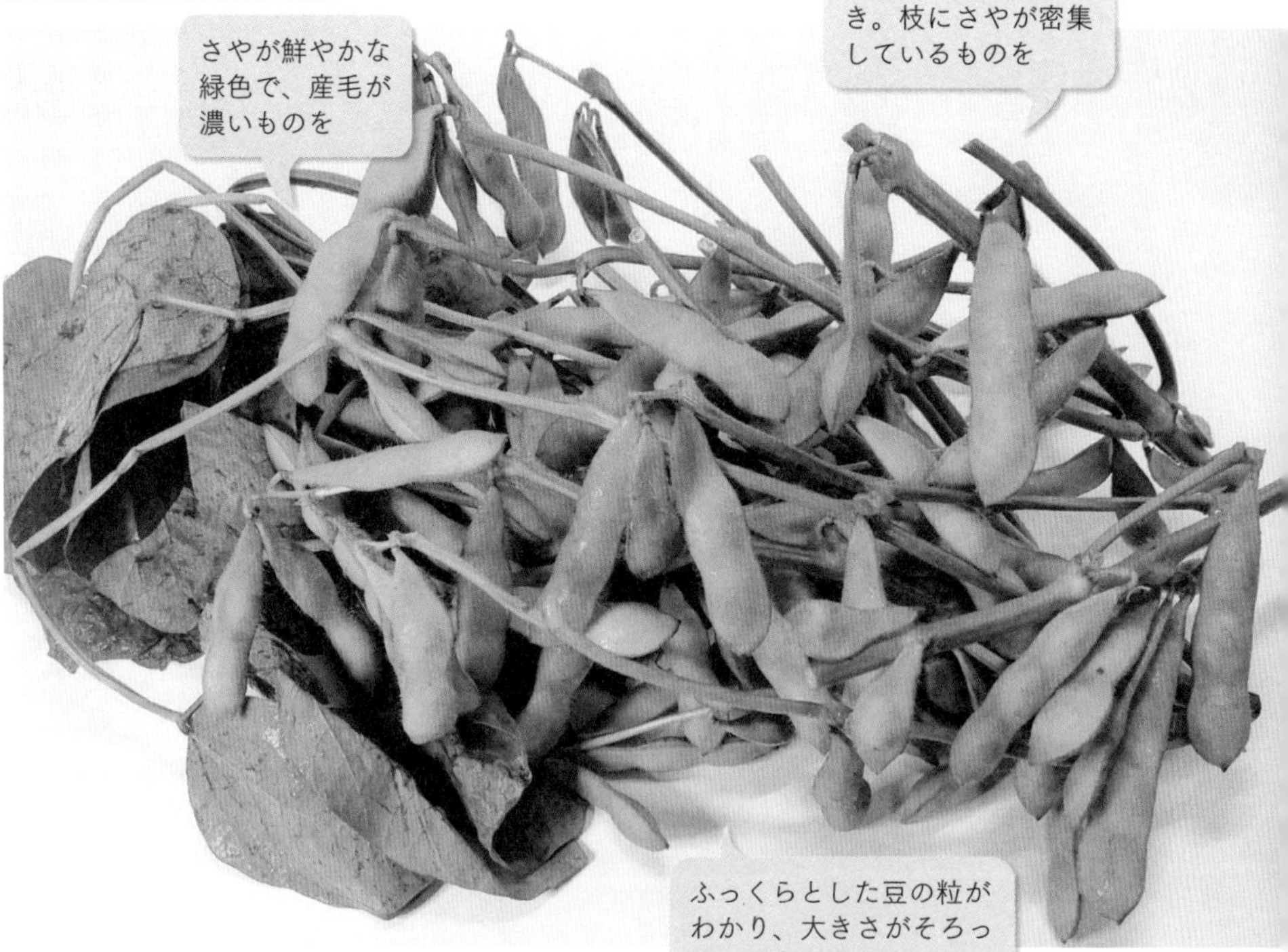
さやが鮮やかな
緑色で、産毛が
濃いものを
鮮度がいいのは枝付
き。枝にさやが密集
しているものを
ふっくらとした豆の粒が
わかり、大きさがそろっ
ているものがおいしい

保存方法

エダマメは鮮度が命なので、1～2日のうちに食べるのがおすすめ。長く保存したいときは、生のまま冷凍か、ゆでてから冷凍すると1カ月ほどおいしさが長持ちします。

下ごしらえ＆ワンポイント

エダマメは鮮度が高いほどおいしいので、買ったらすぐにゆでましょう。

基本のゆで方

［材料］エダマメ250g（1袋）／塩 大さじ2と1/2／水1ℓ

❶ 枝からはずし、よく洗ったら、さやの両端をハサミで切り落とす（味が染みやすくなる）。
❷ ボウルにエダマメ、1/4量の塩を入れ、産毛をこするようによくもむ。
❸ 鍋に水を入れて沸騰させたら、残りの塩、エダマメ（塩ごと）を投入。ゆで時間は3分30秒を目安に（豆が大きい場合は長めに、後で冷凍する場合は短めに）。
❹ ゆで上がったらざるに上げ、うちわであおいで冷ます（冷水をかけたりしないこと）。

	1月	2月	3月	4月	5月	6月	7月	8月	9月	10月	11月	12月
エダマメ							旬					

薬膳帖

エダマメ・大豆は「畑の肉」と呼ばれるほどたんぱく質が豊富。女性ホルモンに似たはたらきをもつイソフラボン、赤血球をつくるのに必要な葉酸、抗酸化作用をもつ大豆サポニン、コレステロールを抑制する大豆レシチンを含むことから、美容と健康にいいスーパーフードです。

薬膳では、利尿作用があり水分代謝をサポートする食材とされ、消化機能を助けます。大豆の仲間の黒豆は、水の停滞を取り除くほか、血の巡りをよくするはたらきもあるとされ、女性特有のお悩みやエイジングケアにおすすめです。大豆も黒豆も、温めも冷やしもしない平性の食材なので、どんな方にも摂り入れやすいのが魅力です。

五気	六味	帰経
平	甘	脾、胃、大腸

適応

疲労／食欲不振／むくみ／おなかの張り／口渇《こうかつ》／母乳の出が悪い

栄養成分表（100g あたり）

	生	ゆで
たんぱく質 (g)	11.7	11.5
脂　質 (g)	6.2	6.1
炭水化物 (g)	8.8	8.9
食物繊維量 (g)	5.0	4.6
カリウム (mg)	590	490
カルシウム (mg)	58	76
マグネシウム (mg)	62	72
ビタミンC (mg)	27	15
β-カロテン (mg)	260	290
葉　酸 (μg)	320	260

こぼれ話

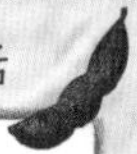

エダマメは、「青豆」「茶豆」「黒豆」の3種類に分類されます。一般的な枝豆は「青豆」で、白い産毛があるので「白毛豆」ともいわれます。

茶豆はおもに東北地方で生産されていて、1さやに1粒が基本。濃厚な香りが特徴です。黒豆は関西地方が産地。乾物はお節料理の定番ですが、ゆでてもおいしいお豆です。「茶豆」は秋口、「黒豆」は秋が収穫期で、青豆より遅く出回ります。

＊五気・六味・帰経については p170-171 を参照

ひたし豆

材料（2人分）
・エダマメ（さや入り）　200g

［A］

・だし汁	200cc
・塩	少々
・薄口しょうゆ	小さじ1/2
・酒	小さじ1/2
・みりん	小さじ1/2

・削り節　　適量

作り方
① 鍋に［A］の材料を入れて火にかけ、ひと煮立ちしたら火からおろして冷ます。
② エダマメはゆで、さやから出す。
③ ②が温かいうちにボウルに入れ、①を注ぐ。30分から一晩置き、味をなじませる。
④ 器に盛り、削り節をかける。

いつものエダマメが格上げ！
常備菜としても重宝する一品。

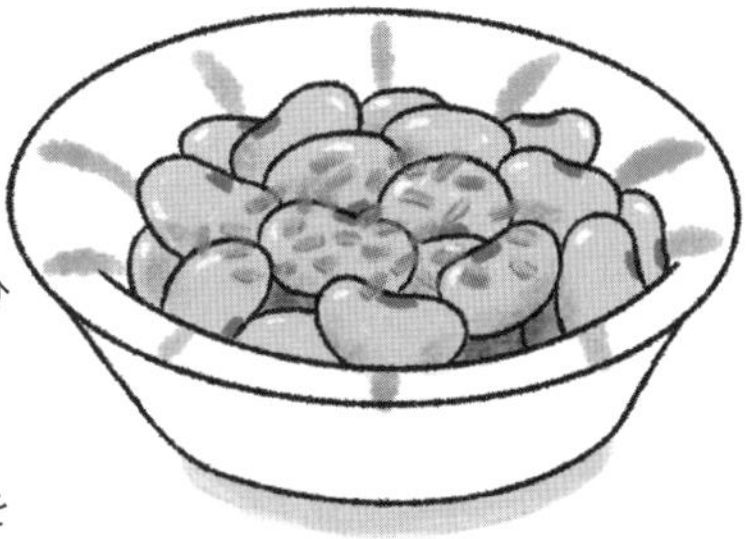

エダマメのキーマカレー

トマトは生のトマトを使用してもOK！
エダマメの鮮やかな緑がアクセントに。

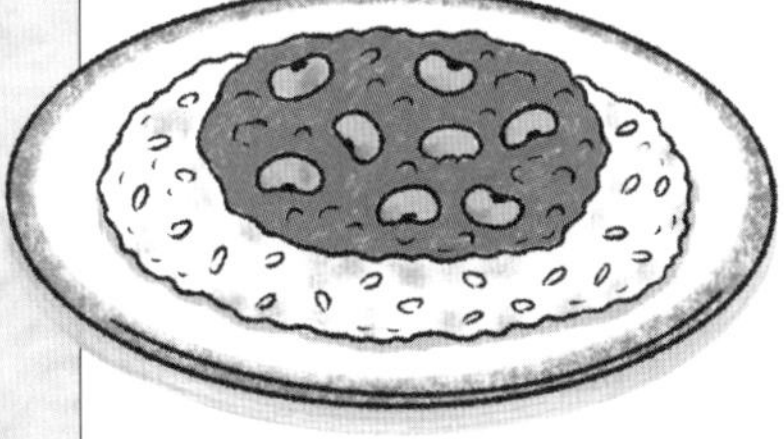

材料（2人分）

・エダマメ（さや入り）	200g
・合いびき肉	200g
・タマネギ	1/2個
・ショウガ	1/2片
・ニンニク	1/2片
・サラダ油	大さじ1
・カットトマト（缶詰）	1/2缶
・カレー粉	大さじ2
・塩	適量
・ご飯	2膳分

作り方
① エダマメはゆでてさやから出しておく。タマネギ、ショウガ、ニンニクはみじん切りにする。
② フライパンに油を入れて火にかけ、タマネギを炒める。しんなりきつね色になったら、ショウガ、ニンニクを加え、さらに炒める。
③ ひき肉を加えてさらに炒め、肉の色が変わったらカレー粉を加える。全体に火が回ったら、カットトマト（汁も）、エダマメを加え、15分煮る。
④ 塩で味を調えたら、器に盛ったご飯にかける。

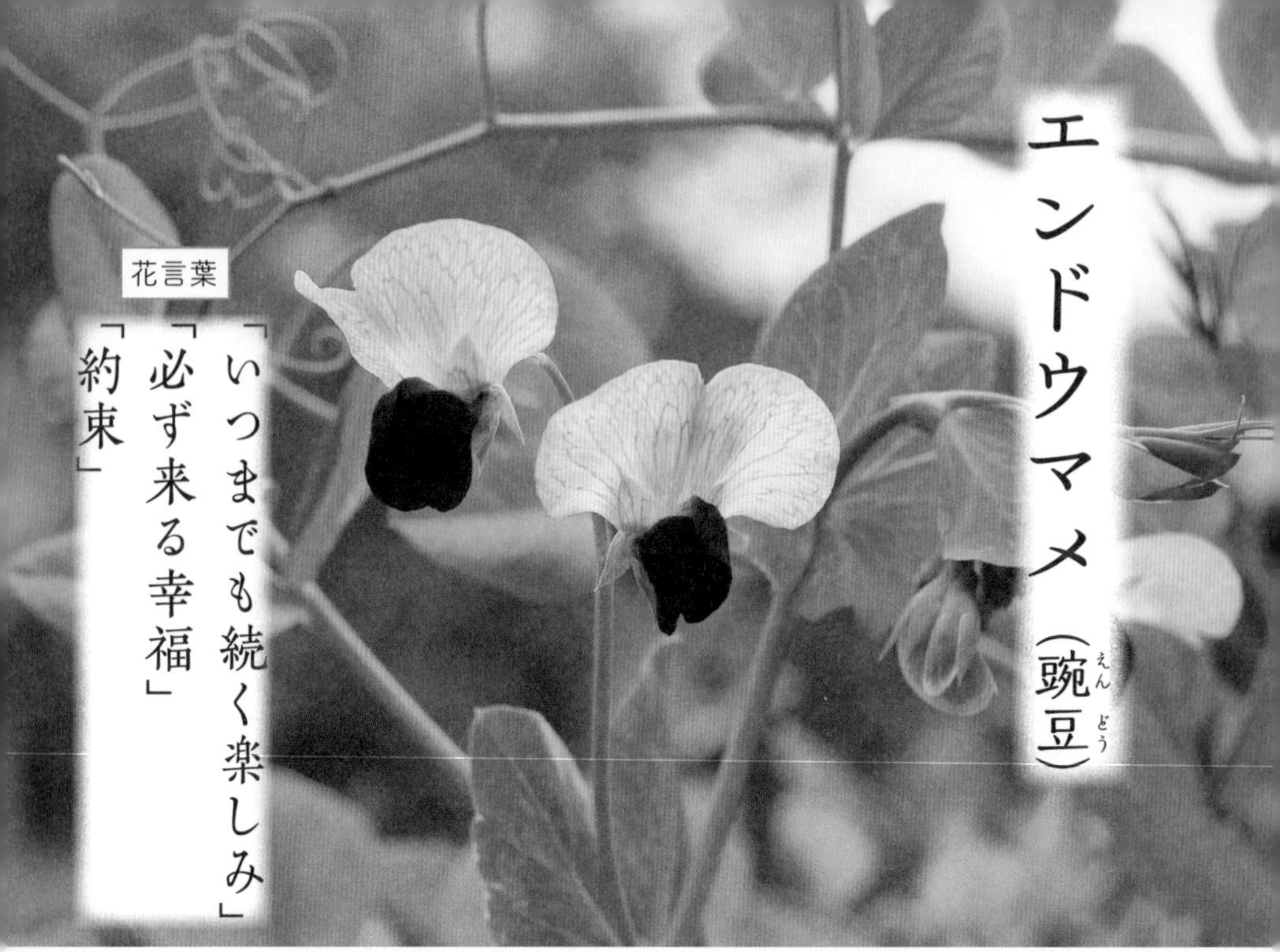

エンドウマメ（豌《えん》豆《どう》）

花言葉

「いつまでも続く楽しみ」
「必ず来る幸福」
「約束」

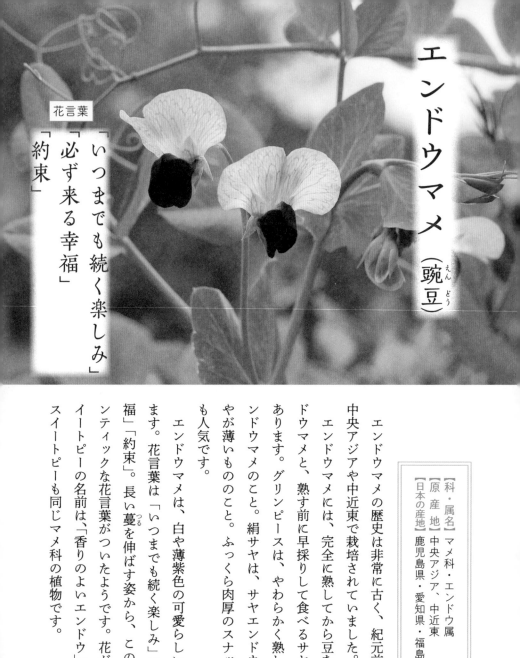

【科・属名】マメ科・エンドウ属
【原 産 地】中央アジア、中近東
【日本の産地】鹿児島県・愛知県・福島県

エンドウマメの歴史は非常に古く、紀元前の時代から中央アジアや中近東で栽培されていました。

エンドウマメには、完全に熟してから豆を食べるエンドウマメと、熟す前に早採りして食べるサヤエンドウがあります。グリンピースは、やわらかく熟した状態のエンドウマメのこと。絹サヤは、サヤエンドウの中でもさやが薄いもののこと。ふっくら肉厚のスナップエンドウも人気です。

エンドウマメは、白や薄紫色の可愛らしい花を咲かせます。花言葉は「いつまでも続く楽しみ」「必ず来る幸福」「約束」。長い蔓《つる》を伸ばす姿から、このようにロマンティックな花言葉がついたようです。花がよく似たスイートピーの名前は、「香りのよいエンドウ」という意味。スイートピーも同じマメ科の植物です。

豆の数が多く、さやが鮮やかな緑色のものを。さやの外から豆の凸凹が目立つものは、豆が大きく育ち過ぎ

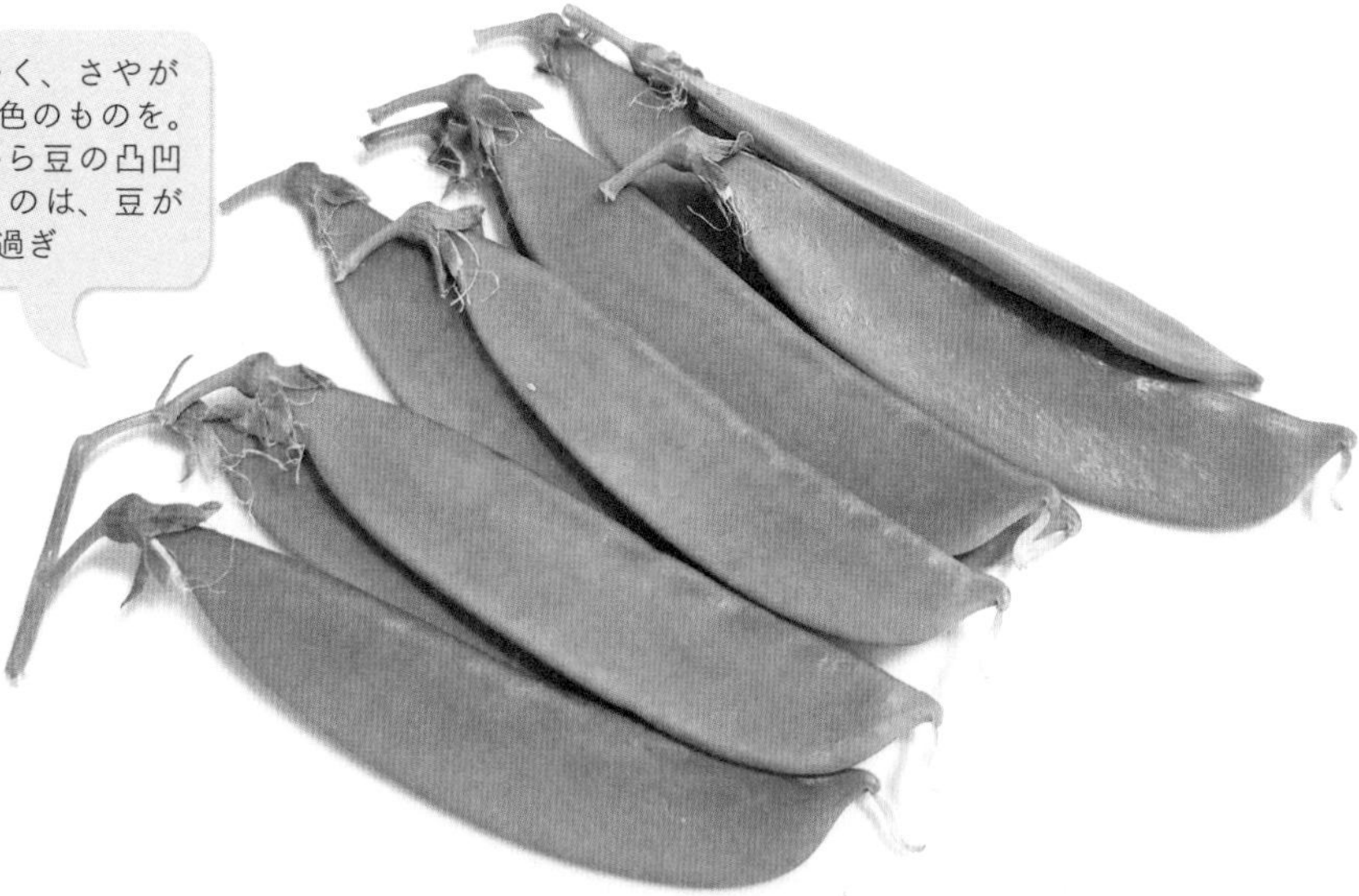

絹さやは、さやの先端のヒゲが白くピンとしているものが新鮮

保存方法

乾燥を嫌うので、ビニール袋に入れて冷蔵庫の野菜室で保存。グリンピースはさや付きのまま同様に保存しましょう。長期保存したいときは、固ゆでして冷凍保存するのがおすすめ。

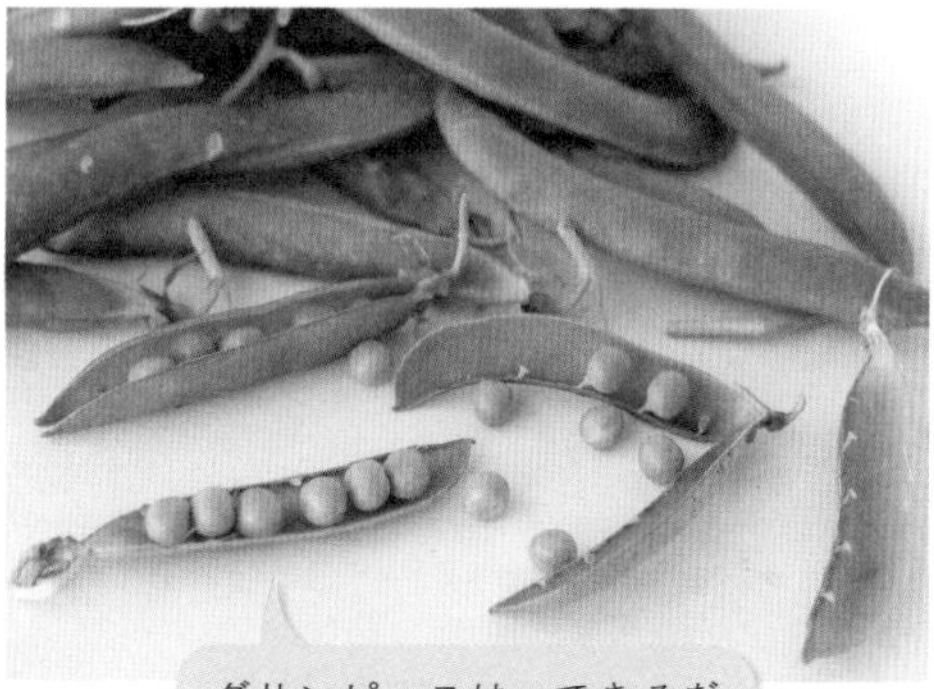

グリンピースは、できるだけさや付きを購入して。全体が鮮やかな緑色で、さやがふっくらとしているものがおすすめ

下ごしらえ＆ワンポイント

へたを折って片側の筋を取り、次に先端を折って反対側の筋を取ります。サヤエンドウは2～3分塩ゆでして水にさらします。グリンピースはさやから出し、同様にゆでた後、ゆで汁に水を少しずつ注ぎながらゆっくり冷ますとシワが寄りません。

	1月	2月	3月	4月	5月	6月	7月	8月	9月	10月	11月	12月
エンドウマメ					旬							

薬膳帖

緑黄色野菜と豆類の両方のよさを兼ね備えているサヤエンドウ。さやの部分は緑黄色野菜で、抗酸化ビタミンのビタミンC、β-カロテンを豊富に含みます。豆の部分には、たんぱく質や、必須アミノ酸のリジンなどが含まれ、栄養バランスのいい野菜のひとつです。さらに、止血作用や骨の健康に不可欠なビタミンKも豊富。食物繊維を摂れる点も魅力です。

薬膳では、気を巡らす食材とされ、特に消化機能を助けます。中国では、糖尿病患者で口が渇く人の食事療法に。また、産後、乳房が張っているのに母乳が出にくい場合にも、民間療法として使われました。栄養豊富なエンドウマメは、優秀な薬膳食材なのです。

五気	六味	帰経
平	甘	脾、胃

適応

食欲不振／下痢／嘔吐《おうと》／足がつる／吹き出物／口の渇き／母乳の出が悪い

栄養成分表（100gあたり）

サヤエンドウ	生	ゆで
たんぱく質 (g)	3.1	3.2
脂　質 (g)	0.2	0.2
炭水化物 (g)	7.5	7.0
食物繊維量 (g)	3.0	3.1
カリウム (mg)	200	160
カルシウム (mg)	35	36
マグネシウム (mg)	24	23
ビタミンC (mg)	60	44
β-カロテン (μg)	560	580
葉　酸 (μg)	73	56
ビタミンK (μg)	47	40

こぼれ話

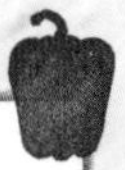

1922年、エジプトのツタンカーメンの墓からエンドウマメの種子が出土されました。発掘に携わった英国の考古学者がこの種を持ち帰ると、なんと見事に発芽しすくすくと成長。その後、世界各地に広がっていったそうです。出土したエンドウマメはさやが濃い紫色なのが特徴。日本では同種のエンドウマメは、「ツタンカーメンのエンドウ」という名前で販売されています。

＊五気・六味・帰経についてはp170-171を参照

グリンピースご飯

材料（作りやすい量）
- 米 2合
- グリンピース（さや入り） 200g
- 塩 小さじ1

作り方
① グリンピースはさやから出し、さやはよく洗ってざるに上げる。米は研いでざるに上げておく。
② 水300ccに塩ひとつまみ（分量外）を入れて火にかけ、沸騰したら①の豆とさやを入れる。5分ほどゆでたら、鍋ごと冷ます。
③ ②の煮汁に水を加え、米を炊く。炊き上がったら、グリンピースを加えて混ぜる。

さやと豆のゆで汁で炊けば香り高い仕上がりに。豆のグリーンが鮮やか！

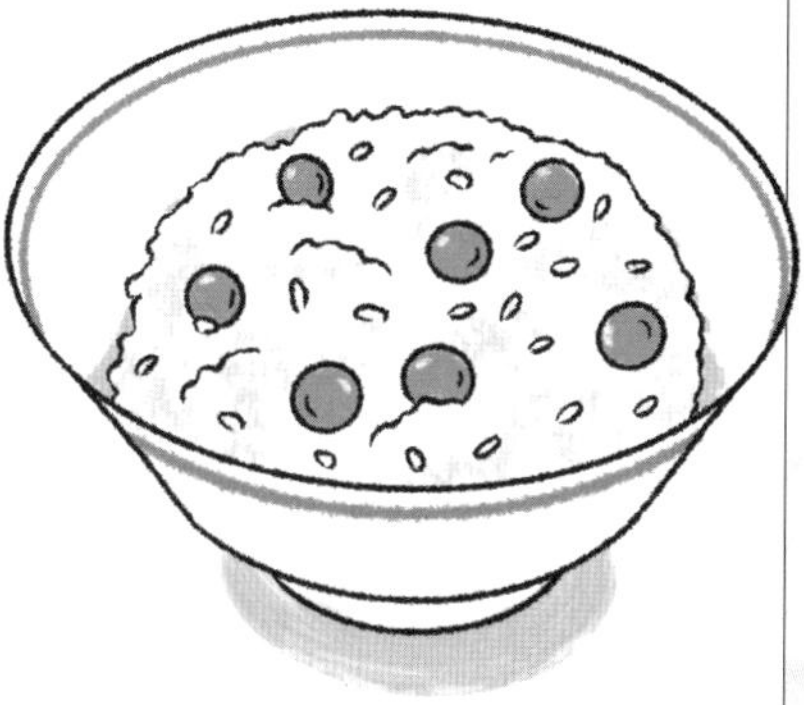

グリンピースの卵とじ

材料（2人分）
- グリンピース（さや入り） 200g
- 卵 2個
- 塩 小さじ1

[A]
- だし汁 200cc
- 塩 小さじ1/2
- 薄口しょうゆ 小さじ1
- みりん 小さじ1

作り方
① グリンピースはさやから出す。卵は割りほぐしておく。水1ℓを鍋に入れて火にかけ、沸騰したらグリーンピースを入れて5分ほどゆでる。
② 鍋に［A］の材料を入れて火にかけ、沸騰したら①を加える。溶き卵を回し入れ、フタをする。ふんわり半熟状に固まれば出来上がり。

卵を加えて栄養価がアップ！しっかり固めればお弁当にも。

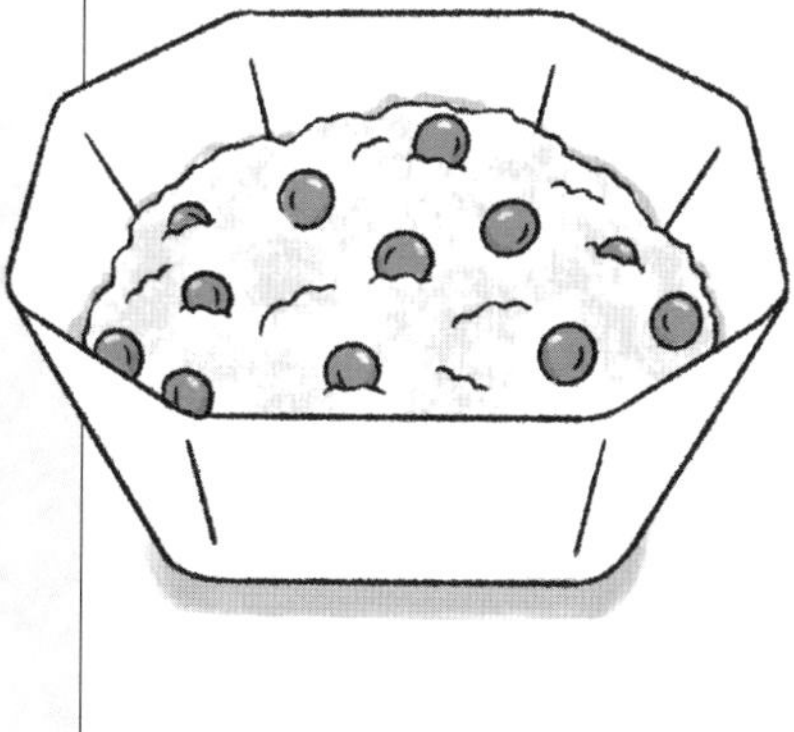

オクラ（陸蓮根《おかれんこん》）

花言葉

「恋の病」
「恋で身が細る」

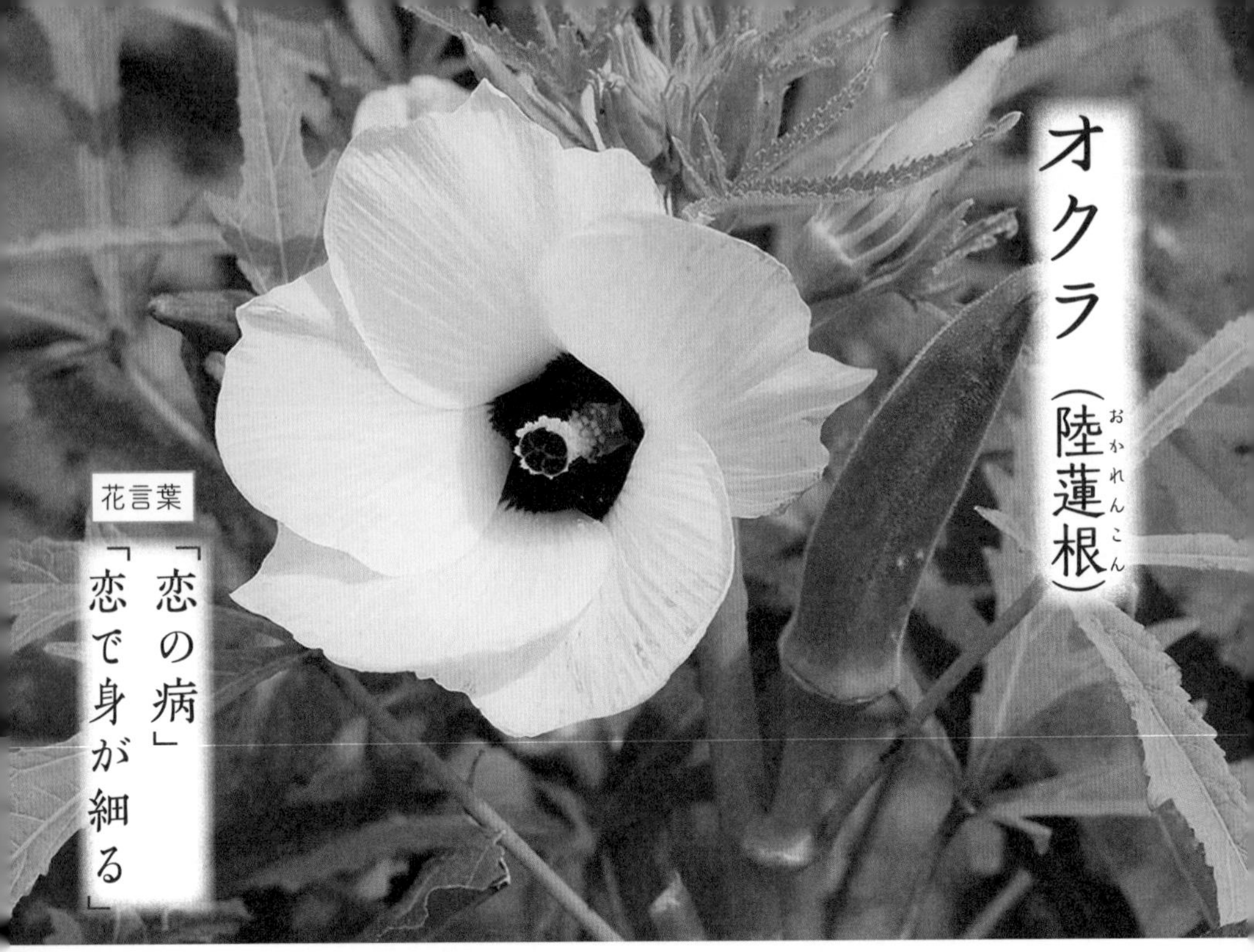

【科・属名】アオイ科・トロロアオイ属
【原産地】アフリカ東北部（諸説あり）
【日本の産地】鹿児島県・高知県・沖縄県

「世界で一番美しい野菜の花」などといわれることもあるオクラの花。ハイビスカスやフヨウと同じアオイ科です。レモンイエローの、大きくて美しい花を咲かせますが、一日花のため、朝に開花しても夕方にはしぼんでしまいます。

オクラが日本に輸入されたのは、明治初期のこと。最初は食用ではなく、観賞用だったそうで、日本人にとっては比較的歴史が浅い野菜です。

「陸蓮根《おかれんこん》」の漢字をあてることがありますが、じつは「okra（オクラ）」という英語に由来する名前なので、そもそも漢字表記はありません。

花言葉の「恋の病」「恋で身が細る」は、5〜7センチにもなる大きな花が、ほっそりとした実になってしまうようすから付けられたそうです。

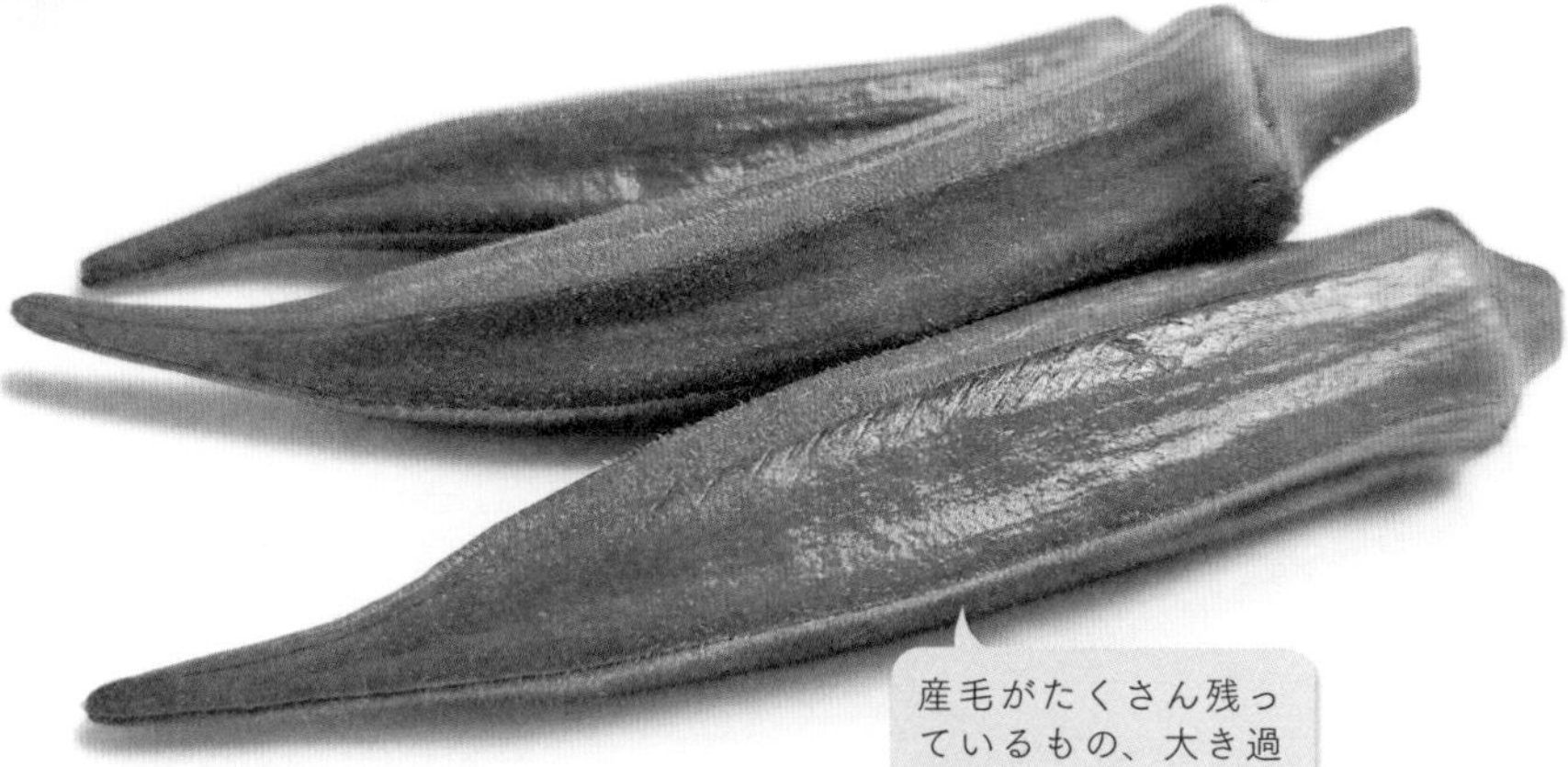
へたの下の肩の部分がパンッと張っているものが新鮮。茶色いシミがあるもの、角形の角と角の間がへこんでいるものは避けて
産毛がたくさん残っているもの、大き過ぎないものを

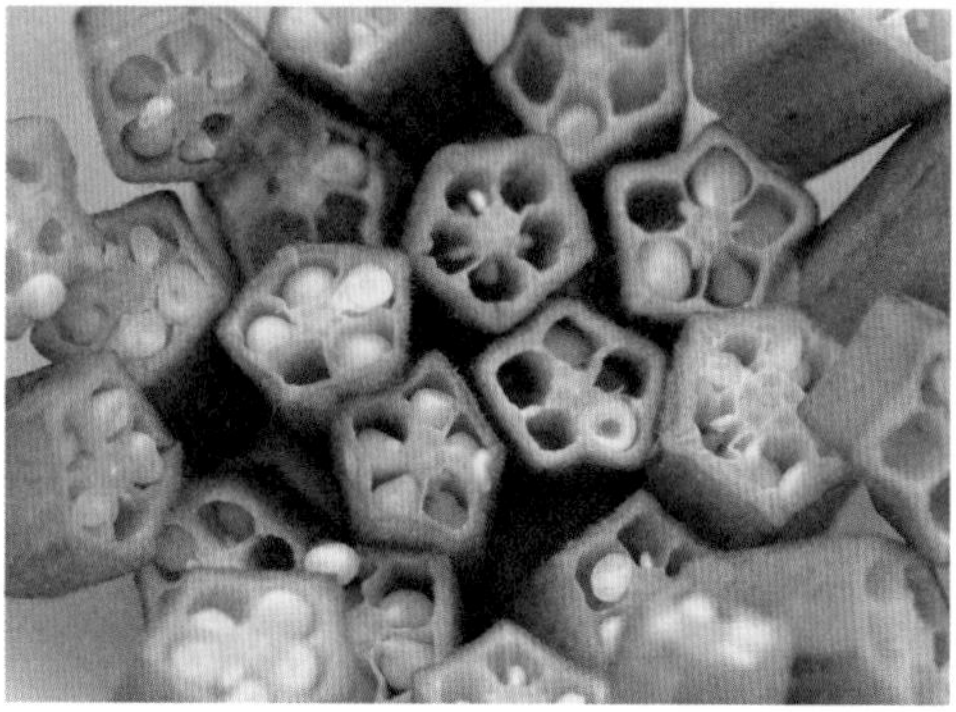

保存方法

ネットに入っていたら、乾燥しないようポリ袋に入れて冷蔵庫の野菜室に。低温と湿気に弱いので３～４日で食べきりましょう。

下ごしらえ＆ワンポイント

へたの角を包丁で切り取ります。塩をまぶしてやさしくこすり、産毛を処理してからゆでます。ゆでる前に爪楊枝《つまようじ》で数カ所穴を空けておくと、縮まずにふっくらとゆで上がります。ゆで上がったらざるに上げ、うちわであおいで冷まします。

	1月	2月	3月	4月	5月	6月	7月	8月	9月	10月	11月	12月
オクラ							旬					

薬膳帖

オクラには抗酸化作用のあるβ-カロテン、糖質や脂質の代謝に必要なビタミンB_1、B_2、カルシウムやマグネシウムなどのミネラルが豊富です。

独特のネバネバ成分の正体は、ペクチンなどの水溶性食物繊維。腸内環境を整え、健康なお通じの維持にひと役買ってくれます。長くゆで過ぎると成分が水に溶け出してしまうので、ゆで時間は短めに。細かく切って包丁でたたくと、ネバネバ成分がアップします。酢と合わせるとネバネバ成分が分解してしまうのでご注意ください。

薬膳では、消化を助け、便通を促す食材とされています。ヤマイモや納豆など、ネバネバ仲間と組み合わせて摂れば、疲労回復や夏バテ予防に。

五気	六味	帰経
涼	辛・苦	肺、肝、胃

適応

疲労／食欲不振／便秘／おなかの張り

栄養成分表（100gあたり）

	生	ゆで
たんぱく質 (g)	2.1	2.1
脂　質 (g)	0.2	0.1
炭水化物 (g)	6.6	7.6
食物繊維量 (g)	5.0	5.2
カリウム (mg)	260	280
カルシウム (mg)	92	90
マグネシウム (mg)	51	51
ビタミンC (mg)	11	7
β-カロテン (μg)	670	720
葉　酸 (μg)	110	110

こぼれ話

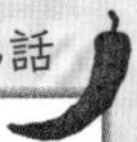

オクラのふるさとは暑さ厳しいアフリカの地。表皮に生えた産毛には、風を感じ取り、実の温度を巧みに調節する機能があります。また、オクラ特有のネバネバは、灼熱の地で乾燥から身を守るためのもの。オクラにとって、保湿美容液のようなものなのです。

種は戦時中、コーヒーの代用品として使われました。種を炒って砕いてドリップで抽出したそうですが、味はコーヒーとはまったく違うものだったそうです。

＊五気・六味・帰経についてはp170-171を参照

野菜が主役のレシピ

オクラのおろし和え

材料（2人分）

・オクラ	4本
・ダイコン	150g
・なめ茸（味付け）	30g
・しょうゆ	小さじ 1/2
・レモン汁	少々

作り方

① オクラは塩で軽くもみ、ゆでて冷水にとり、小口切りにする。ダイコンは皮をむいておろす。

② ボウルに①、なめ茸、しょうゆ、レモン汁を入れて和える。

消化を促すダイコンとの組み合わせは「食べ過ぎたかな」という日におすすめ。

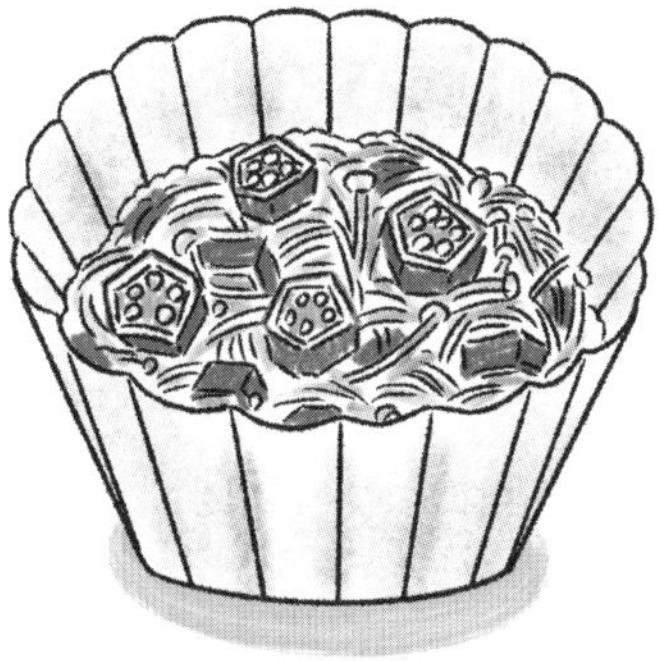

オクラの梅おかか

材料（2人分）

・オクラ	6本
・長ネギ	5㎝
・梅干し	1個
・ハチミツ	少々
・削り節	適量

作り方

① オクラは塩でもみ、ゆでて冷水にとる。よく水気を切ったら、へたをとって斜め3等分に切る。長ネギはみじん切りに。

② 梅干しは種をとってたたき、ハチミツと練り合わせる。

③ オクラ、長ネギをボウルに入れ、②、削り節を加えて和える。

お酒の肴にもご飯の供にも！ハチミツは、梅干しの塩分に合わせて、量を加減してください。

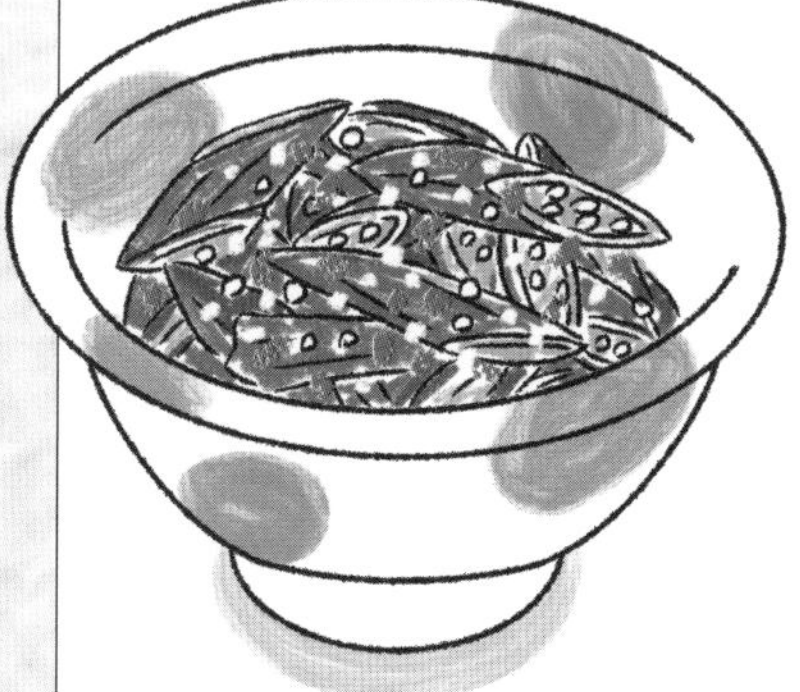

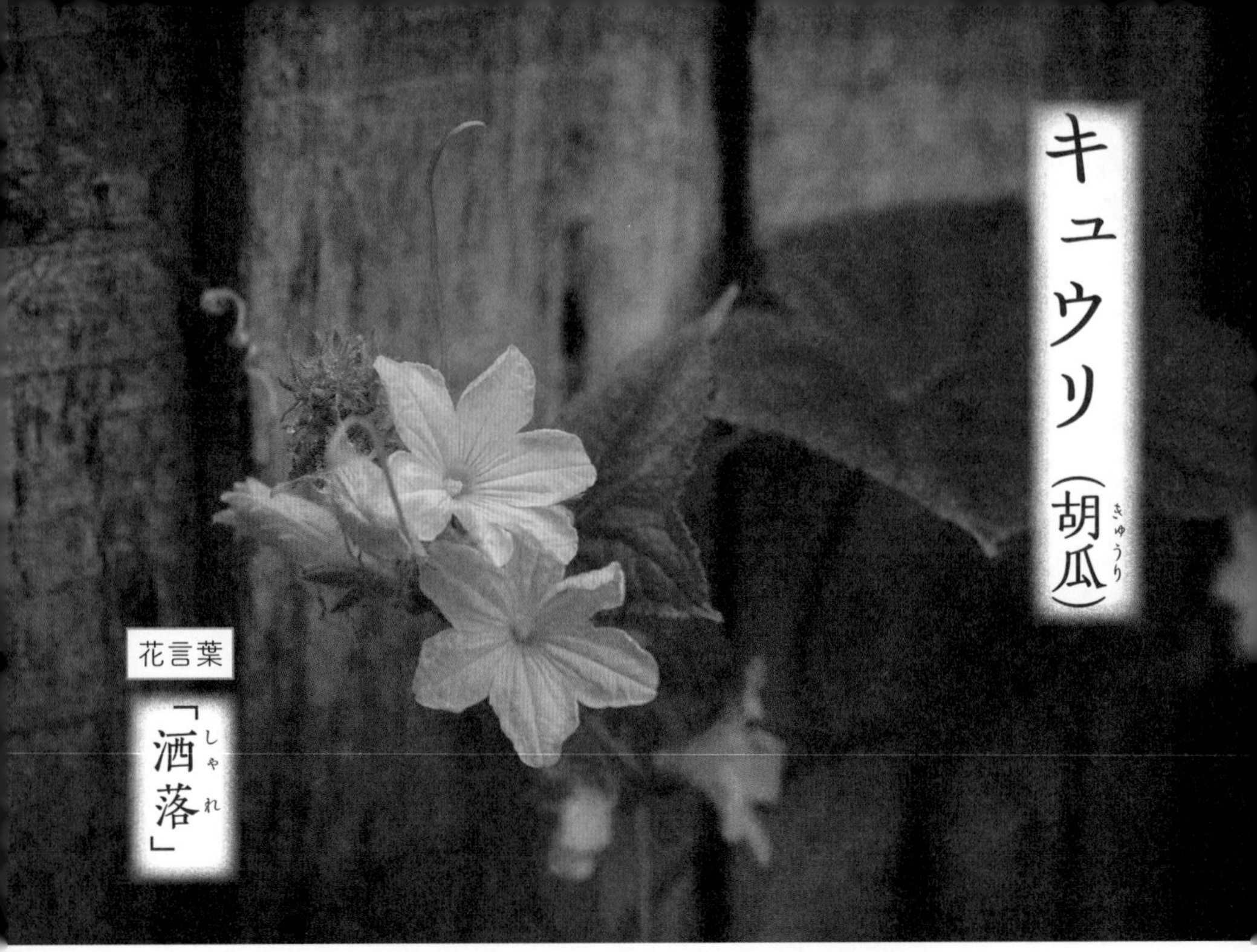

キュウリ（胡瓜《きゅうり》）

花言葉

「洒落《しゃれ》」

【科・属名】ウリ科・キュウリ属
【原産地】ヒマラヤ山麓
【日本の産地】宮崎県・群馬県・埼玉県

夏に鮮やかな黄色い花を咲かせるキュウリ。雄花《おばな》と雌《め》花《ばな》がありますが、実を付けるのは雌花で、花が咲いてから1週間という早さで食べられる長さに成長します。

花言葉の「洒落」は、まっすぐ伸びたり、くるりと曲がったり、さまざまな形に成長する実のようすから付けられたといわれています。

ヒマラヤ山麓が原産で、中国から朝鮮半島に伝わったキュウリ。天平時代の文書には「黄瓜《きうり》」の記載があります。理由は、江戸時代までは、完熟させて黄色くなったものを食べたから。しかし、その苦味からあまり人気はありませんでした。現在のように未熟の緑のキュウリを食するようになったのは幕末になってからです。中国西域を「胡」ということから、漢字も「胡瓜」となりました。以後、品種改良が進み、現在では家庭菜園でも人気です。

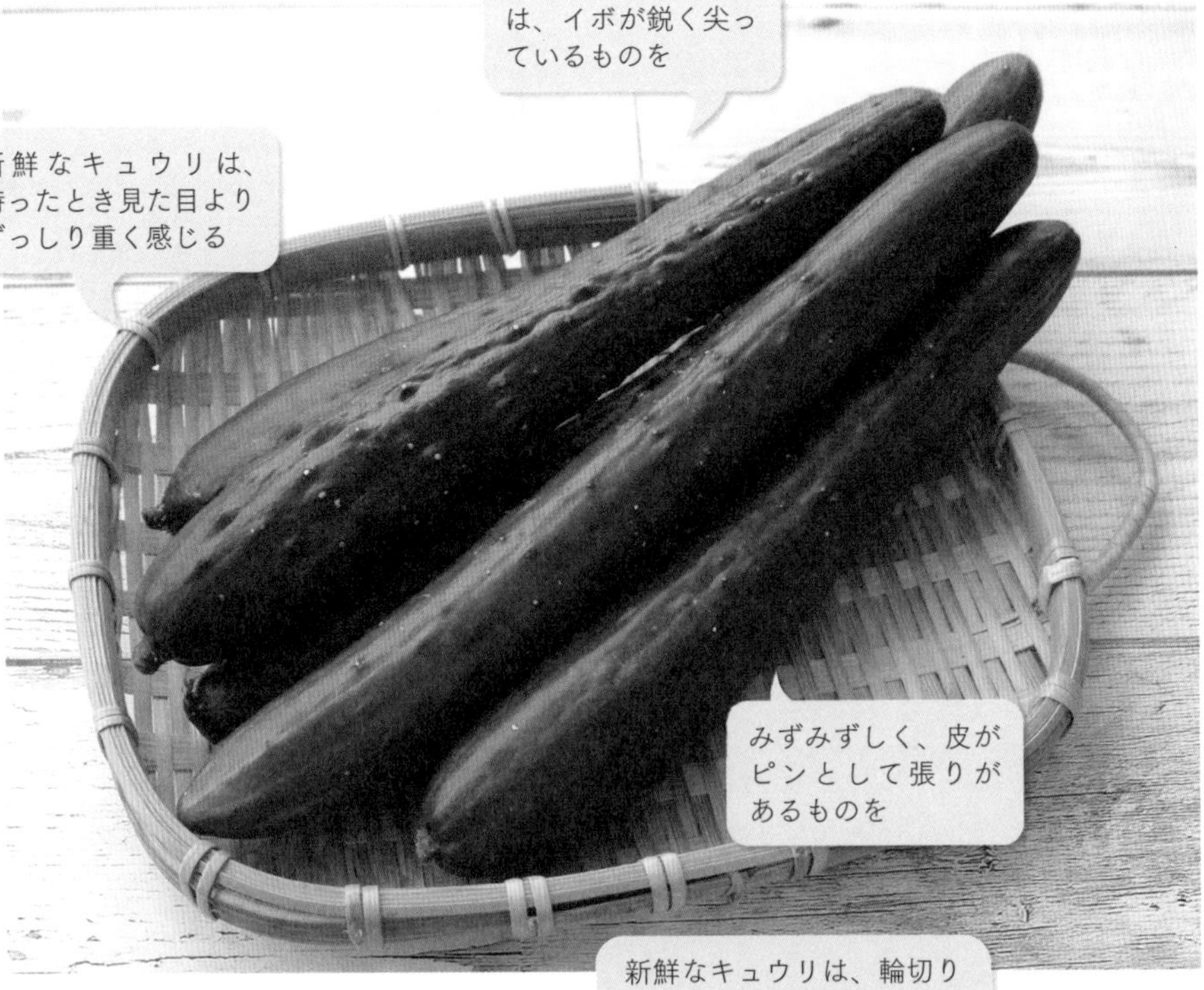
イボイボのある品種は、イボが鋭く尖っているものを
新鮮なキュウリは、持ったとき見た目よりずっしり重く感じる
みずみずしく、皮がピンとして張りがあるものを

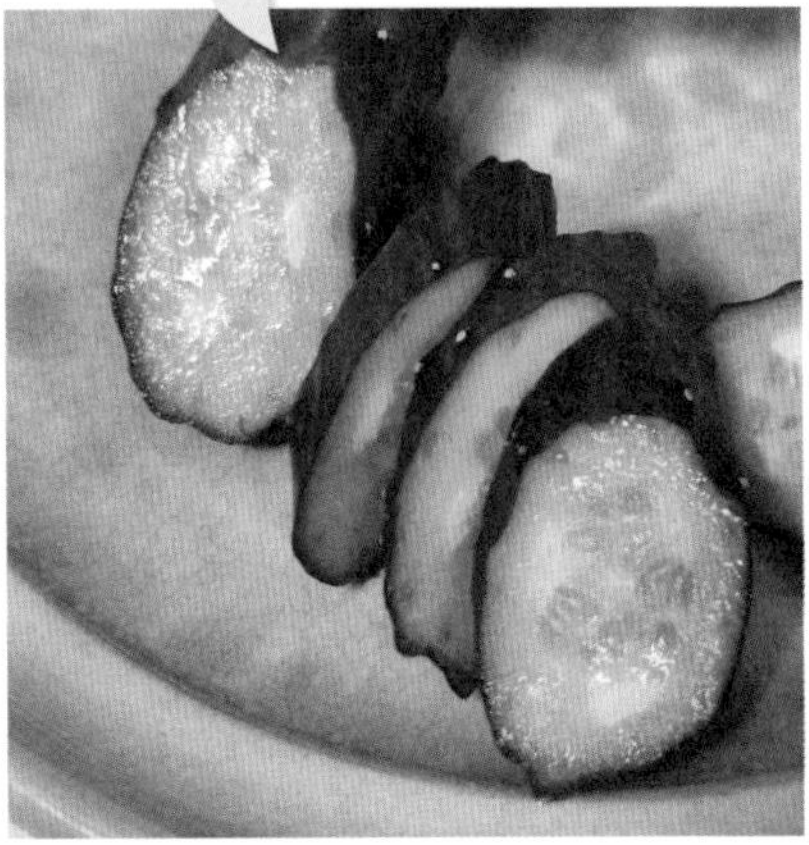
新鮮なキュウリは、輪切りにすると切り口から汁があふれます。くっつけるとつながるほどの修復力が！

保存方法

水気を拭き取り、ポリ袋に入れて野菜室へ。へたを上にして立てて保存します。なるべく早めに食べきって。

下ごしらえ & ワンポイント

へたにはキュウリ特有の苦み成分が含まれるので切り落とします。上部のイボイボのないところは、種が少ないので千切りやスライスに。下部の種の多い部分は、斜め切りや乱切りなど大きめにカットするのがおすすめです。

	1月	2月	3月	4月	5月	6月	7月	8月	9月	10月	11月	12月
キュウリ						旬						

薬膳帖

かの水戸《みと》光圀《みつくに》公が「毒多くして能無し。植えるべからず、食べるべからず」と言ったとされ、江戸時代はたいそう嫌われていたキュウリ。ほとんどが水分で、栄養価は高くありませんが、利尿作用がありカリウムが豊富です。

薬膳では熱を冷ます野菜の代表格で、発熱時の熱冷ましに使われます。また水分代謝を整え、余分な水を排出するはたらきがあるとされ、むくみ体質にすすめます。水分をたっぷり含むので、肌を潤し乾燥を防ぐはたらきも。

冷え性には向かないとされますが、真夏の過酷な暑さには、その冷ます力が助けに。冷えが気になる方は、加熱調理や、温め作用のある辛味と組み合わせるとよいでしょう。

五気	六味	帰経
涼	甘	脾、胃、大腸

適応

発熱／のどの痛み、腫《は》れ／むくみ／皮膚の赤み・乾燥

栄養成分表（100gあたり）

	生
たんぱく質 (g)	1.0
脂質 (g)	0.1
炭水化物 (g)	3.0
食物繊維量 (g)	5
カリウム (mg)	200
カルシウム (mg)	26
マグネシウム (mg)	15
ビタミンC (mg)	14
β-カロテン (μg)	330
葉酸 (μg)	25

こぼれ話

お寿司屋さんでキュウリといえば〝かっぱ巻き〟。河童は水の神様であることから、みずみずしいキュウリが好物であるとされ、それがかっぱ巻きの名の由来です。

江戸時代には、キュウリの初物を川に流し、河童にお供えする習わしがあったそうです。

昔のキュウリは皮に水分の蒸発を防ぐために分泌される「ブルーム」と呼ばれる白い粉が吹いていました。ブルーム付きのキュウリはシャキシャキした歯ごたえがあり、昨今その魅力が見直されています。

＊五気・六味・帰経については p170-171 を参照

野菜が主役のレシピ

キュウリのパルメザンサラダ

材料（2人分）
・キュウリ　2本
・パルメザンチーズ（粉）　適量

［A］
・オリーブオイル　大さじ1
・リンゴ酢　小さじ2
・塩　少々
・コショウ　少々

作り方
① キュウリは両端を切り落とし、ピーラーで薄くスライスしてから、長さを3等分に切る。
② ［A］の材料をボウルに入れて合わせる。
③ ボウルに①と②を入れてサッと混ぜ、しんなりしたら皿に盛り、パルメザンチーズをかける。

潤いを補う薬膳食材、チーズとキュウリの美肌サラダ。
紫外線の強い夏にたっぷり食べたい！

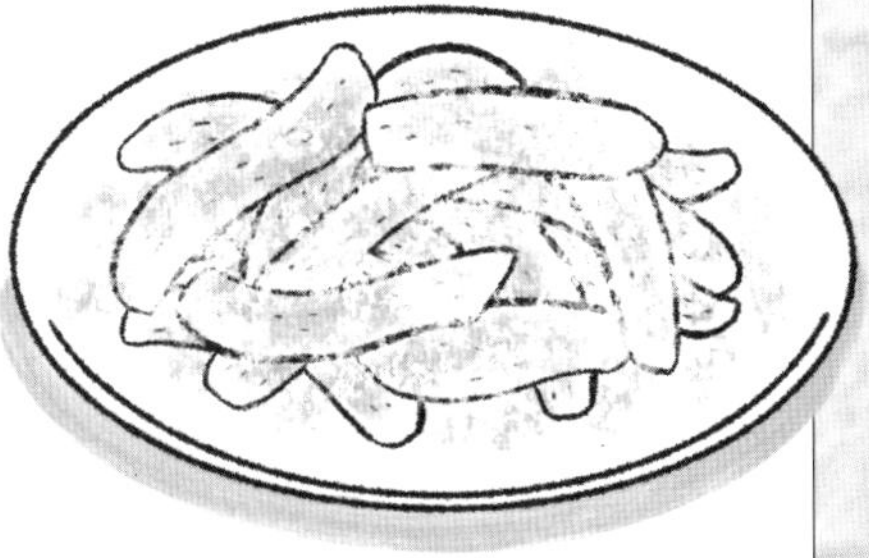

キュウリとささみの和え物

材料（2人分）
・キュウリ　1本
・鶏ささみ肉　2切
・酒　小さじ2
・塩　少々
・刻みのり　適量

［A］
・しょうゆ　大さじ1
・酢　小さじ1
・練りからし　少々

作り方
① キュウリは両端を切り落とし、縦半分に切ってから麺棒《めんぼう》などでたたく。
② 鶏ささみ肉は耐熱皿に入れ、酒、塩をふって電子レンジで2分ほど加熱する。粗熱が取れたら手で割く。
③ ボウルに、［A］と②の蒸し汁を加えて混ぜ、キュウリ、鶏ささみ肉、刻みのりを加えて和える。

和え物のキュウリは、包丁で切らずにたたくことで味がよくなじみます。

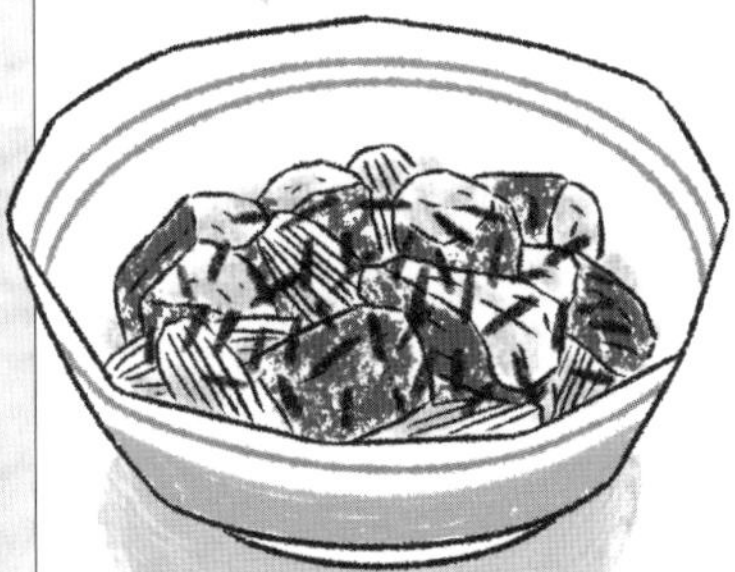

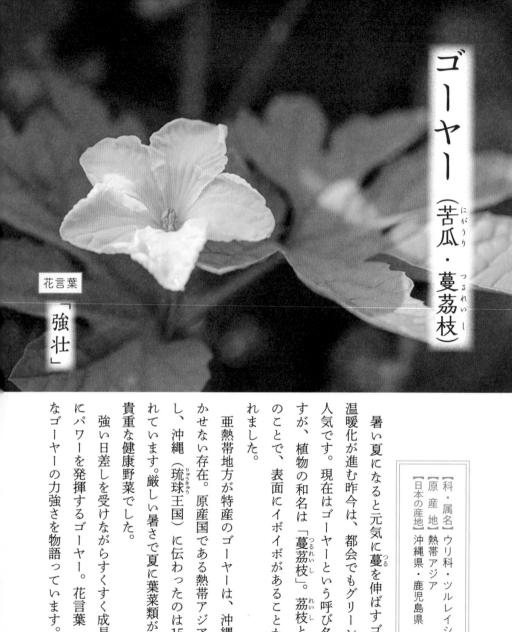

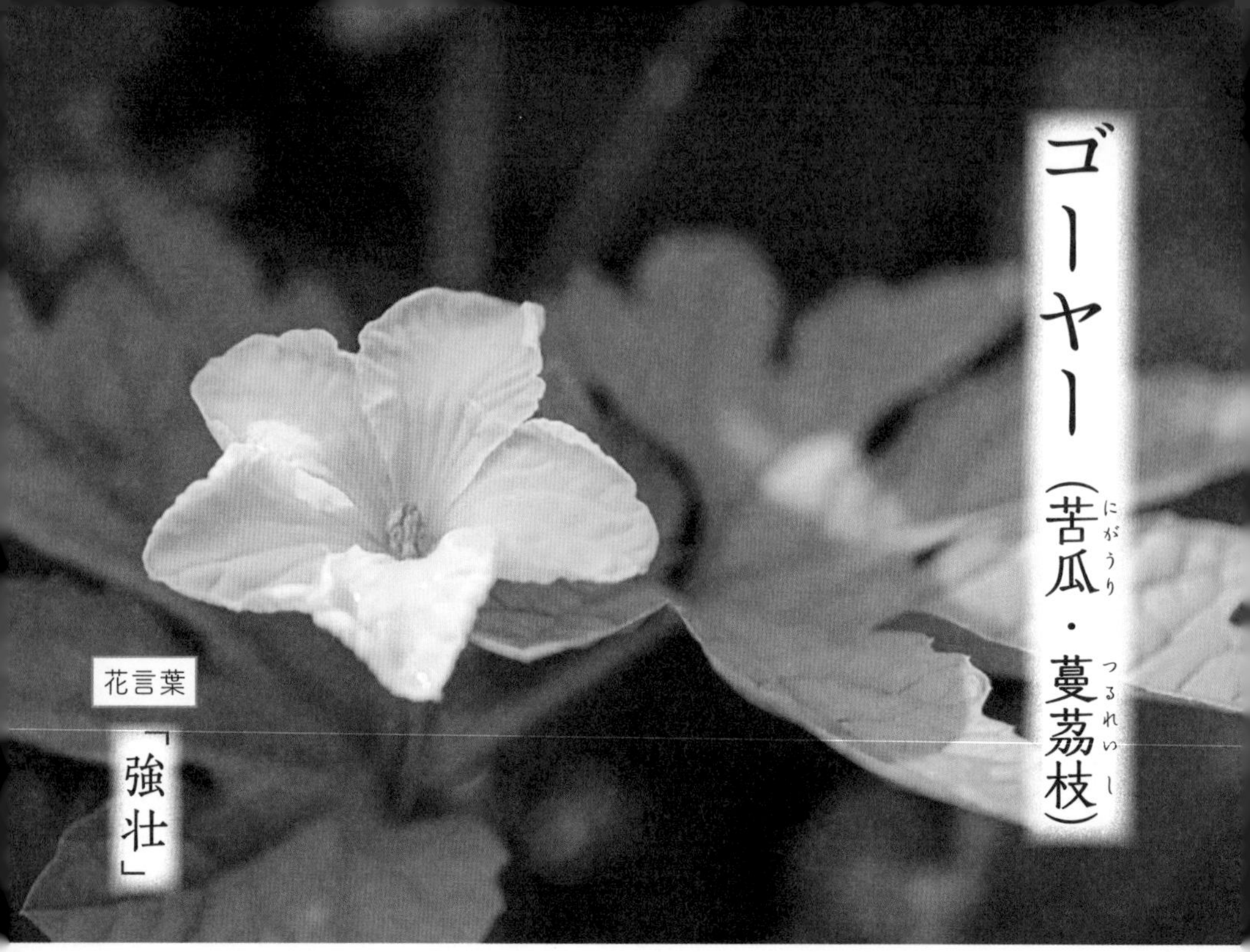

ゴーヤー（苦瓜《にがうり》・蔓茘枝《つるれいし》）

花言葉

「強壮」

【科・属名】ウリ科・ツルレイシ属
【原産地】熱帯アジア
【日本の産地】沖縄県・鹿児島県

暑い夏になると元気に蔓《つる》を伸ばすゴーヤー（苦瓜）。温暖化が進む昨今は、都会でもグリーンカーテンとして人気です。現在はゴーヤーという呼び名がポピュラーですが、植物の和名は「蔓茘枝《つるれいし》」。茘枝《れいし》とは果物のライチのことで、表面にイボイボがあることからこう名付けられました。

亜熱帯地方が特産のゴーヤーは、沖縄の郷土料理に欠かせない存在。原産国である熱帯アジアから中国を経由し、沖縄（琉球《りゅうきゅう》王国）に伝わったのは15世紀ごろといわれています。厳しい暑さで夏に葉菜類が少ない沖縄では、貴重な健康野菜でした。

強い日差しを受けながらすくすく成長し、夏バテ予防にパワーを発揮するゴーヤー。花言葉「強壮」は、そんなゴーヤーの力強さを物語っています。

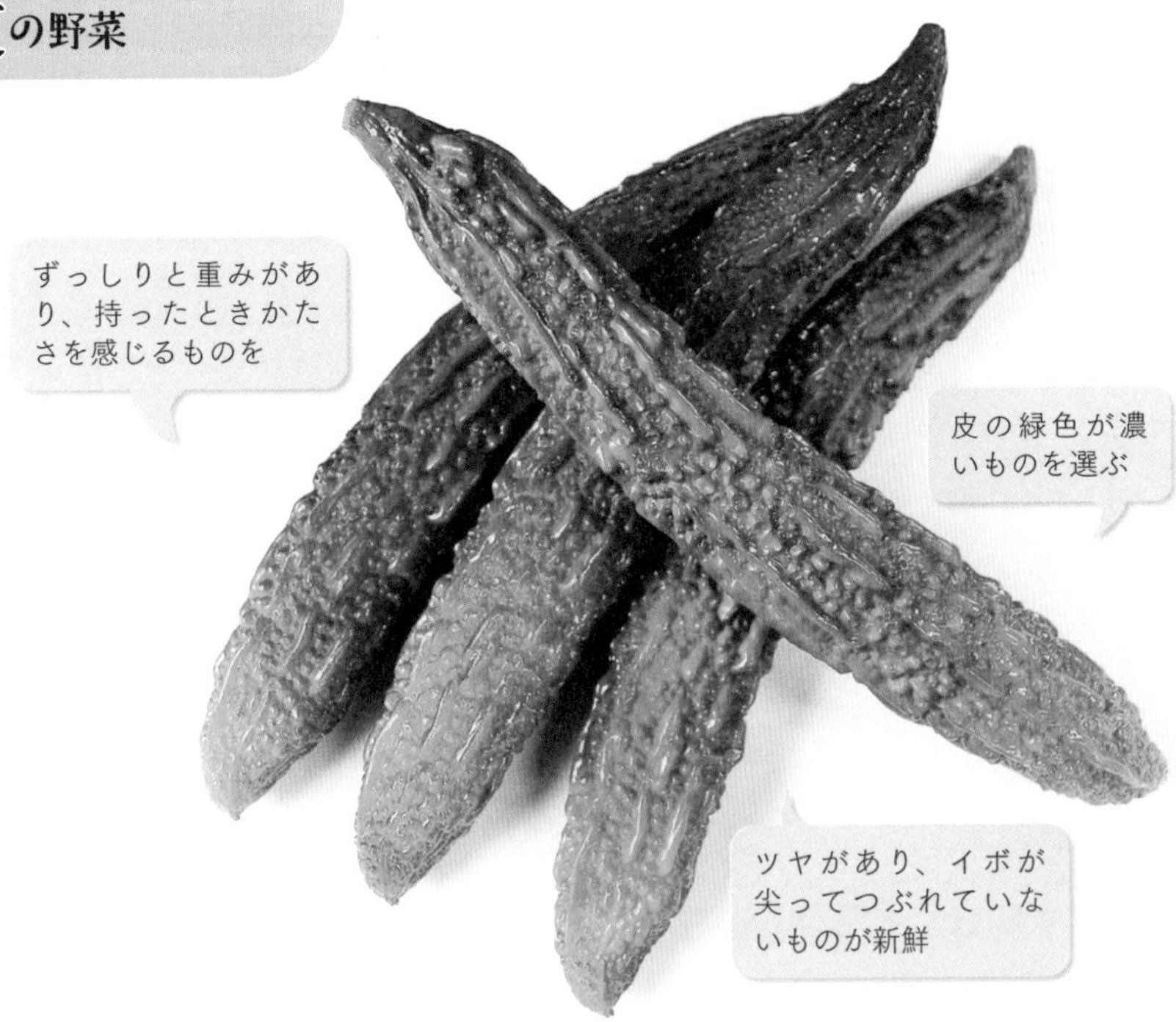
ずっしりと重みがあり、持ったときかたさを感じるものを
皮の緑色が濃いものを選ぶ
ツヤがあり、イボが尖ってつぶれていないものが新鮮

保存方法

ポリ袋に入れて冷蔵庫（野菜室）へ。使い切らない場合は、縦に切って種とわたを取り、切り口にキッチンパーパーをかぶせてからラップに包み野菜室へ。

スライスしてからサッと塩ゆでし、冷凍保存も可能。

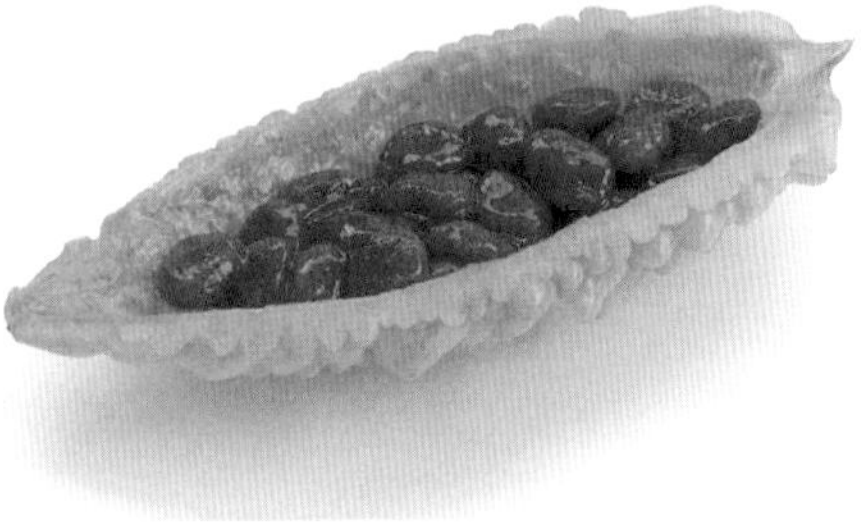

野菜として食べるのは未熟のゴーヤー。熟すと果肉がオレンジ色になり、種は鮮やかな赤色になります。赤い果肉はとても甘く、かつてはフルーツとして食べられていました。

下ごしらえ＆ワンポイント

縦半分に切り、わたと種をスプーンでくり抜いてから薄切りに。苦味を取りたい場合は、軽く塩もみする、熱湯をかける、サッとゆでるなどするとよいでしょう。油でコーティングすると苦味が軽減するので、炒めると食べやすくなります。

	1月	2月	3月	4月	5月	6月	7月	8月	9月	10月	11月	12月
ゴーヤー							旬					

薬膳帖

ゴーヤーは抗酸化ビタミンであるビタミンCとβ-カロテンが豊富。老化の原因となる活性酸素を抑えてくれるので、美容と健康にいい野菜です。

独特の苦みは、緑色の皮に多く含まれるモモルデシンなどの成分によるもの。胃腸を刺激して消化液の分泌を促し、血糖値を抑えるインスリンの分泌を助けます。

薬膳では、苦味は熱を冷まし体内の毒消しをしてくれる味。強い苦味が特徴のゴーヤーは、〝食べる熱冷まし〟として真夏の食養生に活躍します。

沖縄料理には、ナーベラー(ヘチマ)、シブイ(冬瓜《とうがん》)など多種の瓜類が使われますが、これらにもゴーヤーと同様に、熱を冷ます作用があります。

五気	六味	帰経
寒	苦	心、脾、胃

適応

発熱／熱中症／熱射病／口の渇き／発汗／口が苦い／目の乾燥・充血

栄養成分表（100gあたり）

	生
たんぱく質 (g)	1.0
脂　質 (g)	0.1
炭水化物 (g)	3.9
食物繊維量 (g)	2.6
カリウム (mg)	260
カルシウム (mg)	14
マグネシウム (mg)	14
ビタミンC (mg)	76
β-カロテン (μg)	210
葉　酸 (μg)	72

こぼれ話

いつも捨ててしまっているゴーヤーのわたと種。じつは果肉より栄養豊富なのをご存じですか？

わたは果肉以上にビタミンCが豊富、種には脂質代謝にはたらく共役リノレン酸が含まれています。

取り除いたわたと種は素揚げにすれば酒の肴に。また、とろとろに煮て、ほんのり苦いスープの具にするのもおすすめです。

ぜひ味わってみてください。

＊五気・六味・帰経については p170-171 を参照

野菜が主役のレシピ

ゴーヤーチャンプル

具材を別々に炒めると格段においしく！

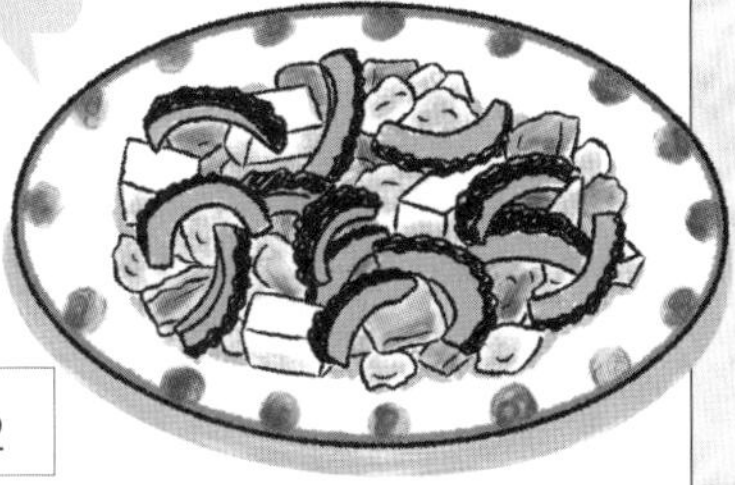

材料（2 人分）

・ゴーヤー　1/2 本
・木綿豆腐　1/2 丁
・豚バラ肉（薄切り）　100g
・卵　1 個
・塩・コショウ　各少々
・サラダ油　小さじ 1
・ごま油　小さじ 1

［A］
・薄口しょうゆ　小さじ 1　・酒　大さじ 1/2

作り方

① ゴーヤーは縦半分に切って種とわたを取り、5㎜厚さに切る。木綿豆腐はクッキングペーパーに包んで重しをし、1 時間ほど置いて水切りをする。豚肉は 3㎝長さに切り、塩・コショウで下味を付ける。卵は割りほぐしておく。
② ［A］の材料を合わせておく。
③ フライパンにサラダ油を入れて中火にかけ、粗く崩した豆腐を入れて焼き色がついたらバットに上げる。
④ フライパンにごま油を入れて中火でゴーヤーを炒める。8 割がた火が通ったら③のバットに上げる。
⑤ 同じフライパンに豚肉を入れ、色が変わり、油が出てきたら豆腐とゴーヤーを加えて炒め合わせる。
⑥ 溶き卵を加えてサッと炒めたら、［A］を鍋肌から回し入れ、炒め合わせる。

ゴーヤーとツナのサラダ

水にさらせば苦味が軽減。栄養も損なわれません。

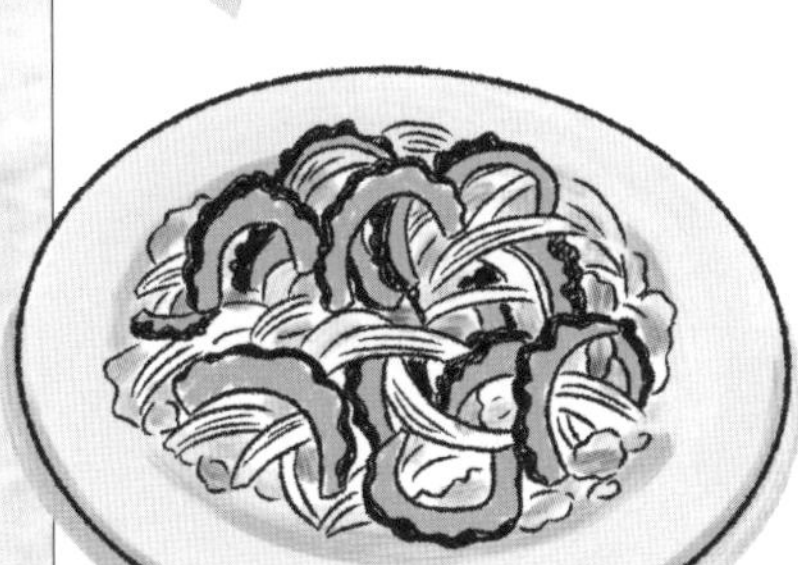

材料（2 人分））

・ゴーヤー　1/2 本
・タマネギ　1/4 個
・ツナ（缶詰）　小 1 缶

［A］
・オリーブオイル　小さじ 1
・ポン酢　小さじ 1

作り方

① ゴーヤーは縦半分に切って種とわたを取り、スライスする。タマネギは繊維に沿ってスライスする。
② ボウルに①を入れ、氷水にさらす。パリッとしたらざるに上げる。
③ 器に②とツナを盛り、［A］を合わせたドレッシングをかける。

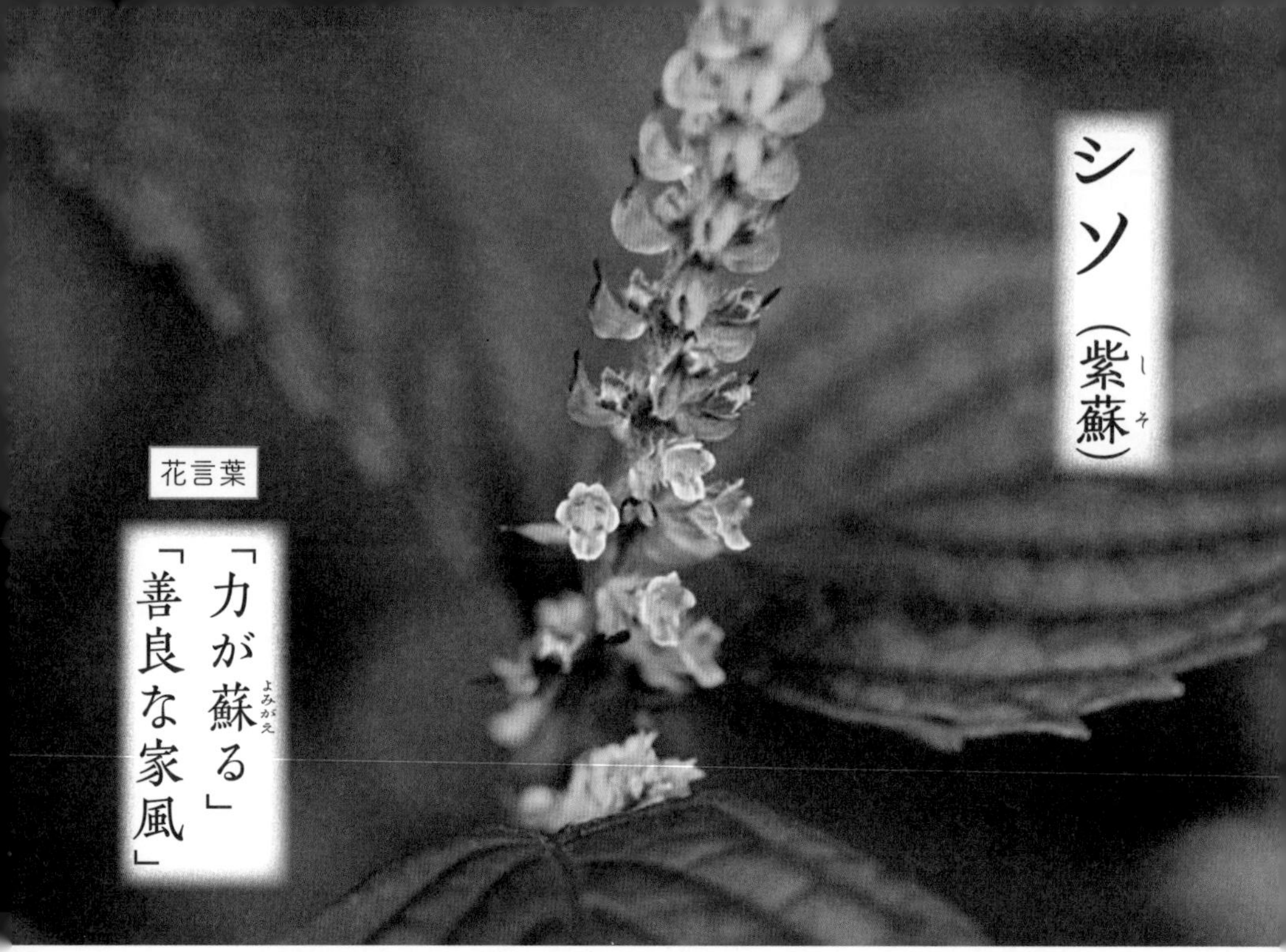

シソ（紫蘇《しそ》）

花言葉

「力が蘇《よみがえ》る」
「善良な家風」

【科・属名】シソ科・シソ属
【原 産 地】中国
【日本の産地】愛知県・静岡県・大分県

爽やかな香りが特徴のシソは、薬味野菜として欠かせない存在。香り成分に加えて防腐作用、殺菌作用があることから、和食では刺身に添えられたりします。

シソは中国から伝来したもの。カニの食中毒で死にかけた人に紫の草を与えたところ、意識が蘇ったという逸話から、「紫蘇」の名前がついたそうです。家庭料理では青シソの大葉がポピュラーですが、赤シソは梅干しに、花穂や若芽は生魚の添え物に、と多彩に利用され、いずれも和食の名脇役となっています。

夏の終わりごろ、シソは花穂を伸ばし、紫色の上品な花を咲かせます。花言葉の「力が蘇る」はパワフルな薬効から、「善良な家風」は楚々《そそ》とした花から付けられたのでしょう。韓国料理のエゴマや、バジル、タイム、ミント、オレガノなどのハーブもシソ科の植物です。

新鮮なものは色が鮮やかな緑色で、葉の先までピンとハリがある（鮮度が落ちると、乾燥してしなびれ、葉が茶色っぽく変化）

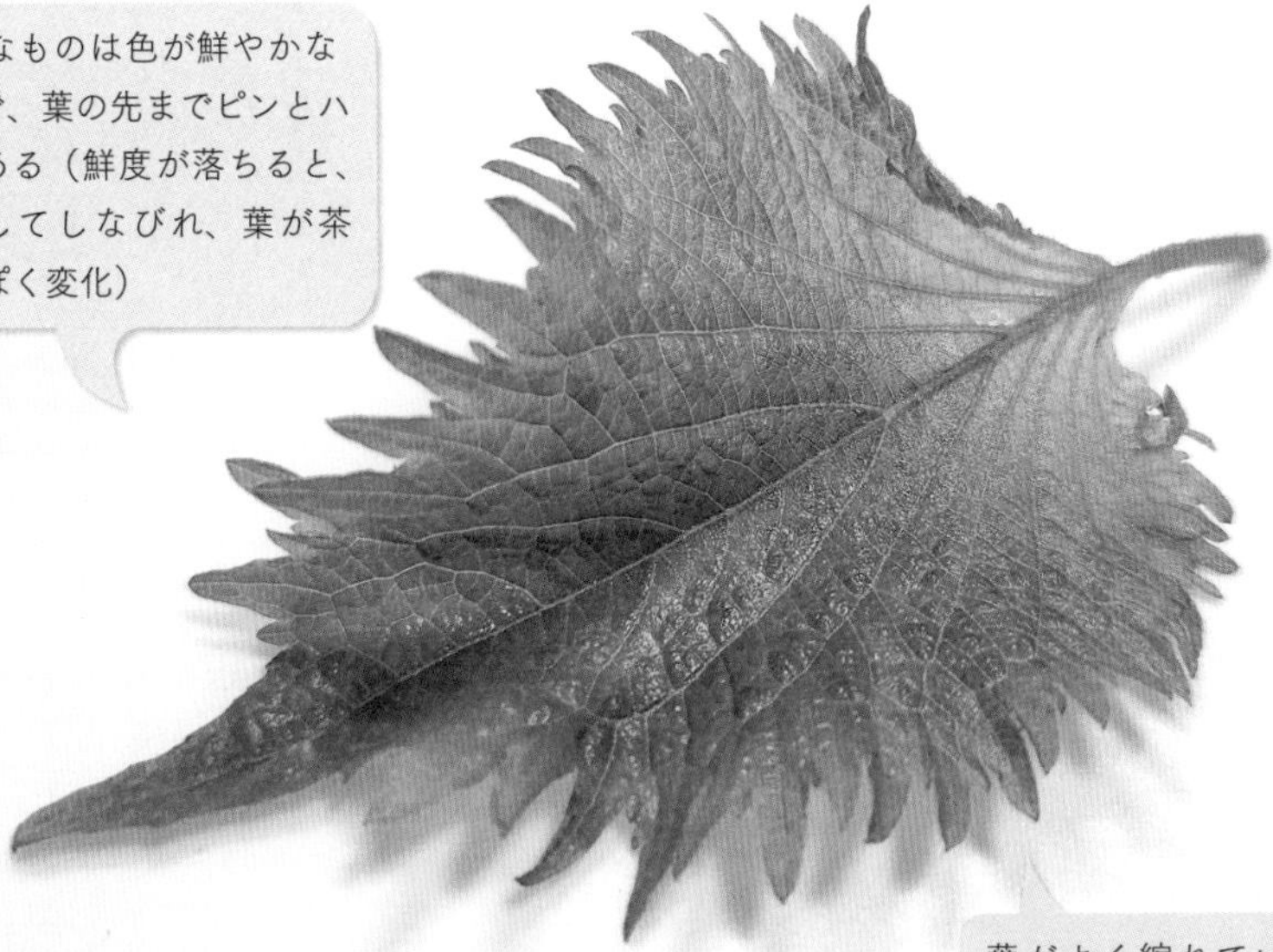

葉がよく縮れているものを選ぶ

保存方法

葉は洗わずに数枚束にし、茎の部分を少し切ってジャムなどの広口瓶へ。茎の先端だけが浸かるように水を注ぎ、フタをして野菜室で保存しましょう。水を替えながら保存すると長持ちします。千切りにして冷凍保存も可能。

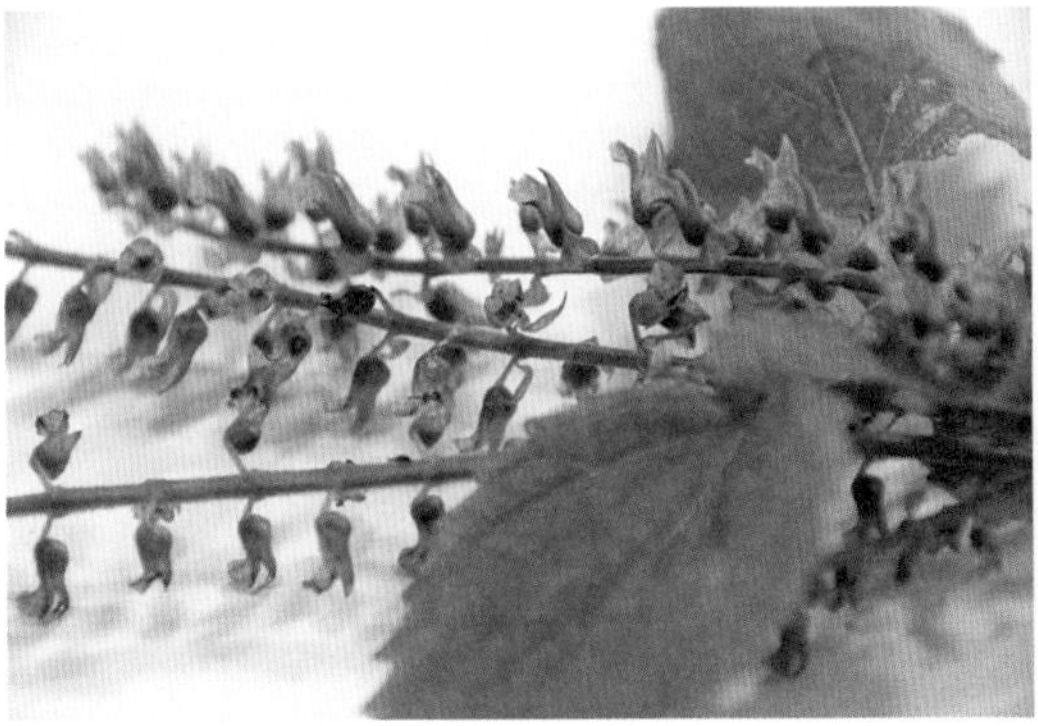

花穂は、刺身や和食のあしらい、そばの薬味として食べられます。箸で上から下にしごくと、軸からはずれます。

下ごしらえ & ワンポイント

水に 30 秒ほどさらすと、色がよくなりアクが抜けます。薬味の場合は、繊維に逆らって千切りにしてから水にさらし、すぐざるにとり水気を切りましょう。冷蔵庫で少ししんなりしてしまったら、氷水に 10 分ほど浸けるとピンとしてきます。
香りが飛ばないよう、食べる直前に切って使うのがポイント。

	1月	2月	3月	4月	5月	6月	7月	8月	9月	10月	11月	12月
シソ						旬						

薬膳帖

シソの葉は栄養価が高く、抗酸化ビタミンのβ-カロテン、皮膚や粘膜を守るビタミンB2が豊富。女性に不足しがちなカルシウムや鉄も含みます。

シソ科の植物に含まれるロスマリン酸（ポリフェノールの一種）には、抗アレルギー作用、抗酸化作用が。最近の研究で、脳の機能を健康に保つ作用が明らかになっています。

薬膳では、消化機能を助ける食材とされ、魚介類の食中毒の予防に。また、邪気を発散させるとして、かぜの初期の悪寒《おかん》や咳《せき》などにも用います。

赤シソの葉は漢方薬では「蘇葉《そよう》」という生薬で、かぜ薬や胃腸の薬などに配合されます。種も「蘇子《そし》」という生薬で咳止めなどに使われます。

五気	六味	帰経
温	辛	肺、脾

適応

かぜによる悪寒・発熱・咳／消化不良／吐き気／嘔吐《おうと》／カニ・エビ・魚介類の食中毒予防

栄養成分表（100gあたり）

	葉（生）
たんぱく質 (g)	3.9
脂　質 (g)	0.1
炭水化物 (g)	7.5
食物繊維量 (g)	7.3
カリウム (mg)	500
カルシウム (mg)	230
マグネシウム (mg)	70
ビタミンC (mg)	26
β-カロテン (μg)	11000
葉　酸 (μg)	110
ビタミンB2 (mg)	0.34

こぼれ話

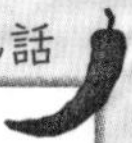

花粉症の季節になると、赤ジソを使ったシソジュースやシソ茶が出回ります。シソの葉には、アレルギー症状を抑制する成分が含まれることが明らかになっています。毎年花粉症に苦しめられる方は、花粉の飛び始める前からお試しください。

ただし、体質によってはシソそのものがアレルギー反応を起こすという場合もあるのでご注意を。

＊五気・六味・帰経については
p170-171を参照

青シソ明太パスタ

材料（2人分）
・青シソ　10枚
・ショートパスタ　160g
・明太子　1/2腹
・ニンニク　1片
・バター　15g

作り方
① 青シソは繊維に逆らって千切りにする。明太子は縦に切れ込みを入れて皮を取り除く。ニンニクはみじん切りにする。
② 鍋にたっぷりの湯を沸騰させ、塩（分量外）を加えてショートパスタをゆでる。
③ フライパンにバター、ニンニクを入れて火にかけ、香りがたったらパスタのゆで汁少々と明太子を入れてほぐす。
④ ゆで上がったパスタ、半量の青シソを③に入れて和える。
⑤ 器に盛り、残りの青シソをのせる。

フレッシュな青シソをトッピングすると、爽やかな香りがさらに際立ちます。

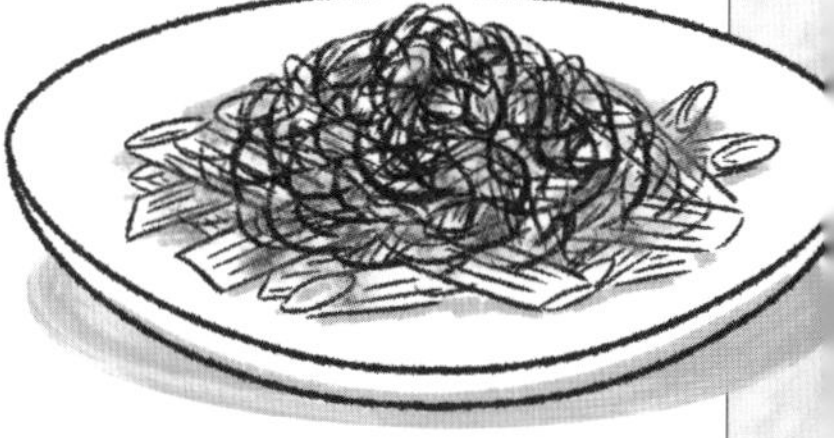

大葉みそ

材料（作りやすい分量）
・青シソ　20～25枚
・ショウガ　1片
・ニンニク　1/2片
・サラダ油　小さじ1
・赤みそ　80g
・砂糖　小さじ1
・みりん　大さじ1
・削り節　適量

作り方
① 青シソは繊維に逆らって千切りにし、水にさらしてからざるに上げる。ショウガ、ニンニクはみじん切りにする。
② 鍋にサラダ油を入れて弱火にかけ、ショウガ、ニンニクを炒める。香りがたったらみそ、砂糖、みりん、青シソを加えて混ぜる。最後に削り節を加えて混ぜれば出来上がり。

おにぎりの具にしたり、焼いた肉のソース代りにどうぞ。

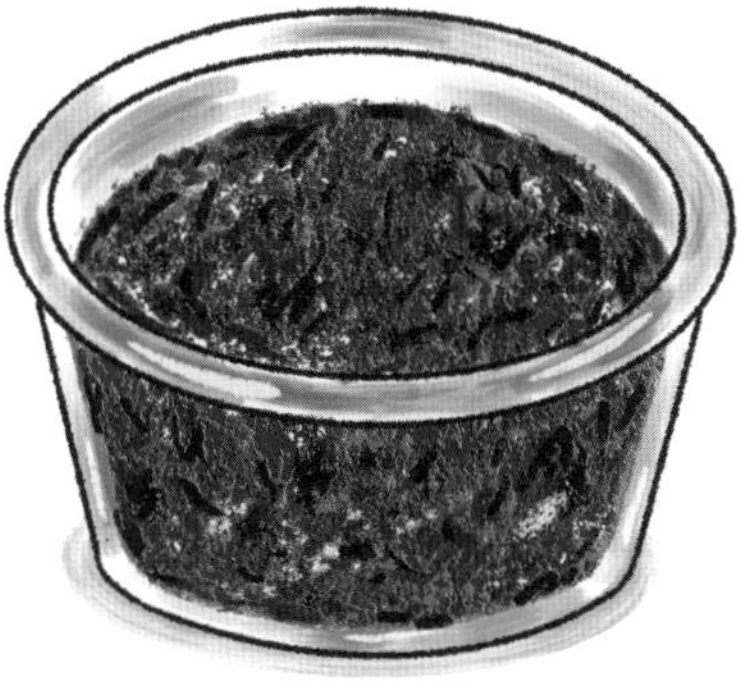

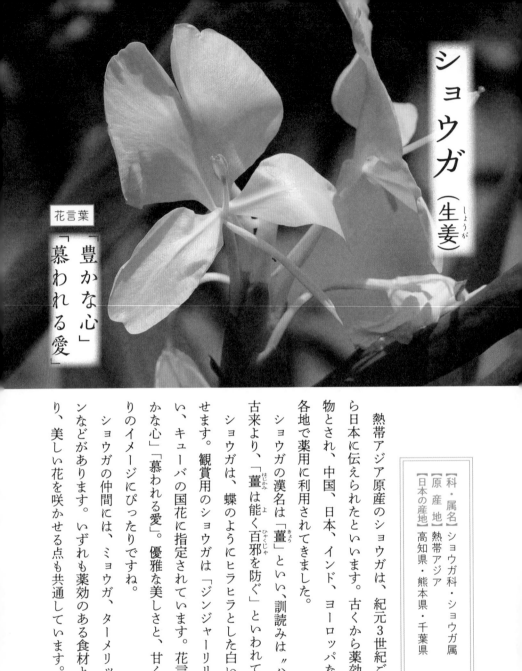

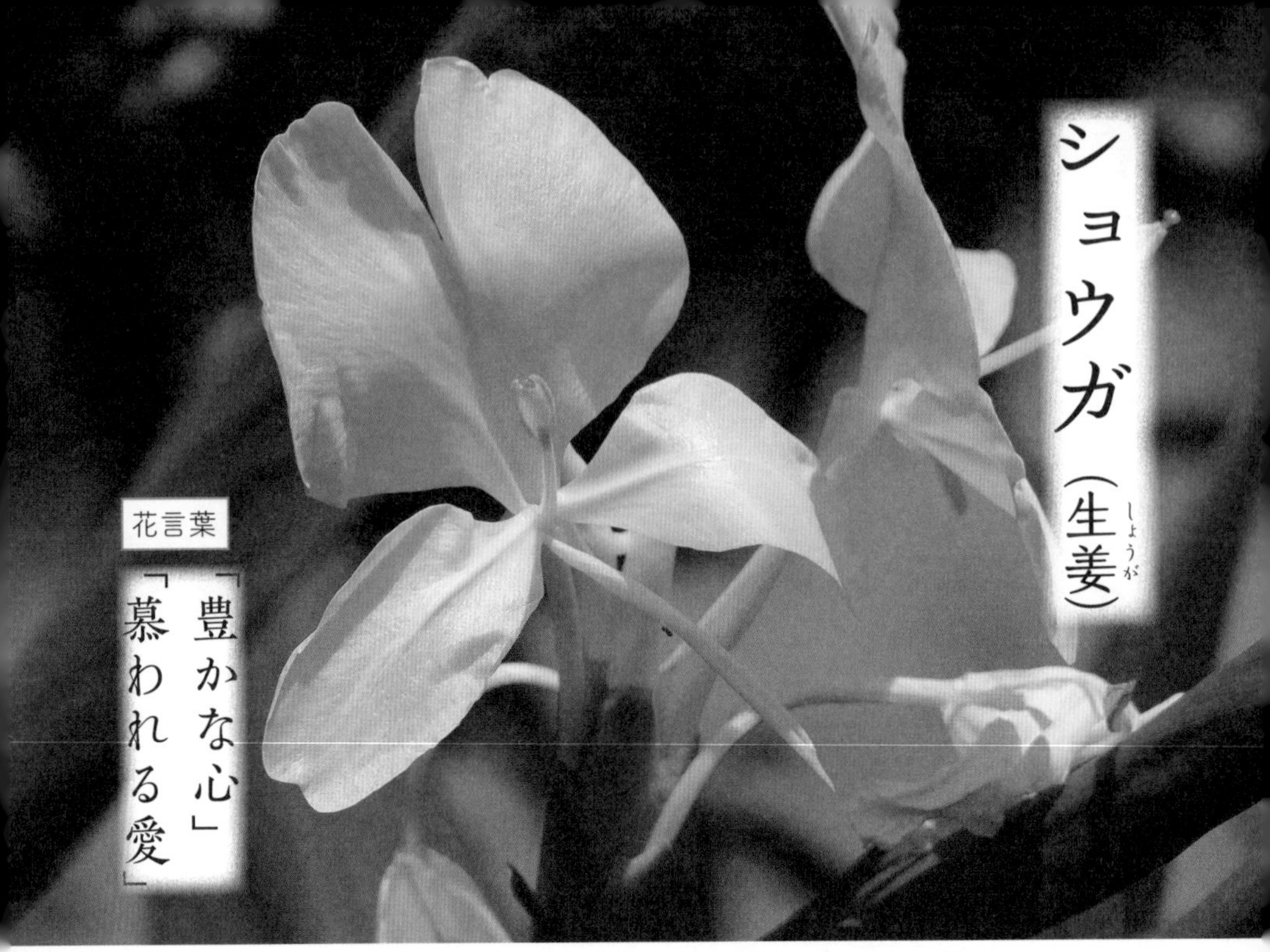

ショウガ（生姜《しょうが》）

花言葉

「豊かな心」
「慕われる愛」

【科・属名】ショウガ科・ショウガ属
【原 産 地】熱帯アジア
【日本の産地】高知県・熊本県・千葉県

熱帯アジア原産のショウガ科は、紀元3世紀ごろ中国から日本に伝えられたといいます。古くから薬効のある食物とされ、中国、日本、インド、ヨーロッパなど、世界各地で薬用に利用されてきました。

ショウガの漢名は「薑《きょう》」といい、訓読みは〝ハジカミ〟。古来より、「薑《はじかみ》は能《よ》く百邪《ひゃくじゃ》を防ぐ」といわれています。

ショウガは、蝶のようにヒラヒラとした白い花を咲かせます。観賞用のショウガは「ジンジャーリリー」といい、キューバの国花に指定されています。花言葉は「豊かな心」「慕われる愛」。優雅な美しさと、甘く芳醇《ほうじゅん》な香りのイメージにぴったりですね。

ショウガの仲間には、ミョウガ、ターメリック、ウコンなどがあります。いずれも薬効のある食材として伝わり、美しい花を咲かせる点も共通しています。

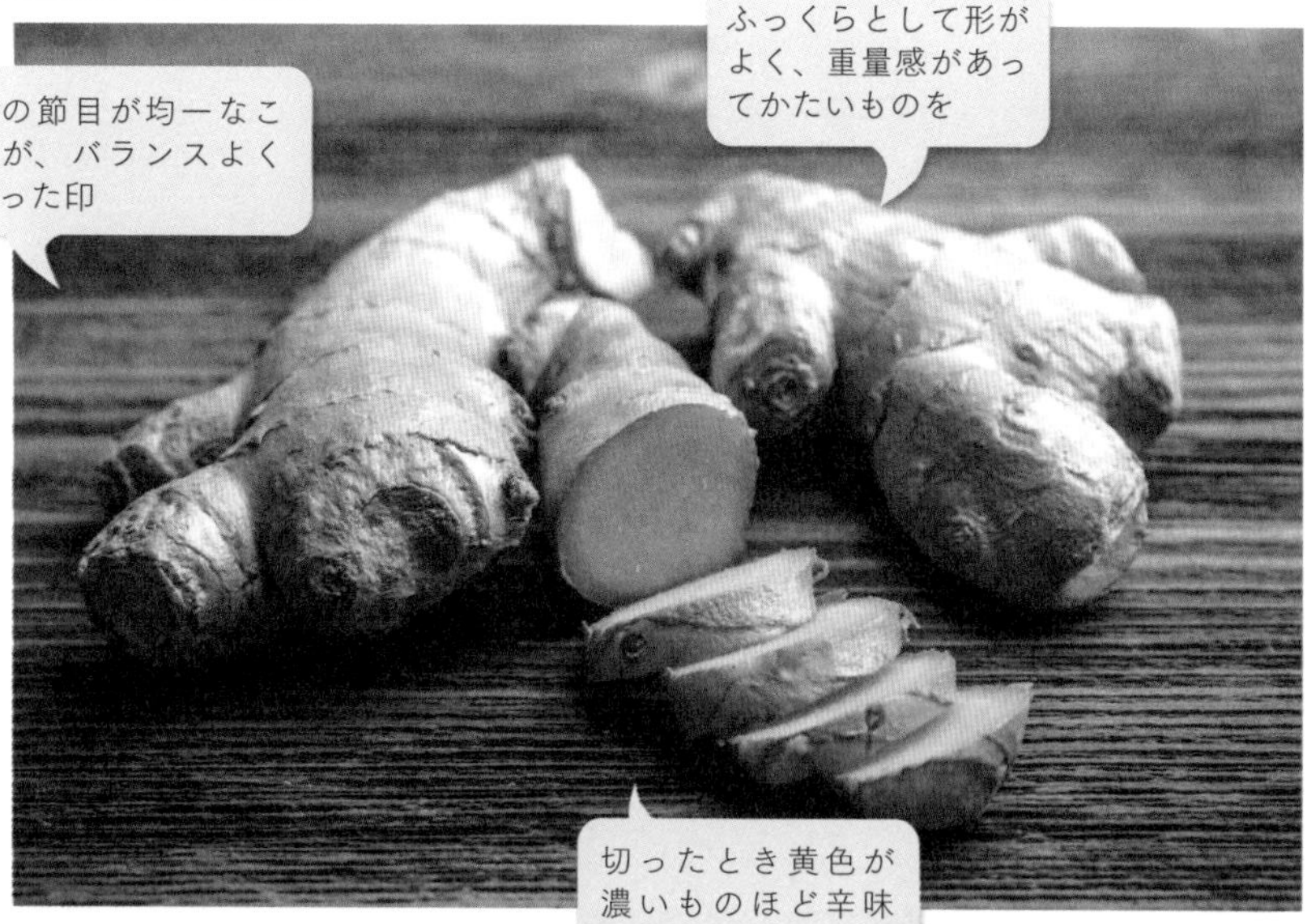
皮の節目が均一なことが、バランスよく育った印
ふっくらとして形がよく、重量感があってかたいものを
切ったとき黄色が濃いものほど辛味が強い

保存方法

洗ってから適当な大きさに切り、保存容器かガラス瓶に入れます。ショウガ全体がかぶるくらいの水を入れ、フタをして冷蔵保存。2～3日に一度水を替えれば1カ月ほどもちます。

薄切り、千切り、みじん切りにしてから冷凍保存も。

下ごしらえ＆ワンポイント

皮のすぐ下に辛味成分が多く含まれるので、薄くむくのが正解。繊維に沿って切り、水に10分程度さらすとアクが抜けます。おろしショウガは、風味と辛味が抜けないよう、食べる直前におろしましょう。

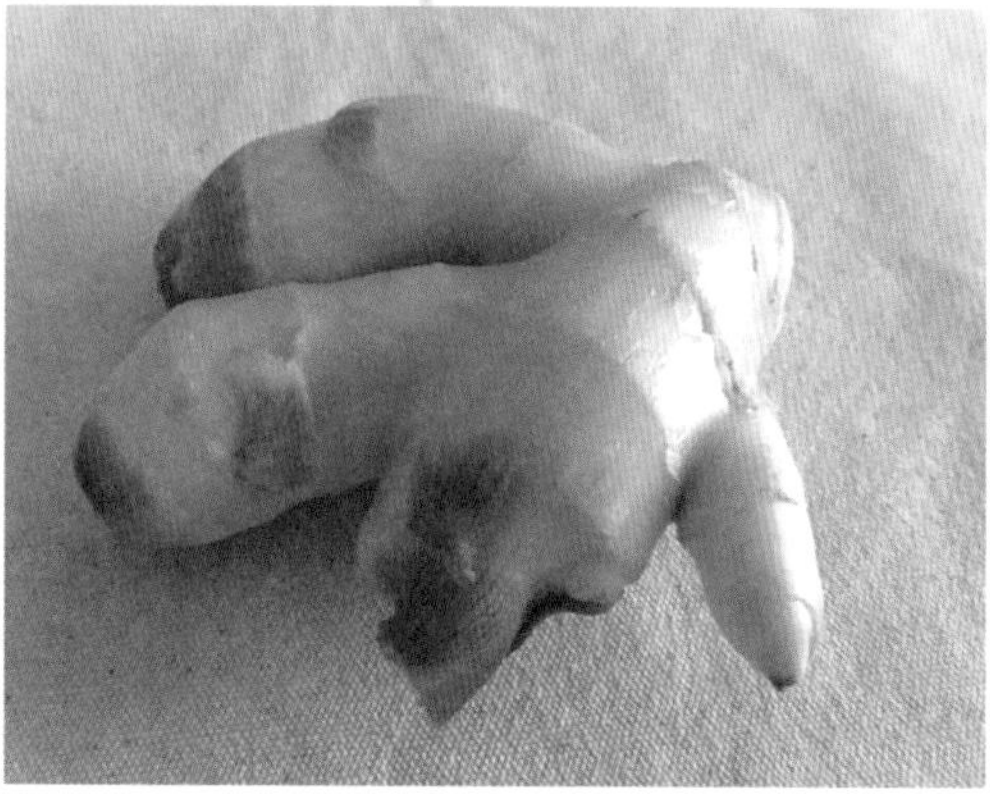
茎の付け根が鮮やかな赤色のものを選んで

夏から秋に出回る新ショウガは、皮が薄いのでむかなくてOK！やわらかく優しい辛味なので、生食や甘酢漬けに。

	1月	2月	3月	4月	5月	6月	7月	8月	9月	10月	11月	12月
ショウガ						旬						

薬膳帖

ショウガの成分で注目すべきは、辛味成分のジンゲロール。生のショウガに多く含まれ、発汗を促し、からだの末梢《まっしょう》を温めるほか、殺菌作用や胃腸のはたらきを助ける作用もあります。

じっくり加熱することで、ジンゲロールはショウガオールという成分に変化します。ショウガオールはからだの内側を温めてくれるので、冷えの改善効果がさらに高まります。

薬膳では、ショウガはかぜの初期の悪寒《おかん》、発熱時に真っ先に摂りたい食材。ショウガの発汗作用で汗をたっぷりかくと、翌日には症状がすっきり抜け、病気が長引かずにすみます。魚の毒消しや、吐き気、咳《せき》にもおすすめ。薬膳には欠かせない食材のひとつです。

五気	六味	帰経
温（微温）	辛	肺、脾、胃

適応

かぜの初期の悪寒・発熱／冷えによる腹痛／嘔吐《おうと》／咳／生魚の食中毒予防

こぼれ話

温め作用の強いショウガオールは、加熱だけでなく乾燥でも増加します。皮をむき（皮付きでもＯＫ）、スライスしたショウガをざるに広げて天日干しすると、カリカリの乾燥ショウガになります。ミルでパウダー状にし、みそ汁や紅茶に加えれば、手軽に冷え対策ができます。

また、湯呑に種を除いてつぶした梅干し、おろしショウガ、しょうゆ少々を入れ、熱い番茶を注げば「梅醤番茶《うめしょうばんちゃ》」に。疲労回復や消化機能の増進、冷え症の改善やかぜの予防におすすめ！

栄養成分表（100g あたり）

	生
たんぱく質 (g)	0.9
脂　質 (g)	0.3
炭水化物 (g)	6.6
食物繊維量 (g)	2.1
カリウム (mg)	270
カルシウム (mg)	12
マグネシウム (mg)	27
ビタミンC (mg)	2
β - カロテン (μg)	5
葉　酸 (μg)	8

＊五気・六味・帰経についてはp170-171 を参照

新ショウガの甘酢漬け

材料（作りやすい分量）
・新ショウガ　200g
・塩　少々

［A］

米酢	120cc
砂糖	40g
塩	小さじ1

作り方
① 新ショウガはかたい皮とはかまを取り除き、繊維に沿ってスライスして水にさらす。
② 鍋に［A］を入れて火にかけ、砂糖が溶けたら火からおろして冷ます。
③ 鍋にたっぷりの湯を沸かし、水気を切った①を入れる。再沸騰したらざるに上げ、塩少々をふる。
④ 密閉容器に③を入れ、②を注ぐ。一日置いたら出来上がり。

米酢に少量の梅酢を加えると淡いピンクに仕上がります。
1カ月ほど保存可能。
皮をむいたヒネショウガでも作れます。

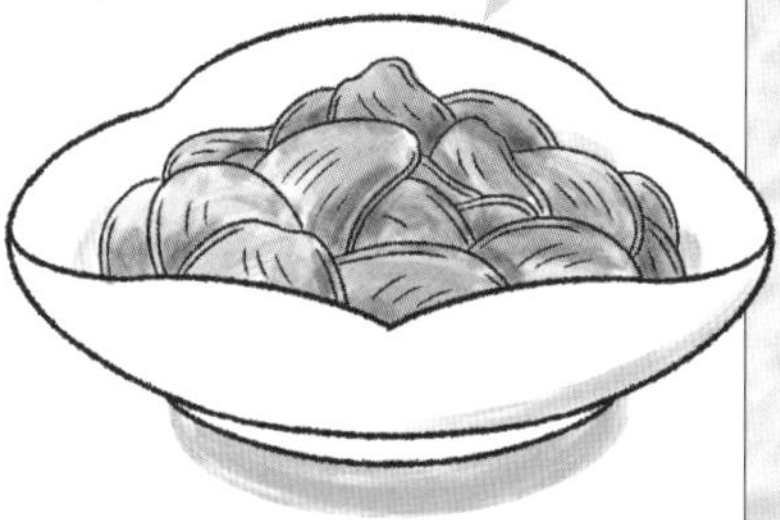

新ショウガと豚肉の炒め

材料（2人分）
・豚肉（肩ロース肉）　150g
・新ショウガ　150g
・酒　少々
・塩　少々
・片栗粉　小さじ1
・サラダ油　小さじ1

［A］

・しょうゆ	少々
・塩	小さじ1/2
・黒胡椒	適量

・ごま油　少々

作り方
① 豚肉は細切りにし、酒、塩をもみこみ、片栗粉をまぶす。新ショウガはかたい皮とはかまを取り、千切りにして水にさらし、ざるに上げておく。
② フライパンにサラダ油を入れて火にかけ、豚肉を炒める。肉の色が変わったら新ショウガを加えて炒め合わせ、［A］で味を調える。火を止めて、ごま油を回しかける。

旬の時期に作りたい一品。
新ショウガが主役の
さっぱりとした炒め物です。

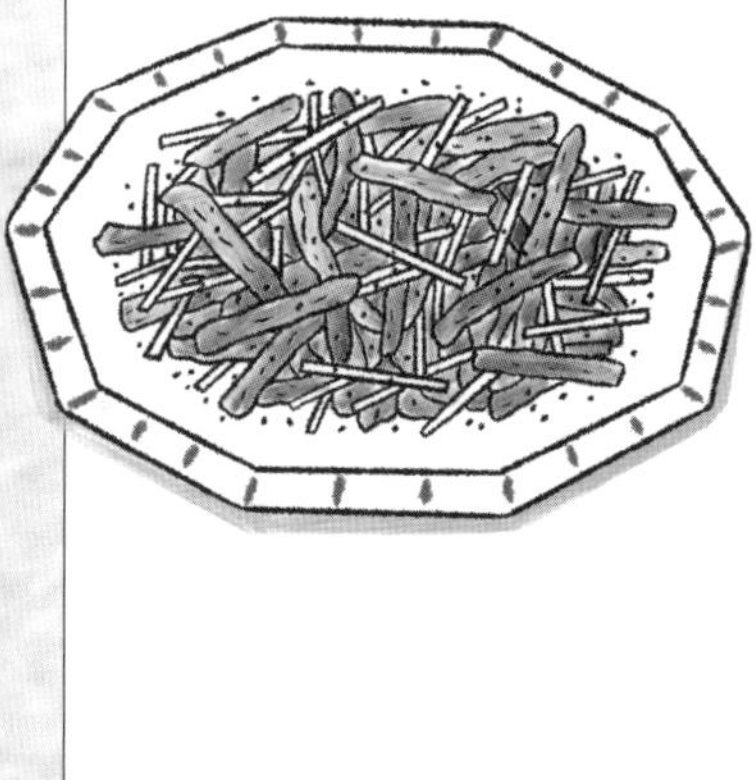

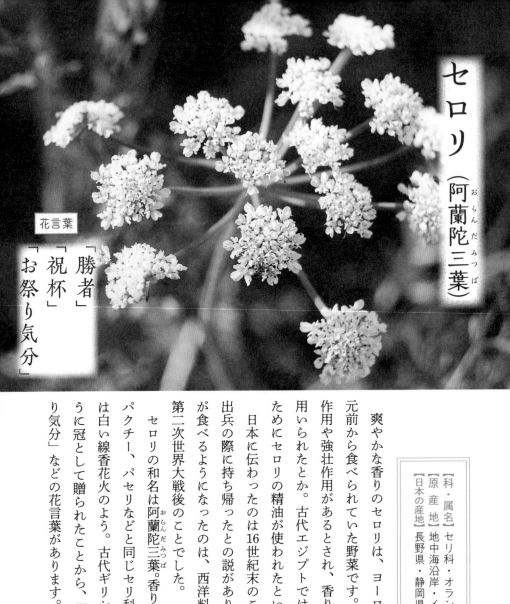

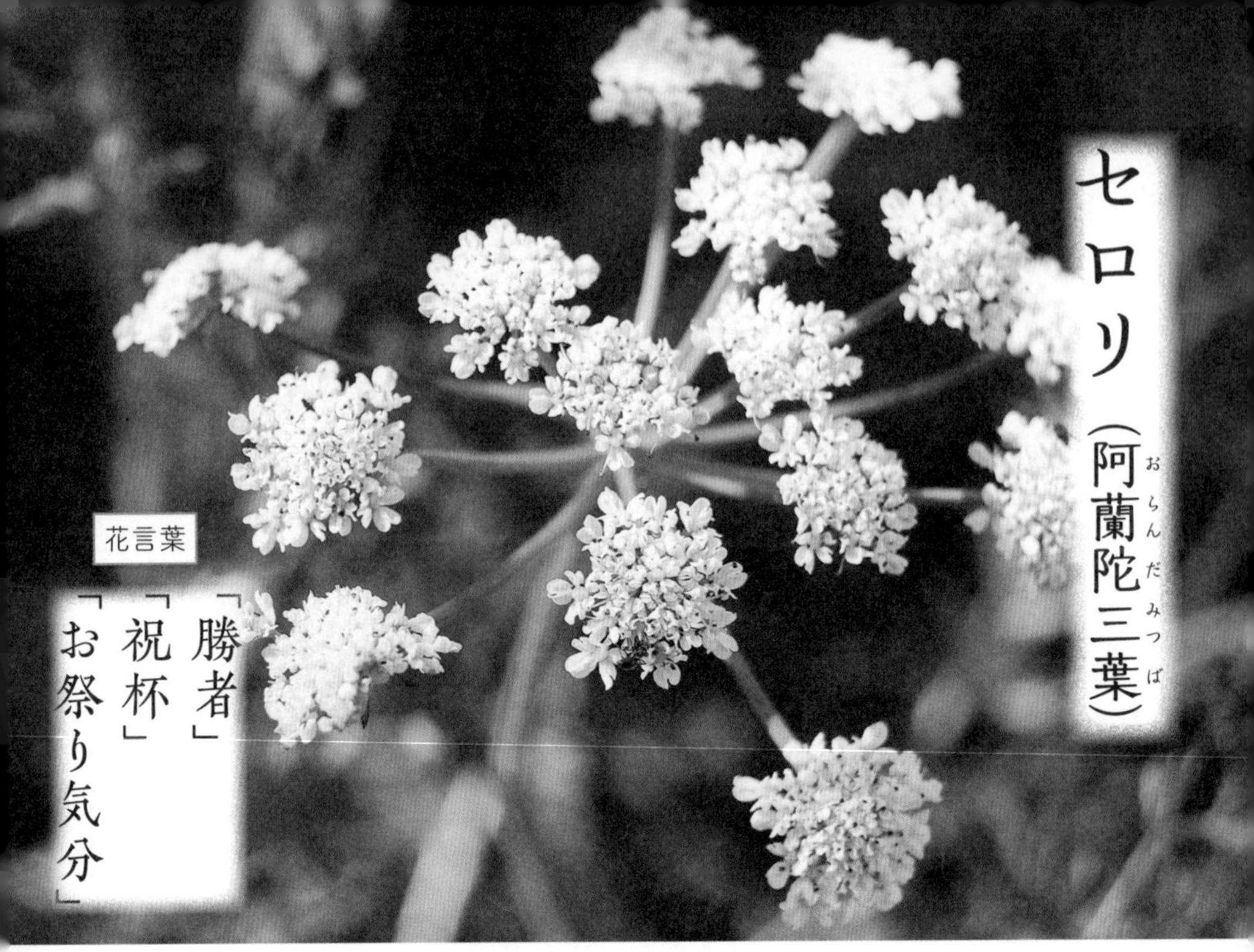

セロリ（阿蘭陀三葉《おらんだみつば》）

花言葉

「勝者」「祝杯」「お祭り気分」

【科・属名】セリ科・オランダミツバ属
【原 産 地】地中海沿岸・インド
【日本の産地】長野県・静岡県

爽やかな香りのセロリは、ヨーロッパや西アジアで紀元前から食べられていた野菜です。古代ローマでは整腸作用や強壮作用があるとされ、香りの強さから魔除けに用いられたとか。古代エジプトではミイラの腐敗を防ぐためにセロリの精油が使われたといいます。

日本に伝わったのは16世紀末のこと。加藤清正《かとうきよまさ》が朝鮮出兵の際に持ち帰ったとの説があります。しかし、人々が食べるようになったのは、西洋料理が一般に広がった第二次世界大戦後のことでした。

セロリの和名は阿蘭陀三葉《おらんだみつば》。香りの高いミツバやセリ、パクチー、パセリなどと同じセリ科の植物です。花の形は白い線香花火のよう。古代ギリシャでは、月桂樹のように冠として贈られたことから、「勝者」「祝杯」「お祭り気分」などの花言葉があります。

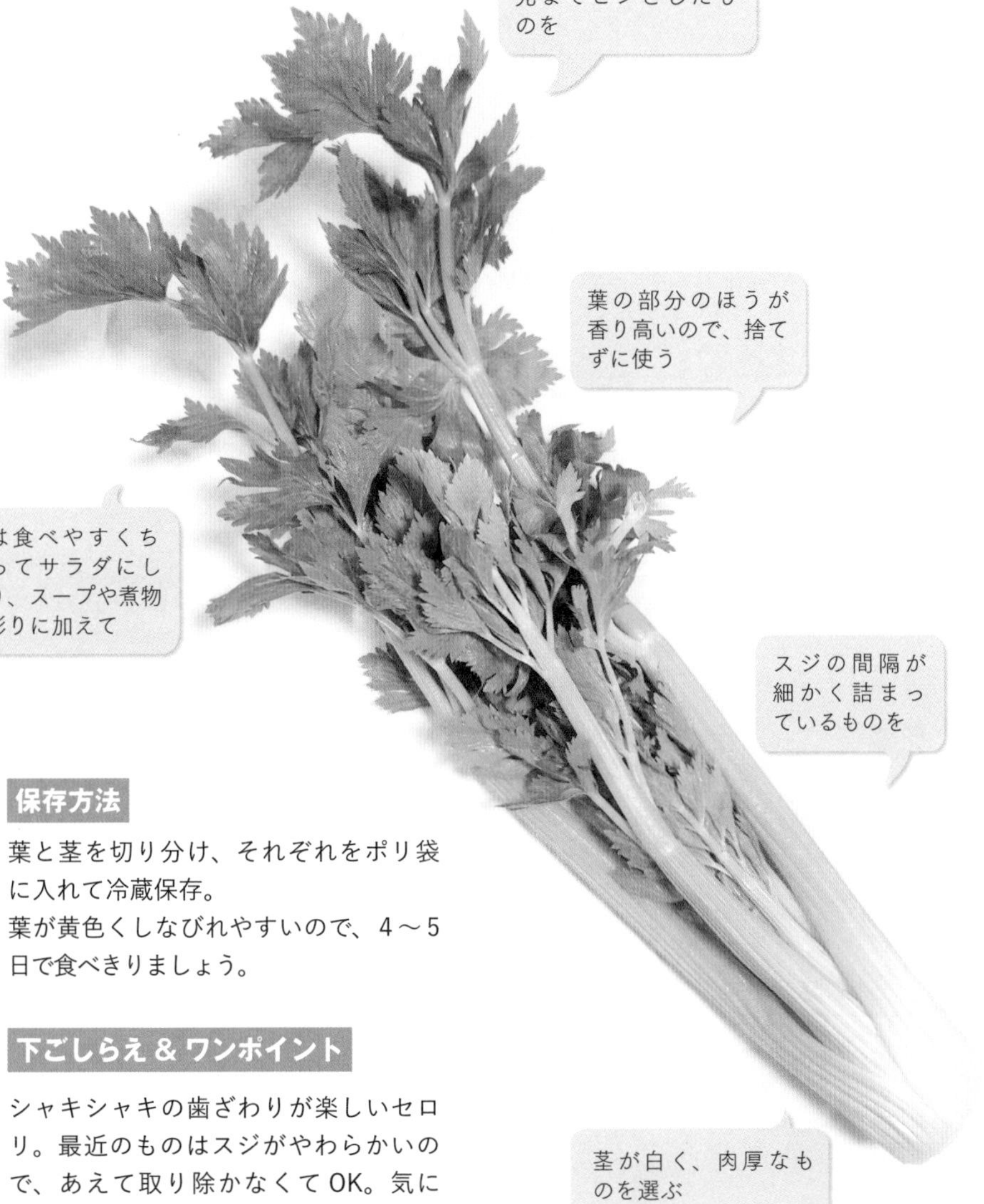
葉が淡い緑色で、葉先までピンとしたものを
葉の部分のほうが香り高いので、捨てずに使う
葉は食べやすくちぎってサラダにしたり、スープや煮物の彩りに加えて
スジの間隔が細かく詰まっているものを
茎が白く、肉厚なものを選ぶ

保存方法

葉と茎を切り分け、それぞれをポリ袋に入れて冷蔵保存。
葉が黄色くしなびれやすいので、4〜5日で食べきりましょう。

下ごしらえ＆ワンポイント

シャキシャキの歯ざわりが楽しいセロリ。最近のものはスジがやわらかいので、あえて取り除かなくてOK。気になる場合は斜め切りにするのがおすすめです。葉の部分の細い茎は特に香りが強いので、スジを取り除いてサラダ、スープ、炒め物などに使いましょう。

	1月	2月	3月	4月	5月	6月	7月	8月	9月	10月	11月	12月
セロリ			旬									

薬膳帖

セロリの特徴は何といっても独特の香り。香り成分のアピインはポリフェノールの一種で、不安やイライラを鎮め、安眠効果があるとされます。

同じ香り成分のピラジンには、血行促進作用が。余分なナトリウムの排出を促すカリウムも豊富なので、生活習慣病が心配な人におすすめです。β-カロテンなどの栄養成分は葉に多く含まれるので、葉も残さず食べましょう。

薬膳では、「芹菜《きんさい》」「旱菜《かんさい》」と呼ばれ、熱を冷ます力に優れた食材。昔から高血圧の人、興奮しやすい人に効果があるとされてきました。

また、セロリの種（セロリシード）から採れる精油はアロマトリートメントにも利用されます。

五気	六味	帰経
涼	甘、辛	肺、胃

適応

かぜの発熱／気管支炎などの咳《せき》／黄疸《おうだん》／むくみ／皮下出血／血尿

こぼれ話

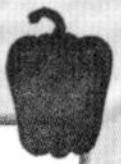

さまざまな機能をもつセロリ。野菜として食用されるのは17世紀に入ってからで、長い間、整腸作用、強壮作用のある薬草として認識されていました。

古代エジプトの王の墓からは、セロリを編み込んだ花輪が発見されています。ミイラのにおい消しのために、棺の中に入れられたと考えられています。

栄養成分表（100g あたり）

栄養素	生
たんぱく質 (g)	0.4
脂　質 (g)	0.1
炭水化物 (g)	3.6
食物繊維量 (g)	1.5
カリウム (mg)	410
カルシウム (mg)	39
マグネシウム (mg)	9
ビタミンC (mg)	7
β-カロテン (μg)	44
葉　酸 (μg)	29

＊五気・六味・帰経については
p170-171 を参照

セロリとキュウリのレモン漬け

材料（作りやすい分量）
- セロリ　1本
- キュウリ　1本
- 塩　大さじ1/2

［A］
- レモン汁　大さじ1
- 砂糖　大さじ1/2
- レモンの皮　1/2個分

作り方

①セロリはピーラーで皮をむき、繊維に逆らって5㎜厚さに切る。キュウリは両端を落とし、5㎜厚さに切る

②ポリ袋に①と塩を入れ、よくもんでから口を閉じ1～2時間おく。

③ボウルに［A］を入れて混ぜ、水気を絞った②を加える。室温で2時間置けば出来上がり。

熱を冷ます野菜コンビをレモンの香りとともに。サラダ感覚のおしゃれな浅漬けです。

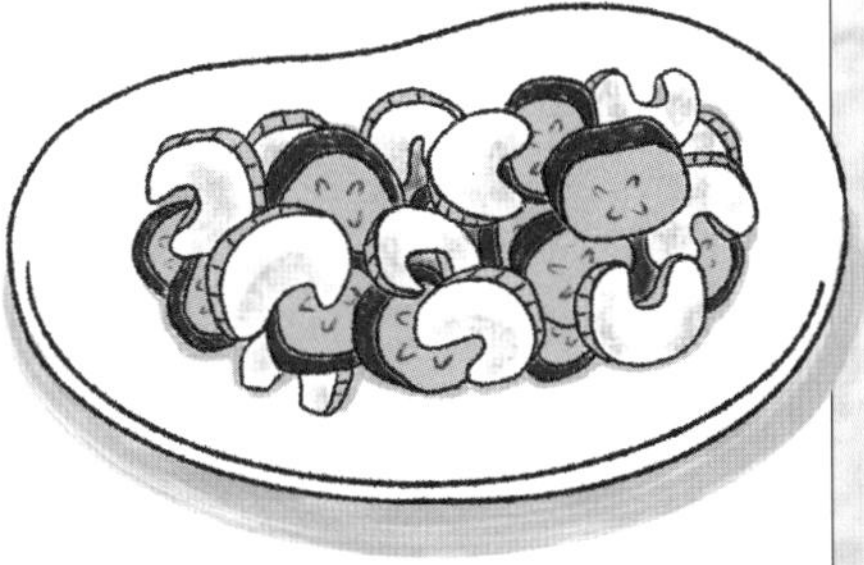

セロリとザーサイの炒め

材料（2人分）
- セロリ　1本
- ネギ　1/2本
- ザーサイ（味付け）　20g
- ごま油　小さじ1
- 紹興酒《しょうこうしゅ》（酒でも可）　大さじ1
- 薄口しょうゆ　小さじ1弱

作り方

①セロリは葉と茎を分け、茎は斜め薄切りに、葉は細かくちぎる。ネギは斜め薄切りに、ザーサイは粗く刻む。

②フライパンに油をしいて火にかけ、セロリの茎を炒める。しんなりしたらネギ、ザーサイを加えて炒め、紹興酒、しょうゆを加えて炒め合わせる。最後にセロリの葉を散らす。

セロリの歯ごたえが消えないよう、炒め時間は短めに。ザーサイのうま味が決め手です。

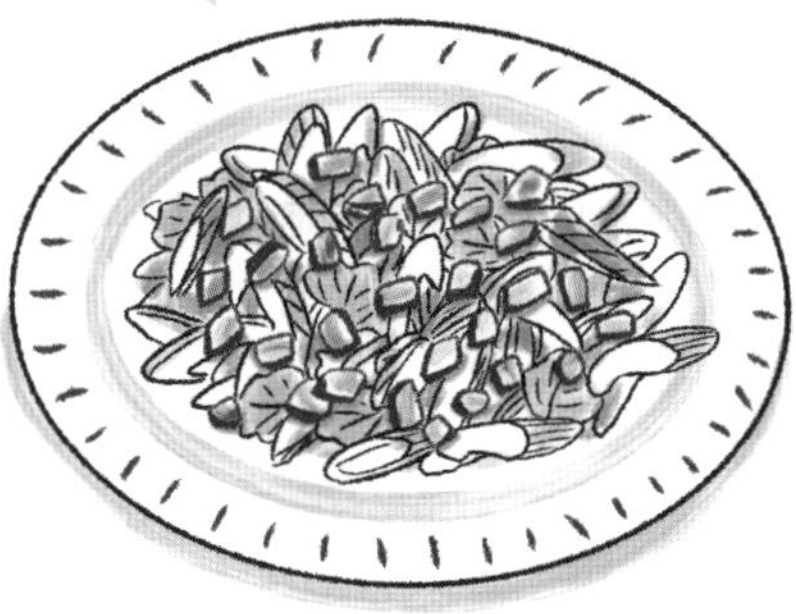

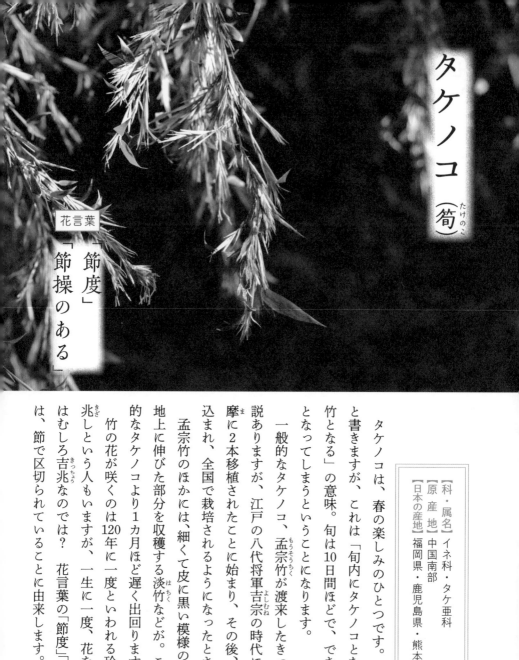

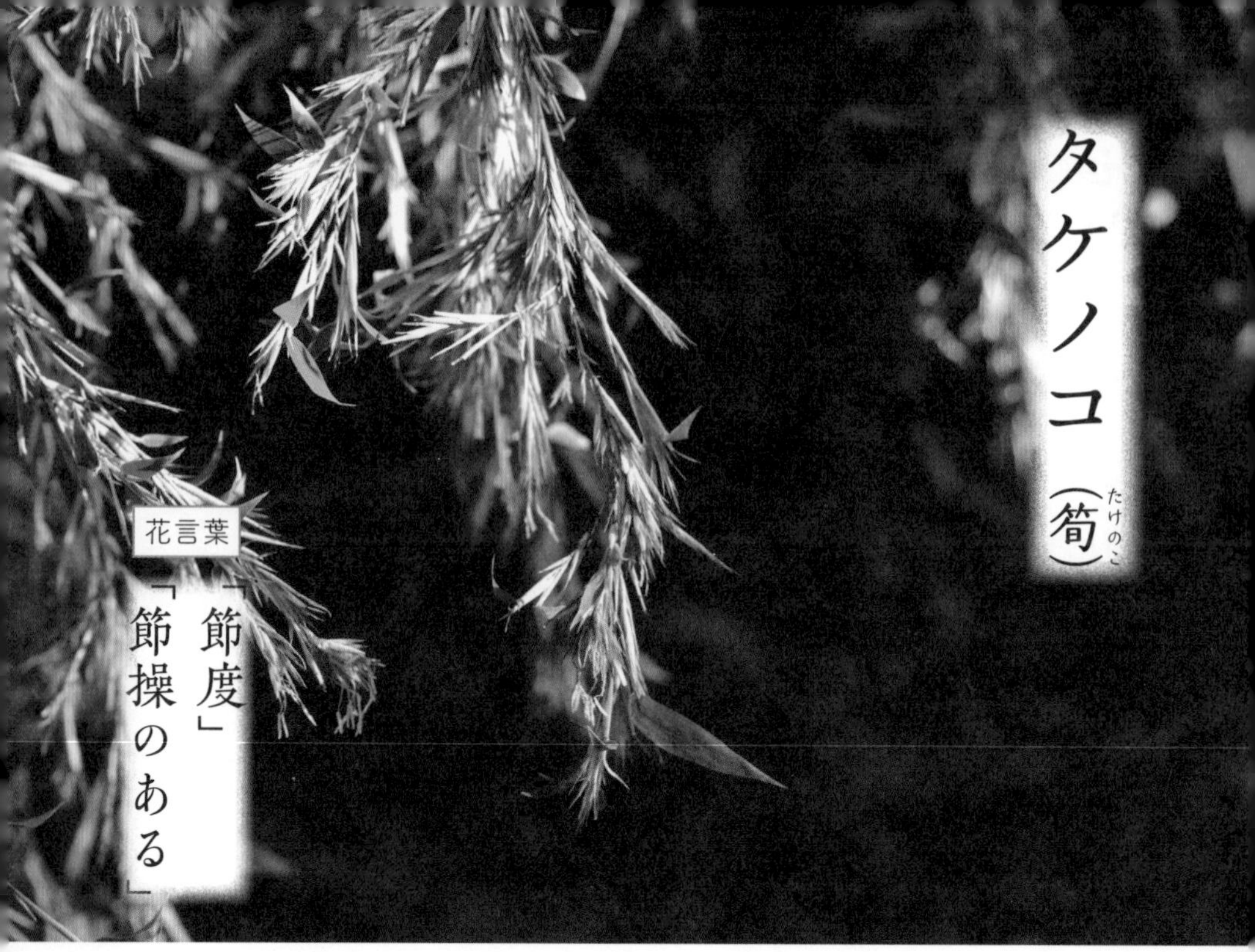

タケノコ（筍《たけのこ》）

花言葉

「節度」「節操のある」

【科・属名】イネ科・タケ亜科
【原 産 地】中国南部
【日本の産地】福岡県・鹿児島県・熊本県

タケノコは、春の楽しみのひとつです。漢字で「筍」と書きますが、これは「旬内にタケノコとなり、旬外に竹となる」の意味。旬は10日間ほどで、できて10日で竹となってしまうということになります。

一般的なタケノコ、孟宗竹《もうそうちく》が渡来したきっかけには諸説ありますが、江戸の八代将軍吉宗《よしむね》の時代に琉球《りゅうきゅう》から薩《さつ》摩《ま》に2本移植されたことに始まり、その後、江戸に持ち込まれ、全国で栽培されるようになったとされます。

孟宗竹のほかには、細くて皮に黒い模様のある真竹《まだけ》や、地上に伸びた部分を収穫する淡竹《はちく》などが。これらは一般的なタケノコより1カ月ほど遅く出回ります。

竹の花が咲くのは120年に一度といわれる珍事。不吉の兆《きざ》しという人もいますが、一生に一度、花を見られるのはむしろ吉兆《きっちょう》なのでは？　花言葉の「節度」「節操のある」は、節で区切られていることに由来します。

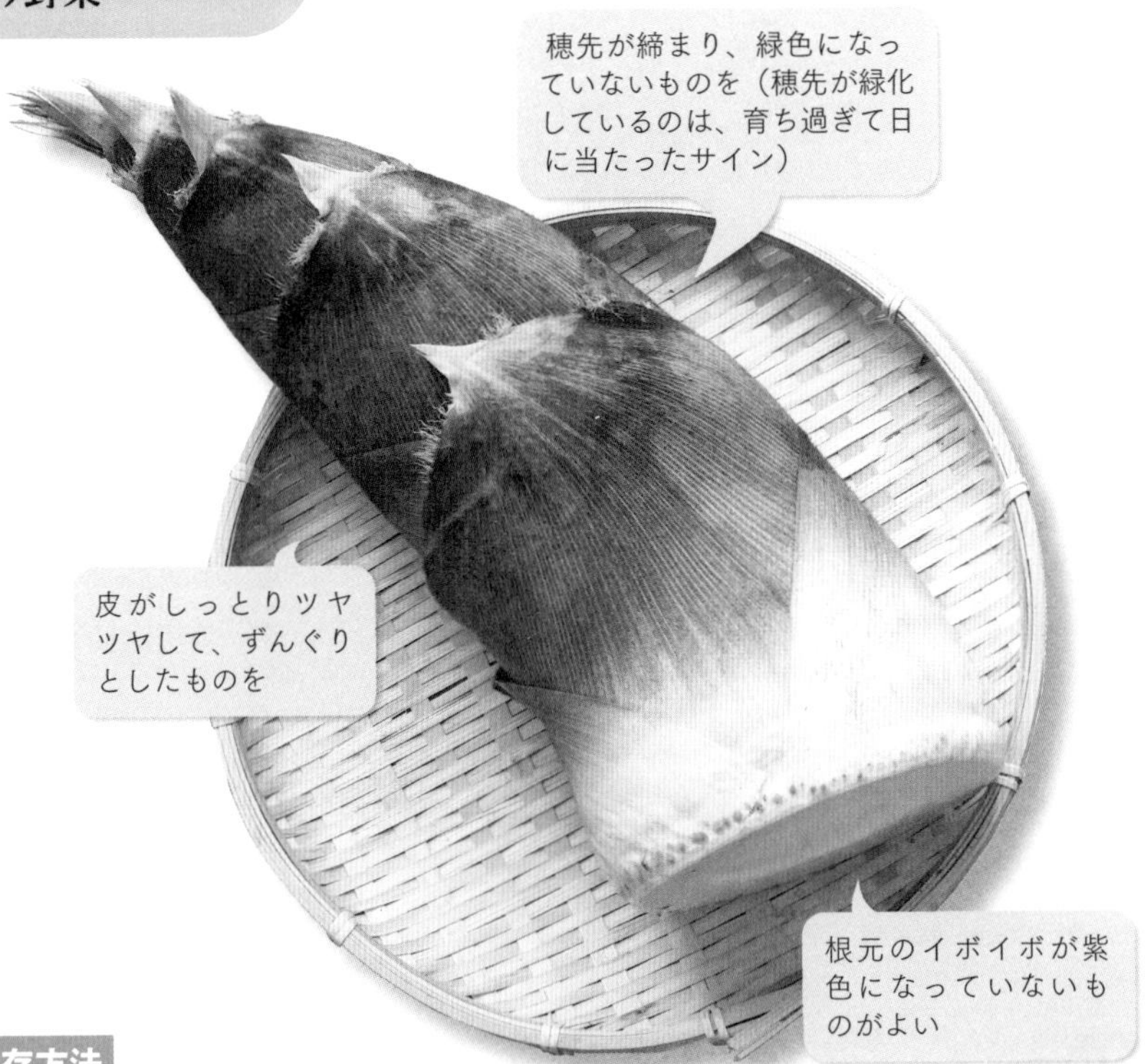
穂先が締まり、緑色になっていないものを（穂先が緑化しているのは、育ち過ぎて日に当たったサイン）
皮がしっとりツヤツヤして、ずんぐりとしたものを
根元のイボイボが紫色になっていないものがよい

保存方法

生のままだと劣化が早いので、買ったらその日に下ゆでして保存します。密閉容器にゆで汁ごと入れ、冷蔵保存。3～4日で食べきって。

下ごしらえ & ワンポイント

時間をかけてゆで、一晩冷ましてから使います。

基本のゆで方

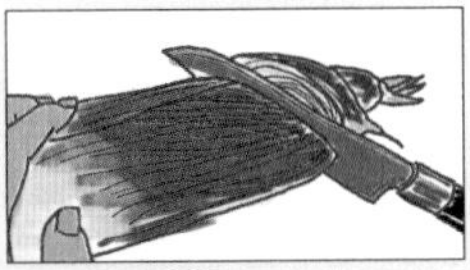

1. 穂先を斜めに切り落とし、斜めに切った短い面と反対側の長い面の中央に縦に切り込みを入れる。
2. 大きな鍋にタケノコ、タケノコがかぶるくらいの水、米ぬか、鷹の爪を入れて強火にかける。
3. 沸騰したら弱火にし、アクを取りながら1時間以上ゆで、根元の太い部分に竹串がスーッと通ったら火をとめる。
4. ゆで汁につけたまま一晩冷まし、皮をむいて使う。

＊やわらかい穂先は、縦に切って天ぷらや煮物にするのがおすすめです。太い根元は、千切りにして炒め物に、細かく切って炊き込みご飯などに。

	1月	2月	3月	4月	5月	6月	7月	8月	9月	10月	11月	12月
タケノコ				旬								

薬膳帖

約90%が水分であるタケノコは、栄養価はそれほど高くありません。しかし、不溶性の食物繊維を含むので腸内環境を整える効果が期待できます。

独特のえぐみの正体はシュウ酸などの成分。シュウ酸は、体内でカルシウムと結合してその吸収を阻害し、過剰に摂ると尿路結石などの結石形成の原因になりますが、米ぬかを入れてゆでれば、取り除くことができます。

薬膳食材としてのタケノコには、水の停滞を除き、便通をよくしてくれるはたらきが。冬にため込んだものを排出したい春にぴったりの食材です。ただし、からだを強力に冷やすので、冷え症やおなかがゆるくなりやすい人は控えめにしましょう。

五気	六味	帰経
寒	甘、微苦	胃、肺、大腸

適応

おなかの張り／食べ過ぎによる膨満感《ぼうまんかん》／便秘／尿の出が悪い／むくみ

＊タケノコには気道をせまくするはたらきをするアセチルコリンが含まれています。そのため、喘息《ぜんそく》の人は要注意です。また、アトピー性皮膚炎や皮膚にかゆみのある人も注意してください。

栄養成分表（100g あたり）

	生	ゆで
たんぱく質 (g)	3.6	3.5
脂　質 (g)	0.2	0.2
炭水化物 (g)	4.3	5.5
食物繊維量 (g)	2.8	3.3
カリウム (mg)	520	470
カルシウム (mg)	16	17
マグネシウム (mg)	13	11
ビタミンC (mg)	10	8
β-カロテン (μg)	11	12
葉　酸 (μg)	63	63

こぼれ話

麻疹《ましん》や蕁麻疹《じんましん》は、発疹させることで体内の毒が出てすっきり治る病気。発疹が出きらず熱が下がらないと、なかなか治りません。タケノコには発疹を促し毒出しするはたらきがあり、麻疹や蕁麻疹の初期にお粥《かゆ》に入れて食べるとよいとされていました。現代医学が進歩する前の、民間療法的な利用法といえるでしょう。

＊五気・六味・帰経についてはp170-171を参照

野菜が主役のレシピ

タケノコのグリル

材料（2人分）
- ・ゆでタケノコ（小）　1本
- ・オリーブオイル　小さじ1
- ・しょうゆ　大さじ1
- ・粉山椒　少々

作り方

①タケノコは縦6〜8等分に切り、オリーブオイルをまぶしておく。

②魚焼きグリルに①を並べ、5〜6分焼く。焼き色がついたら裏返し、同様に焼く。

③熱々を皿に盛り、しょうゆと粉山椒をかける。

シンプルに焼いただけ。タケノコの香ばしさが引き立つグリルは、味付けもシンプルに！

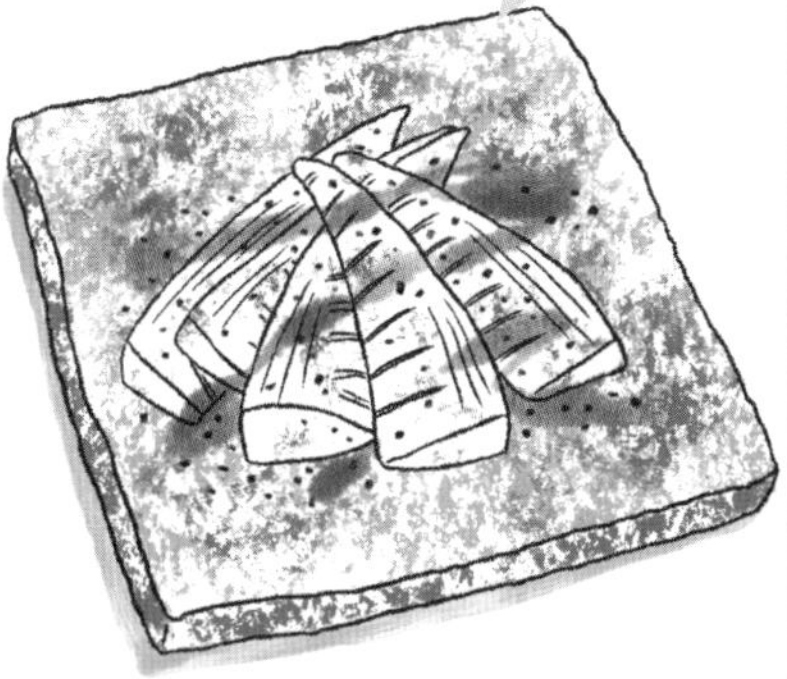

タケノコご飯

材料（作りやすい分量）
- ・米　2合
- ・ゆでタケノコ　1本
- ・油揚げ　1枚

［A］
- ・だし汁　350cc
- ・薄口しょうゆ　大さじ1強
- ・酒　大さじ1強

作り方

①米は研いでざるに上げておく。油揚げはサッとゆで、水を絞ってから5㎜の角切りにする。タケノコは食べやすい大きさに切る。

②鍋に［A］、油揚げ、タケノコを入れて煮立たせ、具と煮汁を分けておく。

③米に②の煮汁を入れ、足りなければ水を加える。上にタケノコと油揚げをのせて普通に炊く。

土鍋で炊くときは、まず米だけで炊き始め、ひと吹きしてから具をのせましょう。

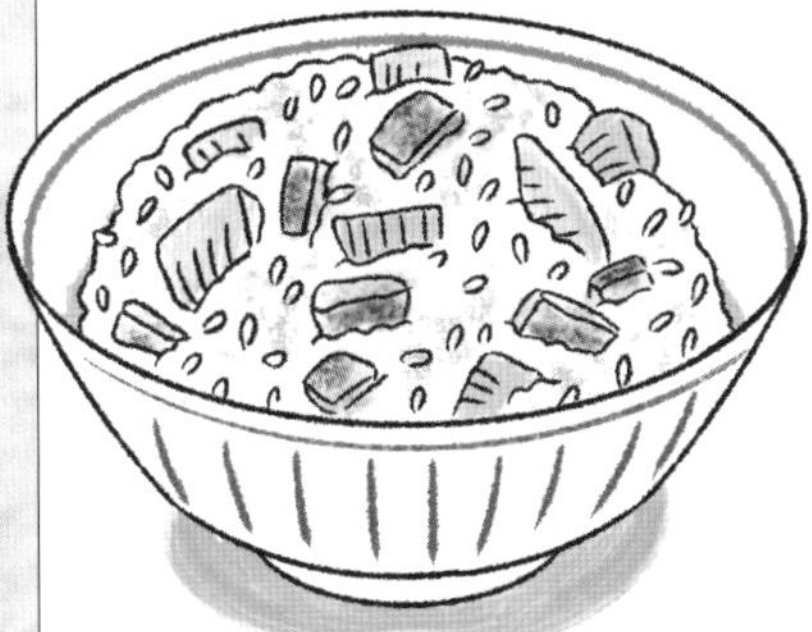

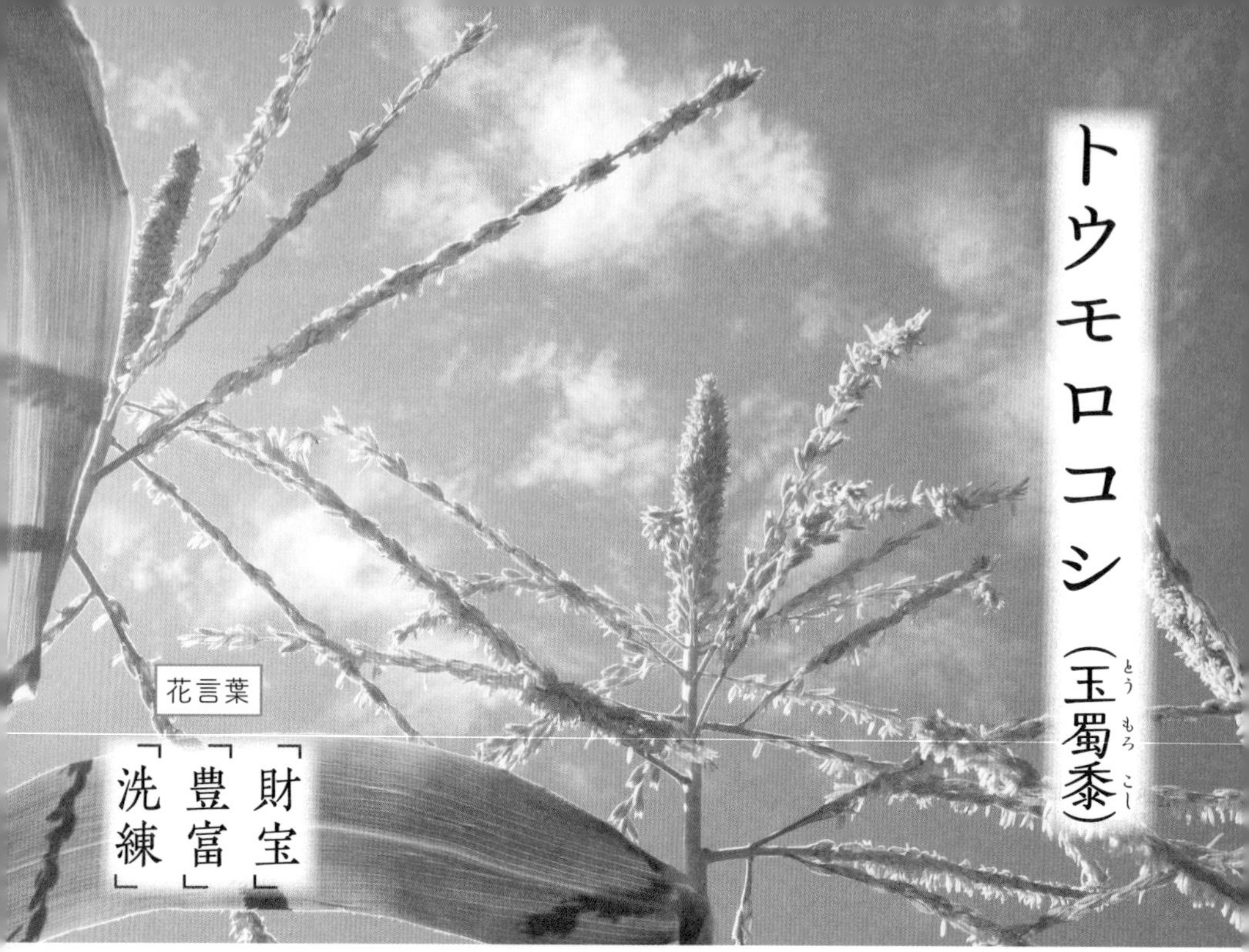

トウモロコシ（玉蜀黍《とうもろこし》）

花言葉

「財宝」「豊富」「洗練」

【科・属名】イネ科・トウモロコシ属
【原産地】中南米
【日本の産地】北海道・千葉県

トウモロコシは、小麦、米と並ぶ世界三大穀類のひとつ。野菜として食べるだけでなく、植物油やコーンスターチの原料としても重要な植物です。原産地は中南米で、15世紀に新大陸を発見したコロンブスが種子を持ち帰り、ヨーロッパに広がりました。日本に伝わったのは16世紀のこと。長崎に渡ってきたポルトガル人によって伝えられたことから「南蛮黍《なんばんきび》」と呼ばれていました。明治時代の北海道開拓とともに本格的な生産がスタート。現在では品種改良が進み、粒がやわらかく甘みの強い品種が続々と誕生しています。

トウモロコシの花言葉は「財宝」「豊富」「洗練」。黄色い玉のような粒がぎっしり整列している様から付けられたといわれています。栄養価が高く、世界中の人に愛される点は、まさに〝財宝級〟といえそうです。

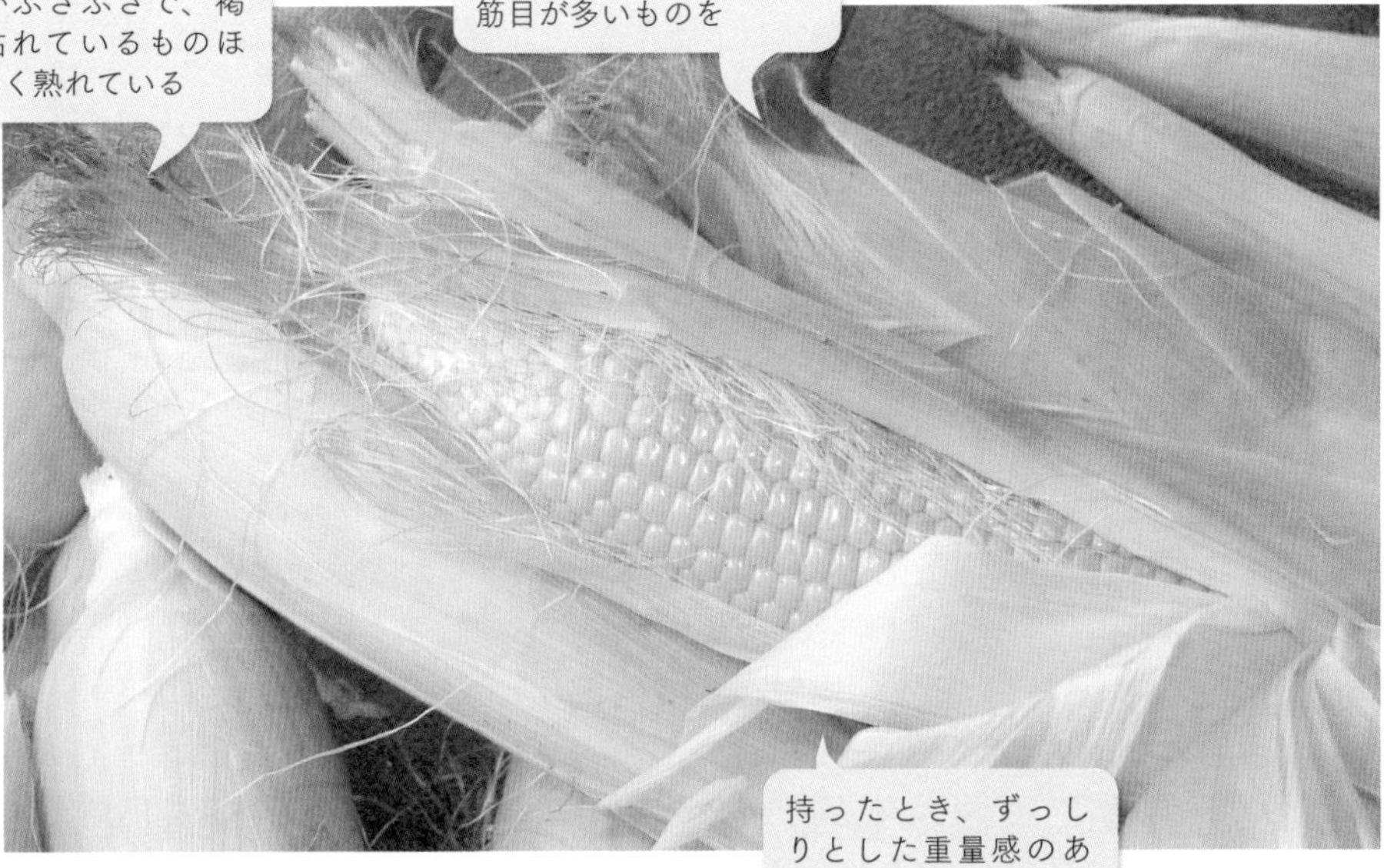
ヒゲがふさふさで、褐色に枯れているものほど、よく熟れている
先端までふっくらとしたもの、皮目の細かい筋目が多いものを
持ったとき、ずっしりとした重量感のあるものが良品

保存方法

収穫後すぐに食べるのがベスト。買ったらすぐにゆでて、ラップに包んで冷蔵庫へ。冷凍する場合は、生のまま皮をむき、ラップに包んで冷凍庫へ。使うときは凍ったまま水からゆでて、沸騰後3分間加熱しましょう。

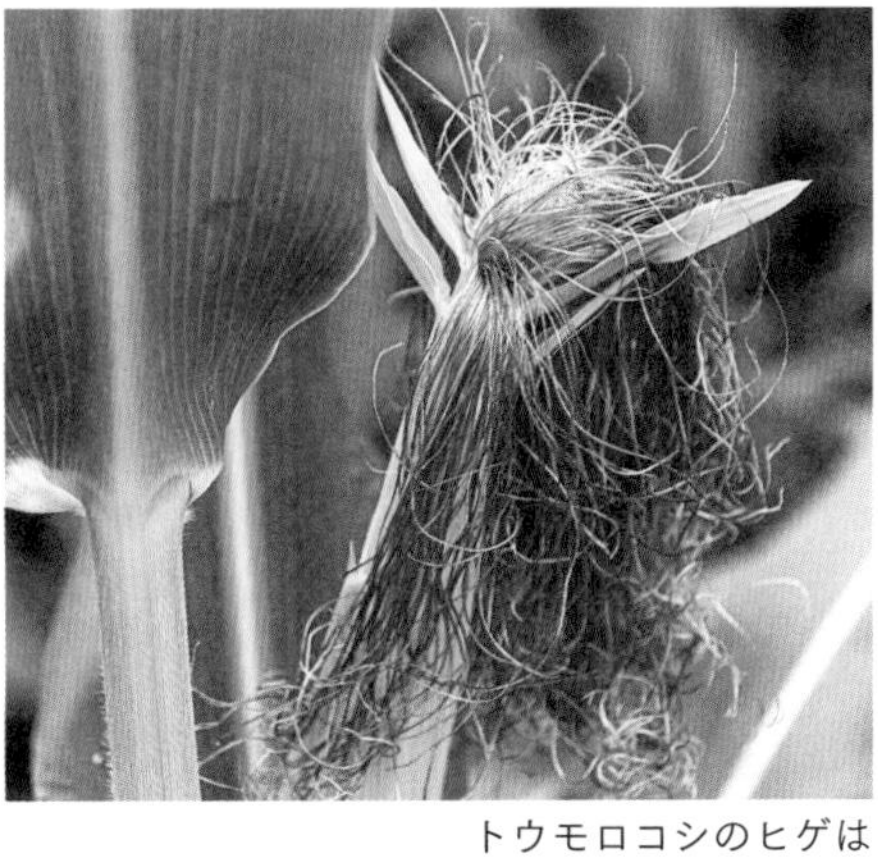

トウモロコシのヒゲはめしべにあたるもので、ヒゲの数は実の数と同じです。

下ごしらえ＆ワンポイント

湯からゆでるなら、皮をむいて3分ほどで火が通ります。水からゆでる場合は、皮を2～3枚残し、沸騰させずにトウモロコシがゆらゆら揺れる程度の火加減で15~20分。ざるにとったら余熱で火を通します。

水からゆでるとシャキシャキに、湯からゆでるとジューシーにゆで上がります。

	1月	2月	3月	4月	5月	6月	7月	8月	9月	10月	11月	12月
トウモロコシ							旬					

薬膳帖

野菜の中でも特に栄養価が高いトウモロコシ。糖質、たんぱく質のほか、エネルギー代謝に必要なビタミンB1、B2、カリウム、食物繊維などを豊富に含みます。

黄色い色素のルテインは、眼底の網《もう》膜《まく》や水晶体、皮膚、乳房、大腸などに蓄積される成分で、不足すると視力低下や、肌のくすみ、シミにつながるとされています。

薬膳では、トウモロコシは水分代謝を助け、体内の余分な湿気を取り除く食材。フサフサとしたヒゲは「玉米鬚《ぎょくべいしゅ》」といい、実よりパワフルな利尿作用があるとされます。トウモロコシのヒゲを乾燥させたお茶は、強力な利尿作用から、糖尿病や尿路結石の人におすすめです。

五気	六味	帰経
平	甘	大腸、胃

適応

むくみ／尿の出が悪い／疲労／おなかの張り／食欲不振

栄養成分表（100g あたり）

	生	ゆで
たんぱく質 (g)	3.6	3.5
脂　質 (g)	1.7	1.7
炭水化物 (g)	16.8	18.6
食物繊維量 (g)	3.0	3.1
カリウム (mg)	290	290
カルシウム (mg)	3	5
マグネシウム (mg)	37	38
ビタミンC (mg)	8	6
β - カロテン (μg)	53	49
葉　酸 (μg)	95	86

こぼれ話

トウモロコシの中でも、特に栄養豊富なのは粒の根元の胚芽部。胚芽には、リノール酸、ビタミンB1、B2、食物繊維のほか鉄や亜鉛といったミネラルも豊富です。ここを捨ててしまってはもったいない！ 実を軸からはずす際は、ナイフで胚芽部を切り落とさないよう、丁寧にはずしましょう。

トウモロコシはまた、地球環境保護の面でも役立っています。コーンスターチは紙や糊《のり》の原料に。でんぷんを発酵させて作ったエタノールはバイオ燃料に。最近は、環境に優しい植物性プラスチックの原料としても注目されています。

＊五気・六味・帰経については p170-171 を参照

野菜が主役のレシピ

トウモロコシのバターご飯

材料（作りやすい分量）
・米　2合
・トウモロコシ　1本
・バター　15g
・だし昆布　5㎝
・酒　大さじ1
・塩　小さじ1

作り方
① 米は研いでざるに上げておく。
② 炊飯器に米、酒、塩、分量の水、だし昆布を入れたら、トウモロコシを芯ごとのせて炊く。
③ 炊き上がったらだし昆布とトウモロコシを取り除く。トウモロコシの実を包丁でそぎ落とし、ご飯と混ぜて蒸らす。

バターを加えると、風味もツヤも増します。好みで粗びき黒コショウをかけても。

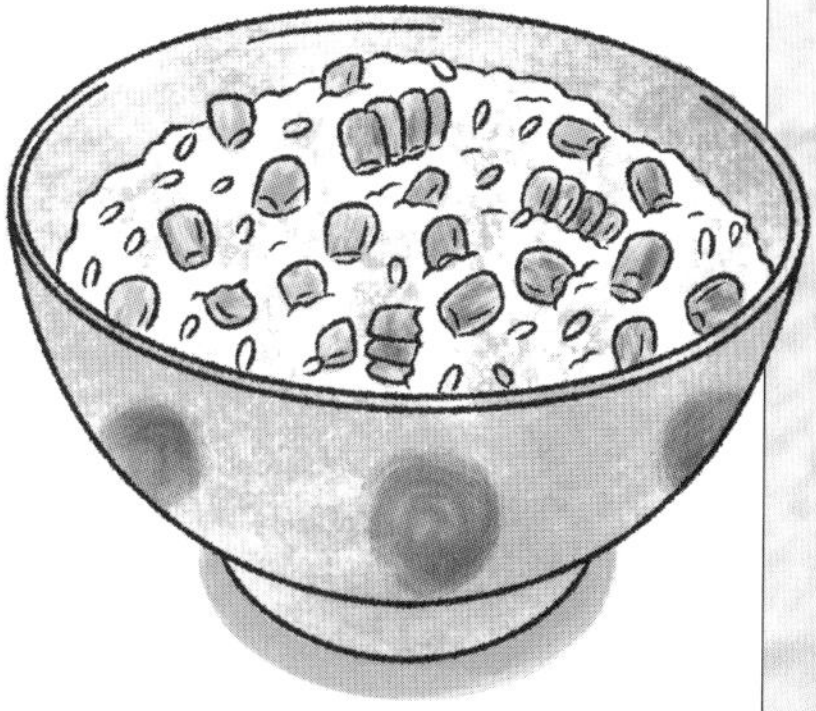

トウモロコシの白和え

材料（2人分）
・トウモロコシ　1本
・木綿豆腐　1/4丁
［A］
・クリームチーズ　30g
・ハチミツ　小さじ1/2
・塩　少々

作り方
① トウモロコシは皮を2～3枚残してラップにくるみ、電子レンジで5分加熱する。粗熱が取れたら皮をむき、包丁で実をはずす。
② 豆腐はキッチンペーパーに包んで重しをのせ、20分ほど水切りする。
③ ②と［A］の材料を合わせた和え衣を作り、①を入れて和える。

p.63でゆで方を紹介しましたが、電子レンジならお手軽です。
豆腐は香りの強い木綿がおすすめ。

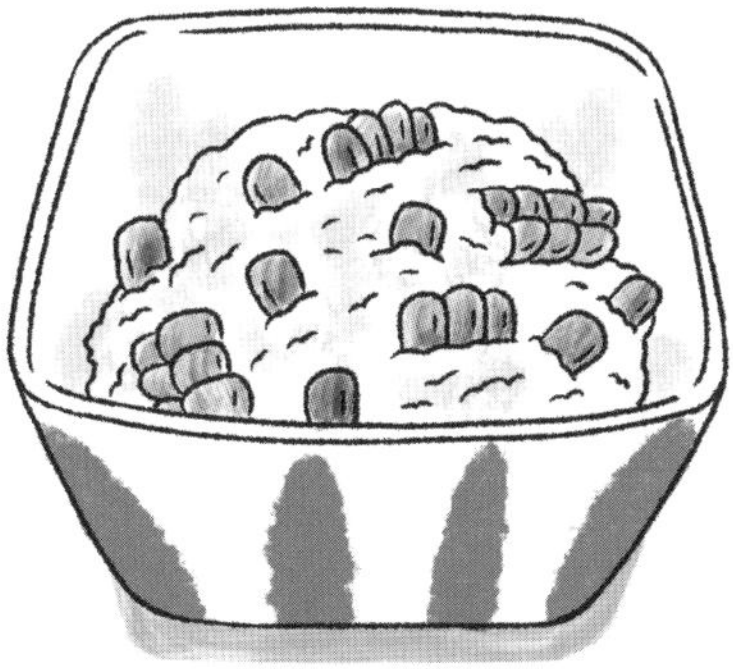

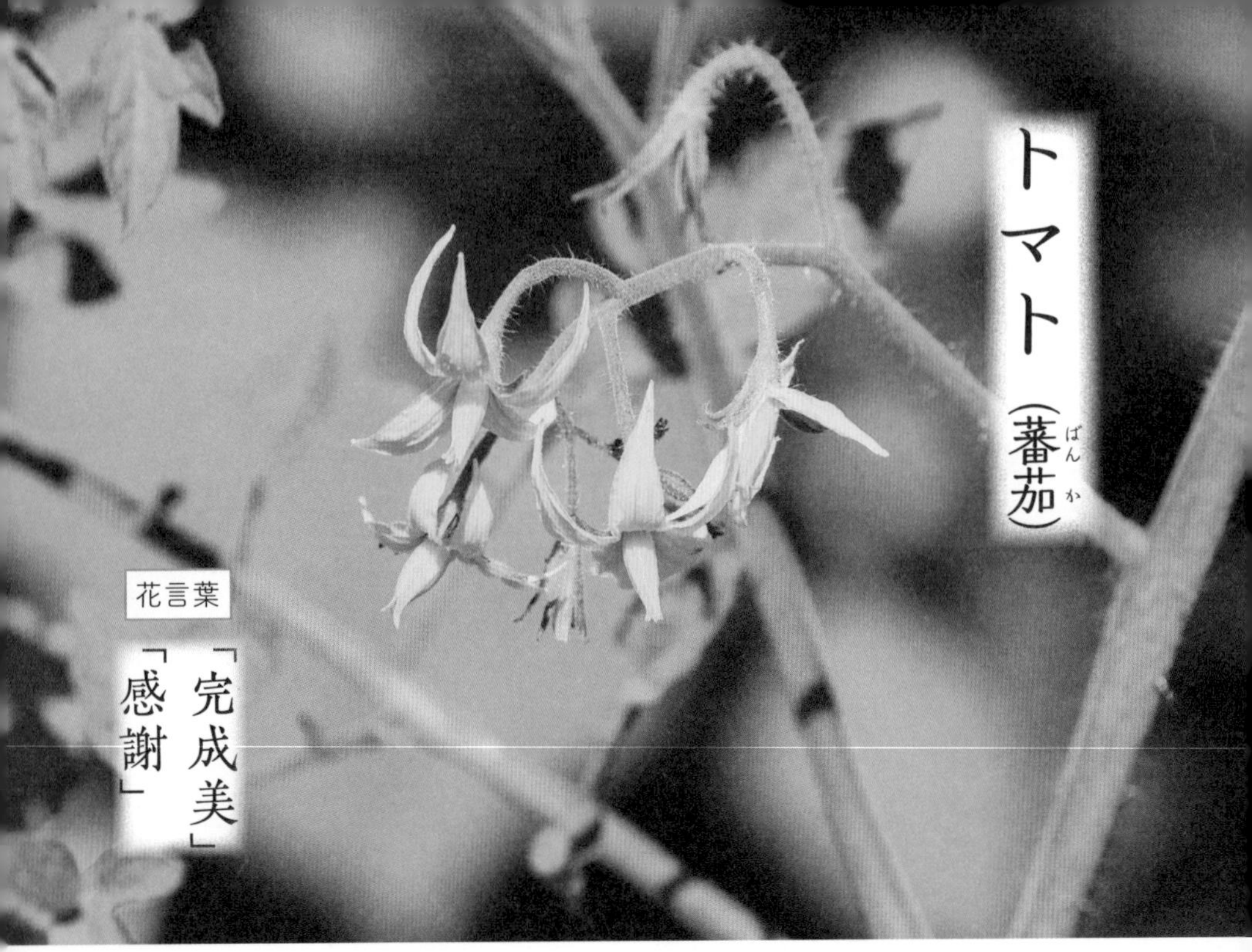

トマト（蕃茄《ばんか》）

花言葉

「完成美」「感謝」

【科・属名】ナス科・ナス属
【原 産 地】南米アンデス山岳地帯
【日本の産地】熊本県・北海道・愛知県

夏野菜の代表といえばトマト。ヨーロッパには「トマトが赤くなると医者が青くなる」ということわざがあり、古くから健康にいい野菜とされてきました。

南米のアンデス山脈で自生していたトマトを栽培し始めたのは、メキシコのアステカ族とされています。メキシコに上陸したスペイン人エルナン・コルテスがその種を持ち帰ったことで、スペイン、ポルトガルに伝来しました。日本へは18世紀初頭に伝わり、当初は「唐柿《とうがき》」と呼ばれていたそうです。

現在、世界に８０００以上もの品種があるというトマト。うま味成分グルタミン酸が含まれているので、サラダはもちろん、ソースやスープなどにも活躍します。

花言葉は「完成美」「感謝」。その栄養価の高さに感謝し、艶やかな美しい形を称えたことが由来とされています。

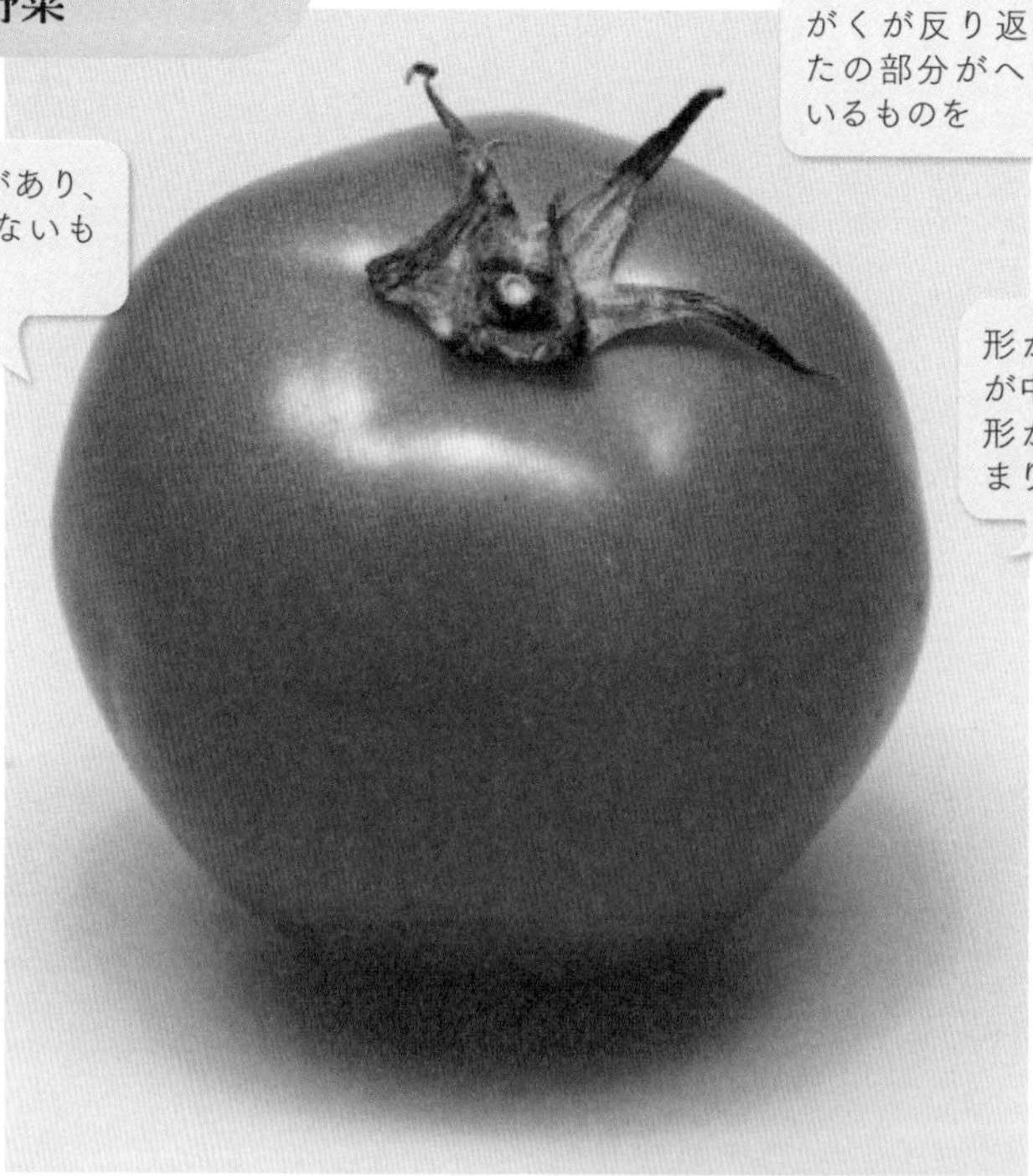
ずっしり重みがあり、赤みにムラがないものを
がくが反り返り、へたの部分がへこんでいるものを
形がまん丸で、がくが中央にあるものを。形がいびつだと実詰まりが悪いことも

保存方法

完熟のトマトはポリ袋に入れて冷蔵庫へ。未熟なトマトは常温保存すると追熟《ついじゅく》して甘くなります。

下ごしらえ＆ワンポイント

細胞を壊さないよう、よく切れる包丁でスパッと切ってください。皮が気になる場合は、へたを取り、お尻に十字の切目を入れてから熱湯に5～10秒くぐらせ、冷水にとると簡単にむけます（湯むき）。

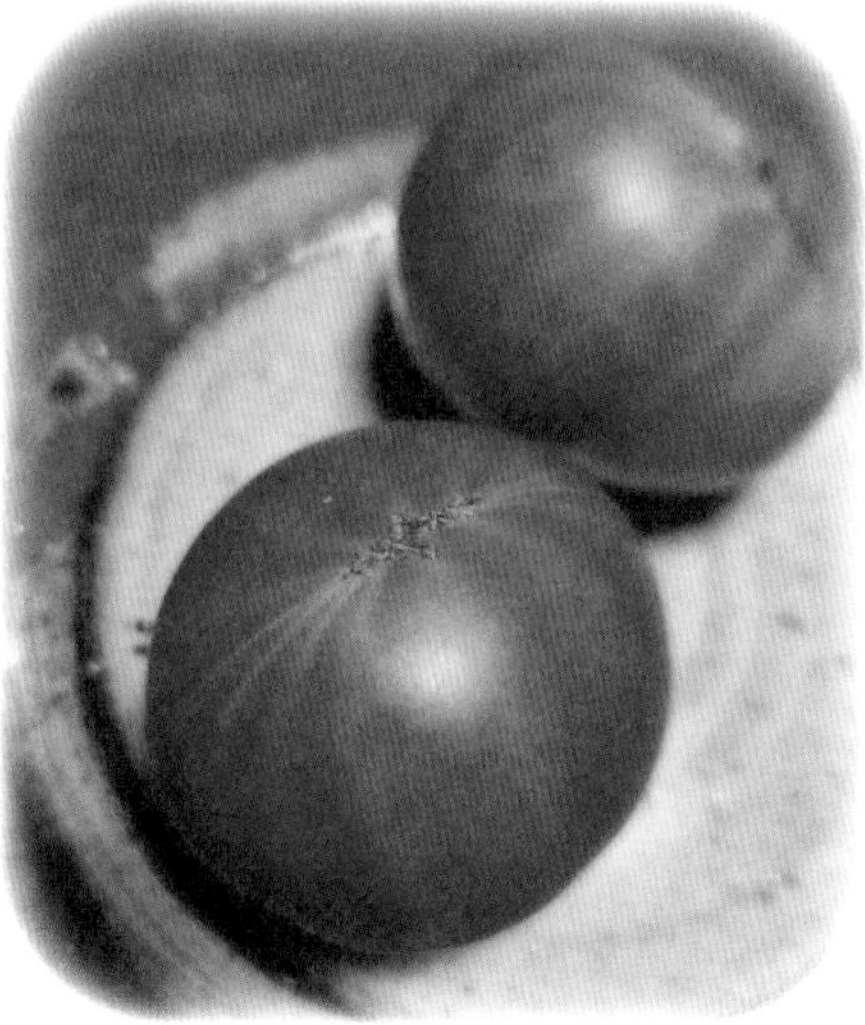

お尻側には放射線状に白いスジが見えます。スジが多いのは細胞分裂をくり返して熟した証。うま味成分がたっぷりでおいしい！

	1月	2月	3月	4月	5月	6月	7月	8月	9月	10月	11月	12月
トマト								旬				

薬膳帖

トマトは非常に栄養価が高く、抗酸化作用のあるビタミンC、β‐カロテン、リコピン、余分な水分の排出を助けるカリウム、腸内環境を整える水溶性食物繊維を含みます。

特に注目されるのが、赤い色素成分のリコピン。病気や老化の原因となる活性酸素を抑えるうえ、熱に強いので、生でも加熱調理してもしっかり摂取できます。リコピンは皮に多く、うま味成分は種の周りのゼリーに多いので、皮や種も捨てずに食べましょう。

薬膳では、熱を冷まし潤いを補う食材。消化を助け胃の調子をよくしてくれるので、夏に汗をたっぷりかいたときや、夏バテによる食欲不振のときに食べると助けになるでしょう。

五気	六味	帰経
微寒	甘・酸	肝、脾、胃

適応

病でなかなか熱が下がらない／食欲不振／消化不良／動脈硬化／高血圧

栄養成分表（100gあたり）

	生
たんぱく質 (g)	0.7
脂　質 (g)	0.1
炭水化物 (g)	4.7
食物繊維量 (g)	1.0
カリウム (mg)	210
カルシウム (mg)	7
マグネシウム (mg)	9
ビタミンC (mg)	15
β‐カロテン (μg)	540
葉　酸 (μg)	22

こぼれ話

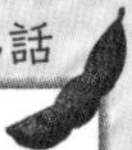

イタリア料理では、トマトとバジルの組み合わせがおなじみですね。

じつはこのふたつは栽培においても非常に相性のいいコンパニオンプランツ。乾燥した土で育つと甘みが増すトマトは、水分を好むバジルと一緒に育てると、お互いにとって理想的な環境になります。家庭菜園でも人気のトマト。挑戦するなら、バジルの苗も用意してトマトの近くに植えるのがおすすめです。どちらもおいしく育って、料理の幅も広がりますよ！

＊五気・六味・帰経についてはp170-171を参照

野菜が主役のレシピ

トマトの酸辣湯《サンラータン》

血の巡りをよくするキクラゲと、リコピンたっぷりのトマトで、美容効果の高い時短スープを！

材料（2人分）

・トマト（大）　1個
・キクラゲ　3g
・卵　1個

［A］
・酢　大さじ1
・鶏ガラスープの素　小さじ1
・しょうゆ　小さじ1
・塩　少々
・砂糖　少々
・コショウ　少々

・片栗粉　大さじ1
・ラー油　適量

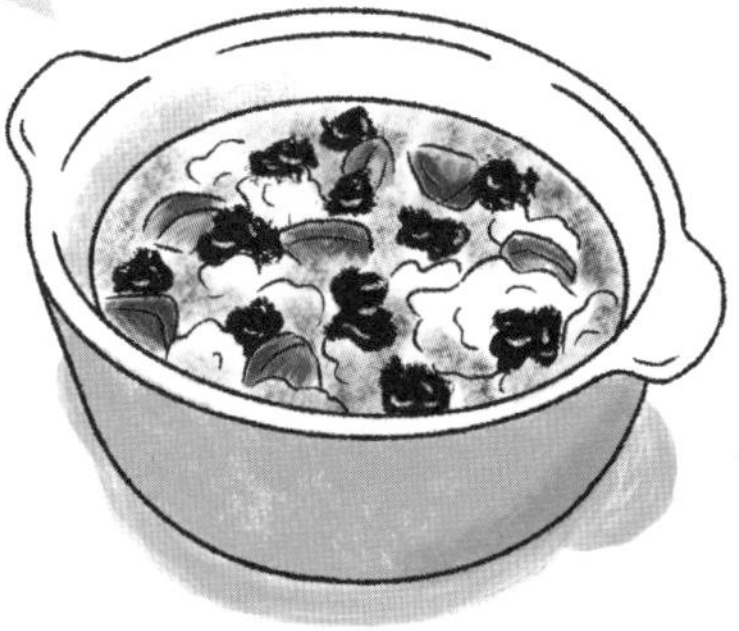

作り方

① トマトはひと口大に切る。キクラゲは水で戻し、石づきを取ってひと口大に切る。卵は割りほぐしておく。
② 鍋に水200cc、［A］を入れて沸騰させ、トマト、キクラゲを入れて2～3分煮る。
③ 片栗粉を水大さじ1で溶き、②の鍋に少しずつ混ぜながら加える。とろみがついたら溶き卵を流し入れ、半熟状になったら火を止めてラー油をかける。

ホットカプレーゼ

加熱することで、トマトのうま味がじんわり！
チーズはやわらかく濃厚な味わいに。

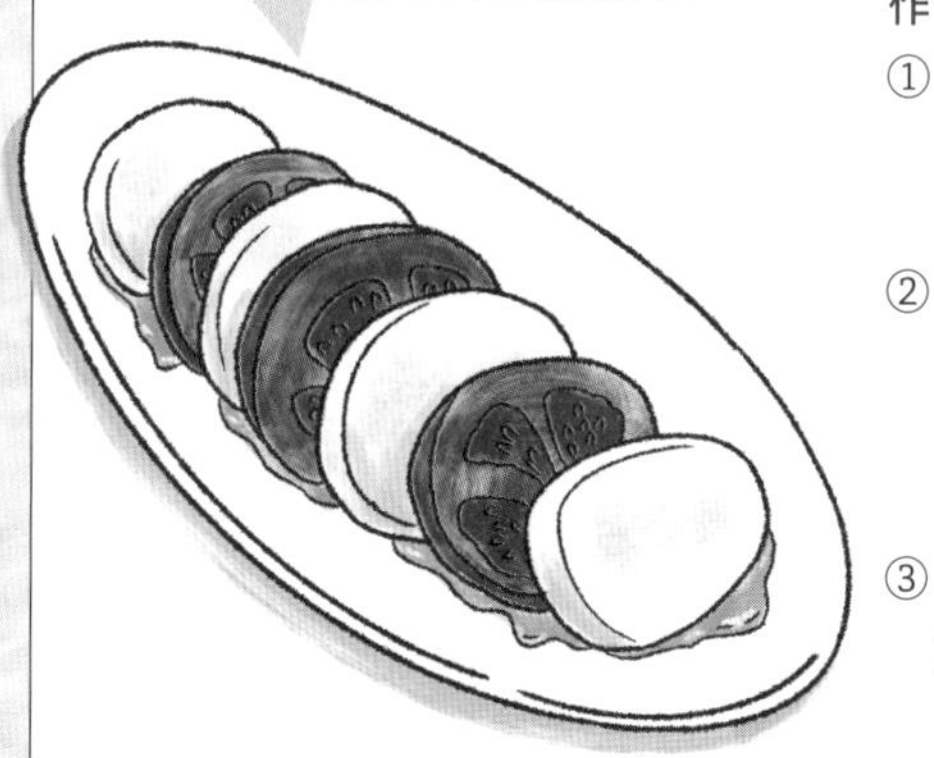

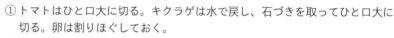

材料（2人分）

・トマト　2個
・モッツァレラチーズ　1個
・塩　少々
・オリーブオイル　適量

作り方

① トマトはへたを取り、1cm厚さの輪切りにする。モッツァレラチーズも1cm厚さの輪切りにする。
② フライパンにオリーブオイルを入れて火にかけ、強火でトマトを焼く。トマトの水気が出て焼き色がついたら、裏返して反対側も焼く。
③ 皿にトマトとモッツァレラチーズを交互に重ねて盛り、オリーブオイルをかけて塩をふる。

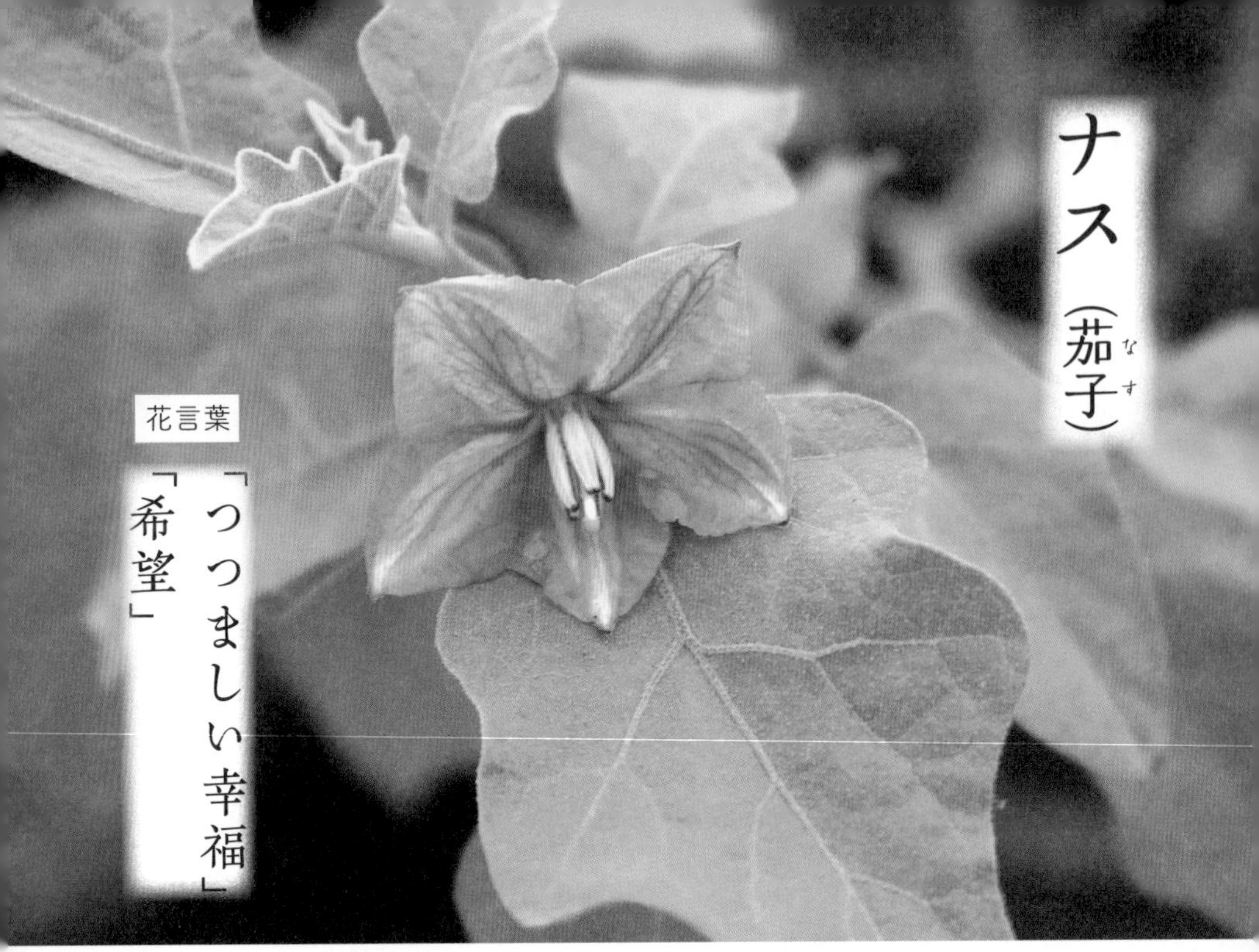

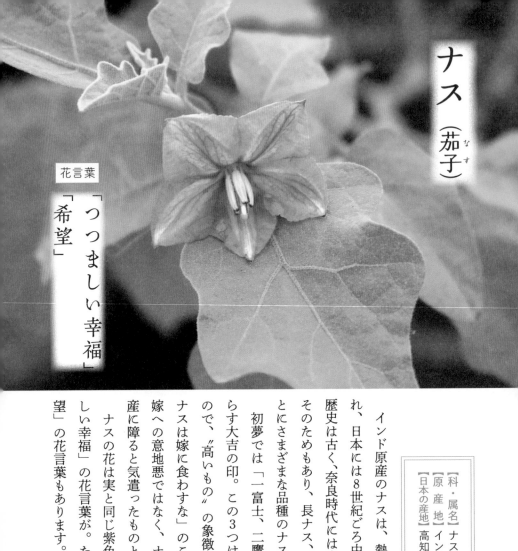

ナス（茄子《なす》）

花言葉

「つつましい幸福」
「希望」

【科・属名】ナス科・ナス属
【原 産 地】インド
【日本の産地】高知県・熊本県・群馬県

インド原産のナスは、熱帯から温帯地方で広く栽培され、日本には8世紀ごろ中国から伝わりました。栽培の歴史は古く、奈良時代にはすでに作られていたとのこと。そのためもあり、長ナス、丸ナス、米ナスなど、地域ごとにさまざまな品種のナスが生まれています。

初夢では「一富士、二鷹、三茄子《なすび》」といって福をもたらす大吉の印。この3つはいずれも徳川家康が好んだもので、〝高いもの〟の象徴でした。また、ナスには、「秋ナスは嫁に食わすな」のことわざがありますが、これは嫁への意地悪ではなく、ナスがからだを冷やすので、お産に障ると気遣ったものとの説もあります。

ナスの花は実と同じ紫色。下向きに咲くので「つつましい幸福」の花言葉が。たわわに実が付くことから「希望」の花言葉もあります。

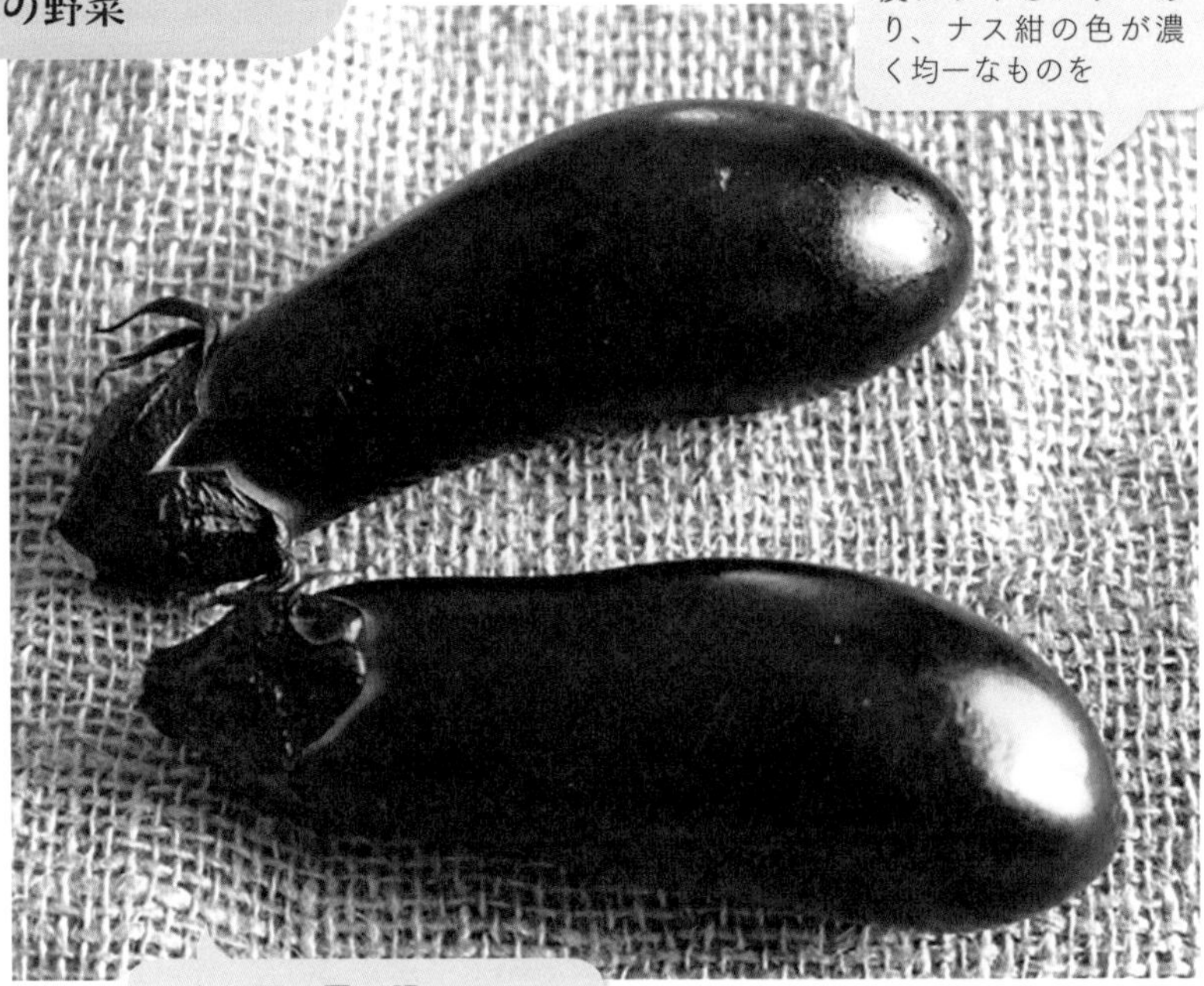
皮にツヤとハリがあり、ナス紺の色が濃く均一なものを
へたの下の肩が張っていて、がくのトゲが鋭くとがっているものほど新鮮

保存方法

空気に触れないようポリ袋に入れ、常温または冷蔵庫の野菜室で保存。低温に弱いので、冷蔵庫で長時間冷やし過ぎると固くなります。

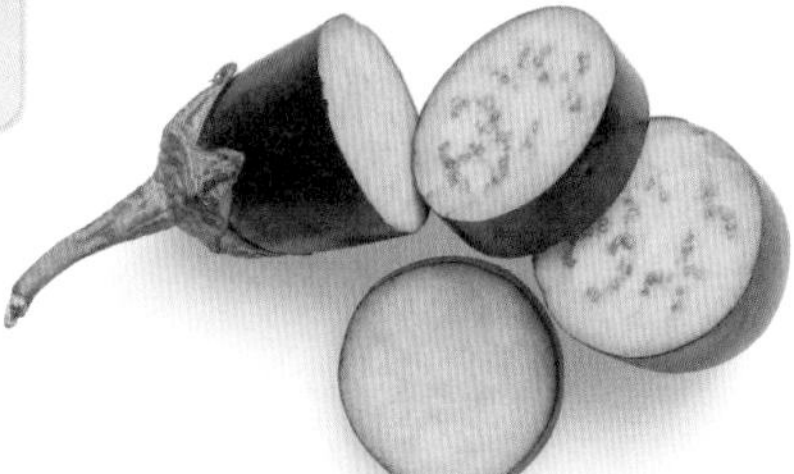

鮮度が落ちると種が変色して茶色⇒黒になります。見た目は気になりますが、食べても問題ありません。

下ごしらえ＆ワンポイント

炒め物・揚げ物：塩をふり、水気が出たらペーパータオルで拭き取ります。油でアクが抑えられるので、水にさらさなくてOK。

煮　物：切ったらすぐ、10分ほど水にさらしアクを抜いてから調理。

干しナス：縦半分に切ったナスをざるに並べ、2～3時間干すとうま味が増します。

漬　物：薄く切ったナスを塩もみし、ギュッと絞ってからミョウガなどの薬味野菜とともに酢じょうゆで和えれば浅漬けに。ぬか漬けはミョウバンを入れると鮮やかな紫色を保てます。

	1月	2月	3月	4月	5月	6月	7月	8月	9月	10月	11月	12月
ナス								旬				

薬膳帖

ナスは90％が水分。栄養価は低い野菜ですが、紫色の皮に含まれる色素成分のナスニンには抗酸化作用があります。また、果肉に含まれるアクの正体は、抗酸化力の強いクロロゲン酸。どちらも生活習慣病の予防に効果があるので、調理の際は、皮をむかず、長時間水にさらし過ぎないことが大事です。

薬膳では、ナスはからだの熱を取り、血の滞りをなくし、出血を止めるはたらきがあるとされます。炎症の熱を鎮めるので、口内炎や歯の痛みに用いられてきました。ただし、冷やす性質が強いので、冬は多食しないこと。冷えが気になる方はトウガラシやショウガなど、温める性質のある食材と組み合わせてください。

五気	六味	帰経
涼	甘	脾、胃、大腸

適応

痔《ぢ》の出血／むくみ／黄疸《おうだん》／食欲不振／おなかの張り・膨満感《ぼうまんかん》

栄養成分表（100g あたり）

	生
たんぱく質 (g)	1.1
脂　質 (g)	0.1
炭水化物 (g)	5.1
食物繊維量 (g)	2.2
カリウム (mg)	220
カルシウム (mg)	18
マグネシウム (mg)	17
ビタミンC (mg)	4
β-カロテン (μg)	100
葉　酸 (μg)	32

こぼれ話

ナスは民間療法の宝庫です。へたを黒く焼いたものを歯茎にすり込むと歯周病の予防に。

口内炎のときは、生ナスの皮をホイルで包んで黒くなるまで素焼きにしたものをハチミツで練って口に含むと治るそうです。

また、乾燥して粉末にしたナスは、内痔核《ないぢかく》（いぼ痔）に塗ると効果があるといわれています。

＊五気・六味・帰経については p170-171 を参照

ナスの揚げびたし

材料（2人分）

・ナス　4個

［A］

・だし汁　300cc
・薄口しょうゆ　大さじ1
・みりん　小さじ1

・揚げ油　適量

作り方

①ナスはへたを取り、縦半分に切る。皮目に縦に、1㎝間隔の切れ込みを入れる。
② 魚焼きグリルに1を並べ、5～6分焼く。焼き色がついたら裏返し、同様に焼く。
③鍋に［A］の材料を入れて火にかけ､煮立ったら火をとめる。
④揚げ油を鍋に入れ､160℃でナスを揚げる。やわらかく揚がったら冷水にとり、軽くにぎって水気を切る。
⑤保存容器に④ を入れ、③を注ぐ。 2時間程度置けば出来上がり。

揚げたナスは一度水にとるのがコツ。
余分な油が落ちるだけでなく味がしみやすくなります。

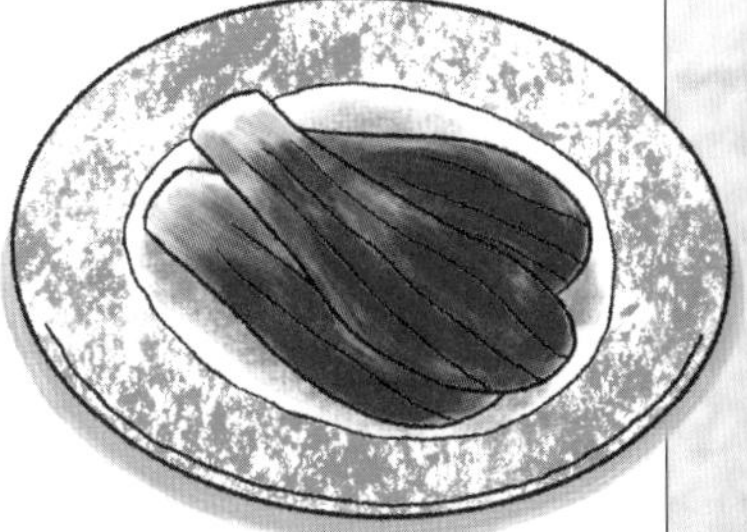

マーボーナス

材料（2人分）

・ナス　2本
・ショウガ　1/2片
・長ネギ　5㎝
・豚ひき肉　60g
・ニンニク　1/2片
・サラダ油大さじ2

［A］

・豆板醤《とうばんじゃん》　小さじ2
・豆鼓醤《とうちじゃん》　小さじ1
・甜麺醤《てんめんじゃん》　小さじ2
・紹興酒《しょうこうしゅ》　小さじ1

・鶏ガラスープ　80cc
・片栗粉　小さじ2
・しょうゆ　小さじ1

油を吸うナスは､先に揚げ焼きを。
辛い調味料と薬味野菜でナスの冷やす性質が抑えられます。

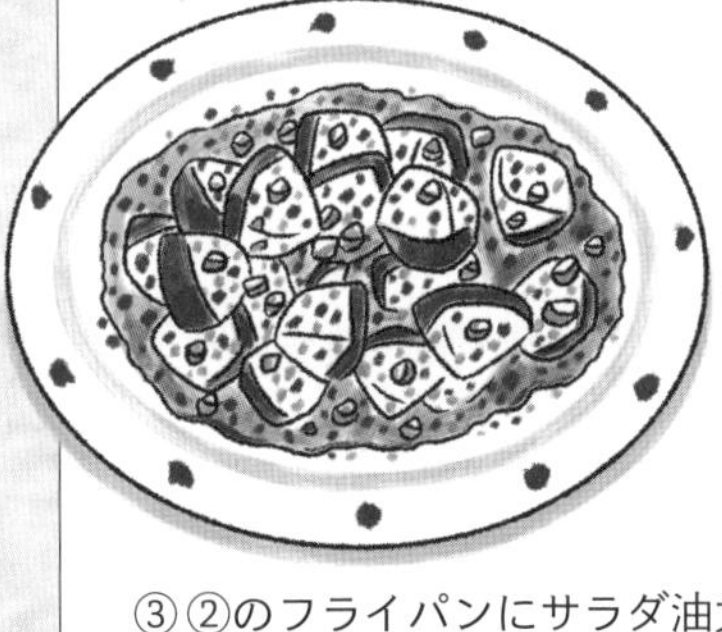

作り方

①ナスはへたをとって乱切りにする。ニンニク、ショウガ、ネギはみじん切りにする。
②フライパンにサラダ油大さじ1を入れ、ナスを炒める。やわらかくなったら取り出す。
③②のフライパンにサラダ油大さじ1、ニンニク、ショウガを入れて火にかけ、香りが立ったら［A］を入れる。豚ひき肉を加えて炒め、肉の色が変わったら②と鶏ガラスープを入れてひと煮し、しょうゆで味を調える。
④小さじ2の水で溶いた片栗粉を少しずつ加え、とろみをつける。最後にネギを加えて混ぜる。

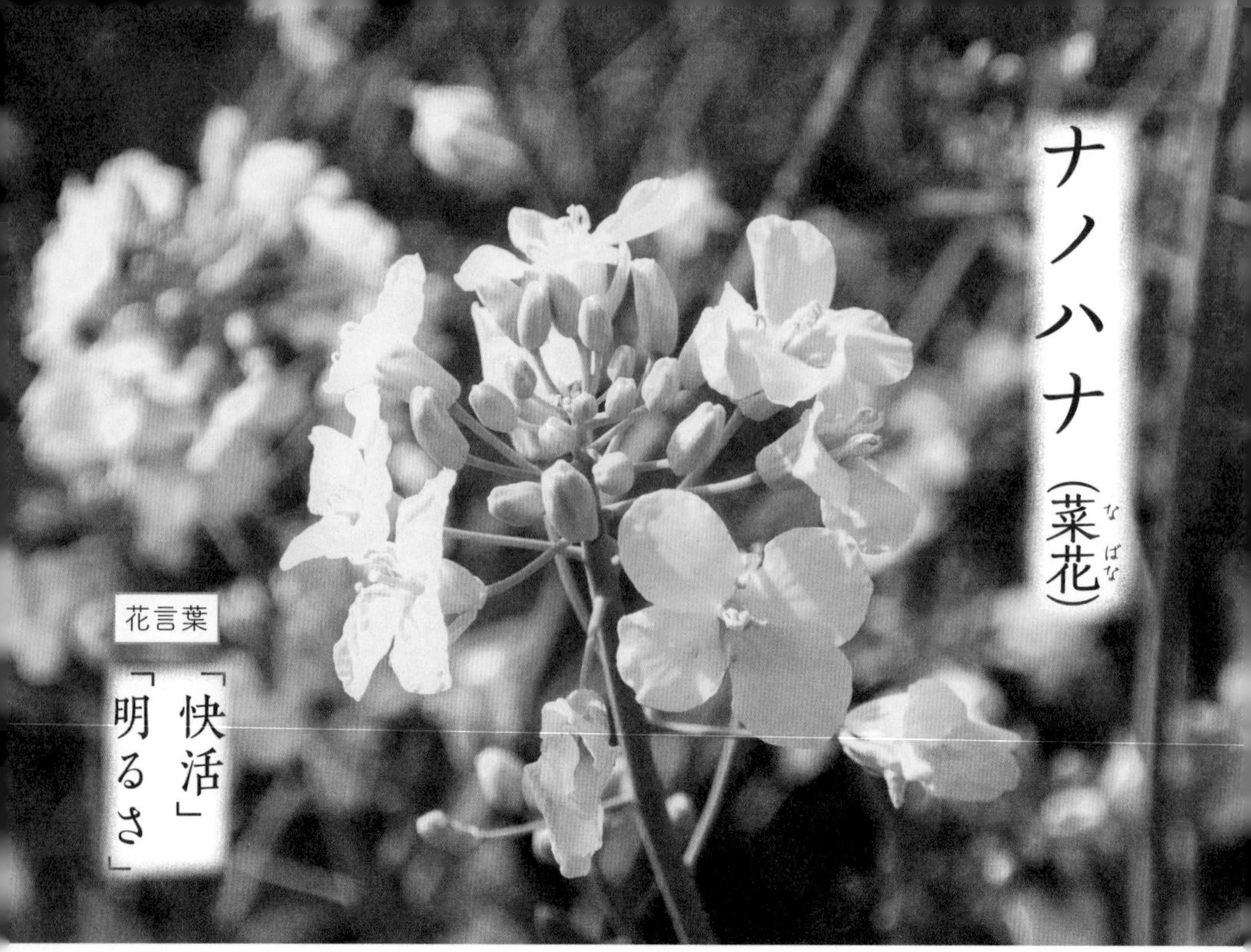

ナノハナ（菜花《なばな》）

花言葉

「快活」「明るさ」

【科・属名】アブラナ科・アブラナ属
【原産地】地中海沿岸、東アジア、北ヨーロッパ
【日本の産地】三重県・東京都・新潟県

食用のナノハナは、アブラナの蕾《つぼみ》と花茎、若葉のこと。もとは、キャベツ、ブロッコリー、カラシナなど、黄色い十字花を咲かせるアブラナ属の野菜を総称してナノハナと呼んでいました。アブラナは、江戸時代から、種子を搾《しぼ》って照明用の油を採るために栽培されていたとのこと。種に栄養がたっぷり届くように、当時は葉を取り除いていました。現在のように蕾や若葉を食べるようになったのは明治時代以降のことです。

油を搾った後の菜種のかすは、園芸用の肥料になる油《あぶら》粕《かす》。植物の成長に必要な窒素《ちっそ》、リン酸、カリをバランスよく含んでいます。里山の春を彩るナノハナは日本人にとってとても身近なものですが、同時に、古くから暮らしに欠かせない植物だったことがわかります。

そんなナノハナの花言葉は「快活」「明るさ」。暗く冷たい冬が終わり、気持ちが上向きになる春にぴったりの言葉です。ナノハナはまさに春の象徴なのです。

葉や茎の緑色が濃過ぎず鮮やかなものを
蕾がかたく詰まっていて、開いていないものを
新鮮なものほど葉がみずみずしく弾力がある

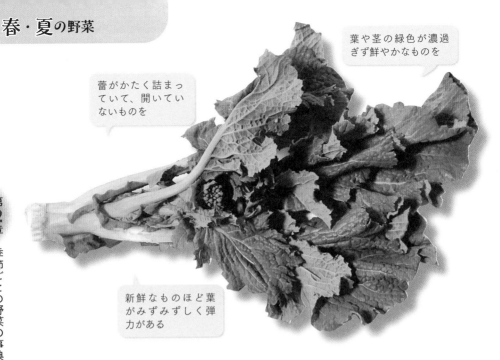

保存方法

湿らせたキッチンペーパーに包み、ポリ袋に入れて冷蔵庫の野菜室で保存。2～3日で食べきりましょう。

下ごしらえ＆ワンポイント

根元や葉の付け根をよく洗い、土や汚れを落とします。太い茎の部分は少しかたいので、葉や蕾のある部分と切り分け、ゆで時間を調節しましょう。たっぷりの湯を沸かしたら1％程度の塩を入れ、太い茎は1分程度、やわらかい葉と蕾は30秒程度を目安にゆでてください。ゆで上がったら冷水にとります。ゆでずに炒める場合も、太い茎とやわらかい葉と蕾で時間差をつけるのがおすすめです。生の状態でしんなりしていたら、茎の根元を少し切り、30分～1時間水につけるとシャキッとします。このひと手間で、加熱後のおいしさが増します。

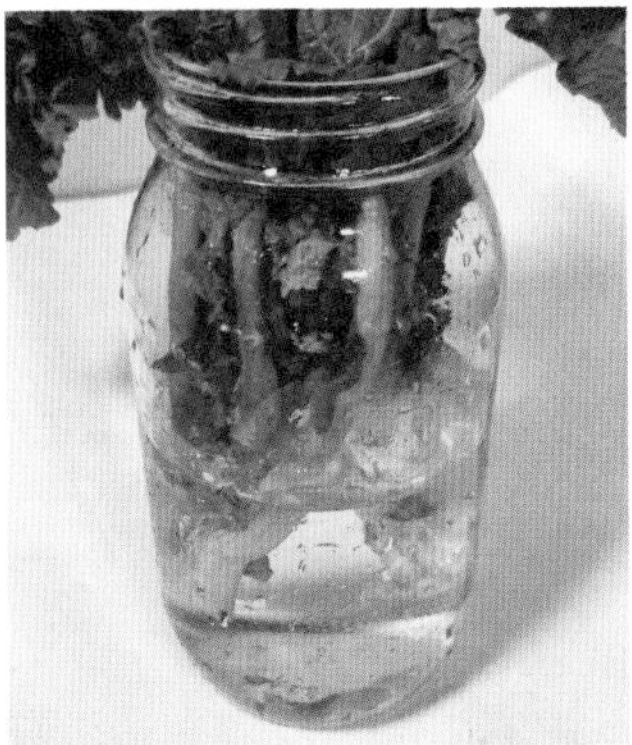
根元を切り、水につけると加熱後のおいしさがアップ

	1月	2月	3月	4月	5月	6月	7月	8月	9月	10月	11月	12月
ナノハナ		旬										

薬膳帖

ナノハナはビタミンCを多く含むのが特徴。ビタミンCには、免疫力を高めたり、鉄の吸収を助けたり、コラーゲンの生成を促したりといったはたらきがあるので、健康にも美容にも重要な役割を果たします。

また、ビタミンCとともに、ビタミンEやβ-カロテン、辛味成分のアレルイソチルシアネートなど、抗酸化作用のある成分を含み、老化や病気の原因となる活性酸素の抑制にひと役買ってくれます。

薬膳では「蕓薹《うんだい》」と呼ばれ、明代にまとめられた『本草綱目《ほんぞうこうもく》』には血の滞りを取り除くと書かれています。生理不順や産後の血の鬱滞《うったい》など、女性の不調におすすめしたい野菜です。

五気	六味	帰経
温	辛	肝、肺、脾

適応

生理不順／産後の肥立ちをよくする／熱性の皮膚炎

栄養成分表（100g あたり）

	生	ゆで
たんぱく質 (g)	4.4	4.7
脂　質 (g)	0.2	0.1
炭水化物 (g)	5.2	4.3
食物繊維量 (g)	4.2	4.3
カリウム (mg)	390	170
カルシウム (mg)	160	140
マグネシウム (mg)	29	19
ビタミンC (mg)	130	44
β-カロテン (μg)	2200	2400
葉　酸 (μg)	340	190

こぼれ話

食卓に上る野菜には、ナノハナの仲間であるアブラナ科の植物が圧倒的に多いのをご存じですか？　キャベツ、ブロッコリー、ダイコン、カブ、コマツナ、ミズナ、そしてワサビもアブラナ科です。これらには、共通の辛味成分イソチアシアネートが含まれています。イソチアシオネートには、抗酸化力や炎症を抑える作用があり、健康と美容に役立つとして注目されています。

種類豊富で年間を通して食べることができるアブラナ科の野菜。積極的に摂り入れていきたいですね！

＊五気・六味・帰経については p170-171 を参照

ナノハナとしらすのパスタ

材料（2人分）
・ナノハナ　100g
・釜揚げしらす　20g
・ニンニク　1片
・鷹の爪（輪切り）　小さじ1
・オリーブオイル　大さじ2
・スパゲティ　160g
・塩　適量

パスタと一緒にナノハナをゆでます。やわらかい蕾《つぼみ》は、ゆで過ぎ注意！ゆで上がる寸前に入れましょう。

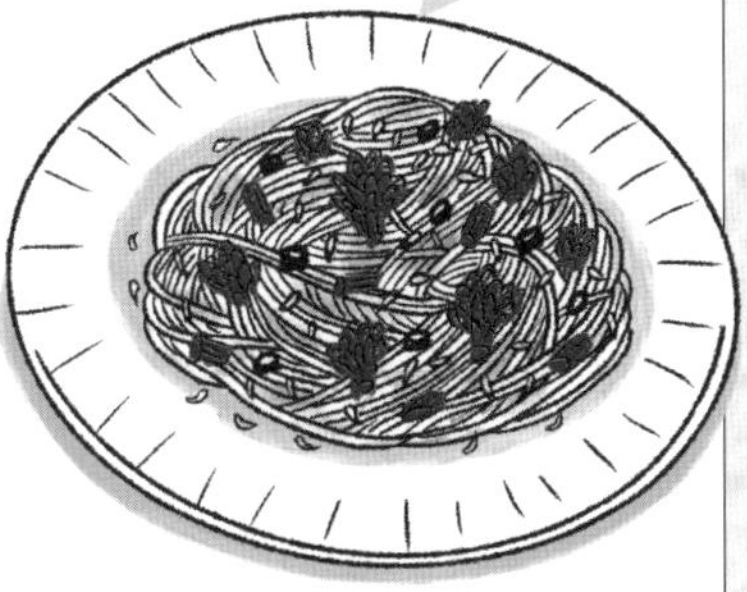

作り方
① ナノハナは蕾《つぼみ》と茎に切り分け、食べやすい大きさに切る。ニンニクは薄切りにする。
② 鍋に湯を沸かして塩を入れ、スパゲティをゆでる。ゆで上がりの30秒前になったらナノハナの茎、蕾を、時間差をつけて入れる。
③ フライパンにオリーブオイル、鷹の爪、ニンニクを入れて弱火にかけ、香りが立ったら②のゆで汁を大さじ2ほど加える。
④ ゆで上がったスパゲティを③のフライパンに入れ、しらすを加えて全体を混ぜる。

ナノハナと厚揚げの煮物

材料（2人分）
・ナノハナ　1束
・厚揚げ　1枚
［A］
・だし汁　250cc
・薄口しょうゆ　大さじ2
・みりん　大さじ2

厚揚げは先に煮て味をしみ込ませましょう。ナノハナはサッと煮て色よく仕上げます。

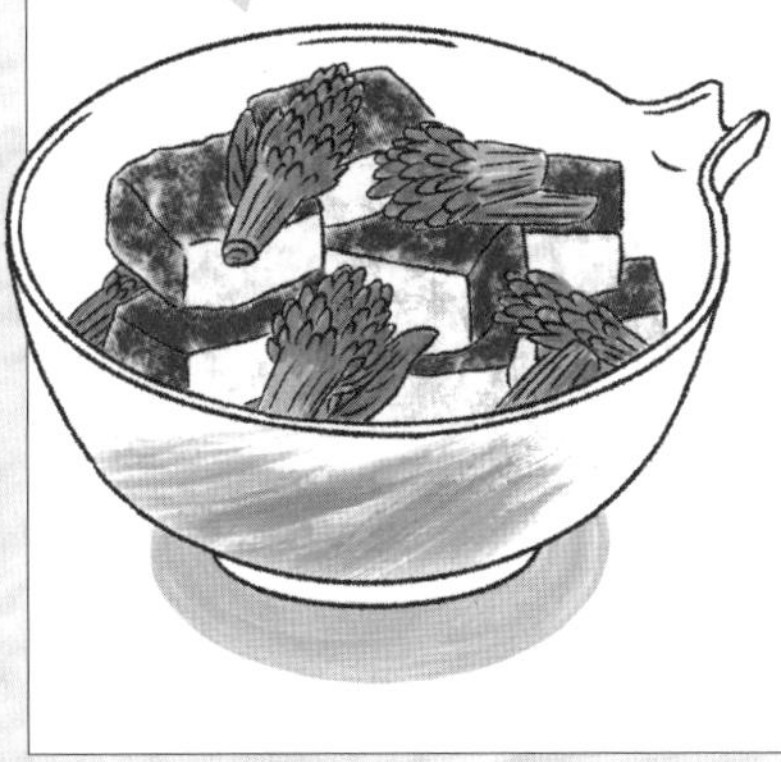

作り方
① ナノハナは4㎝長さに切る。厚揚げは熱湯をかけて油抜きし、縦半分に切ってから2㎝厚さに切る。
② 鍋に［A］を入れて火にかけ、煮立ったら厚揚げを入れて3分ほど煮る。ナノハナを加えてさらに2分煮る。

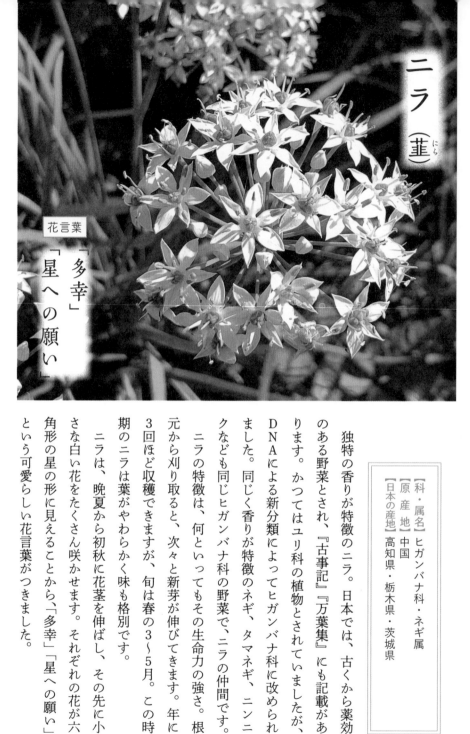

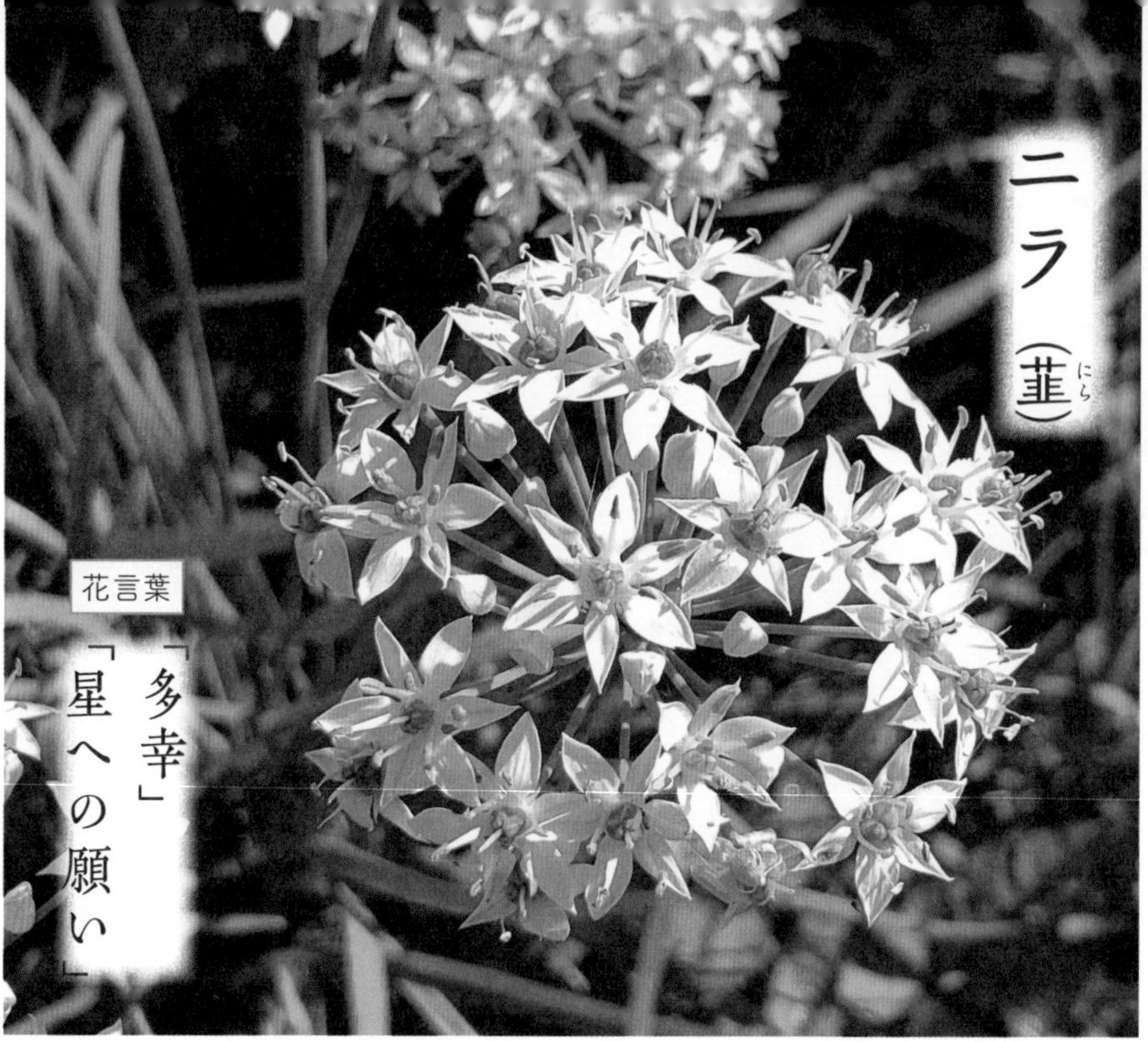

【科・属名】ヒガンバナ科・ネギ属
【原産地】中国
【日本の産地】高知県・栃木県・茨城県

独特の香りが特徴のニラ。日本では、古くから薬効のある野菜とされ、『古事記』『万葉集』にも記載があります。かつてはユリ科の植物とされていましたが、DNAによる新分類によってヒガンバナ科に改められました。同じく香りが特徴のネギ、タマネギ、ニンニクなども同じヒガンバナ科の野菜で、ニラの仲間です。

ニラの特徴は、何といってもその生命力の強さ。根元から刈り取ると、次々と新芽が伸びてきます。年に3回ほど収穫できますが、旬は春の3～5月。この時期のニラは葉がやわらかく味も格別です。

ニラは、晩夏から初秋に花茎を伸ばし、その先に小さな白い花をたくさん咲かせます。それぞれの花が六角形の星の形に見えることから、「多幸」「星への願い」という可愛らしい花言葉がつきました。

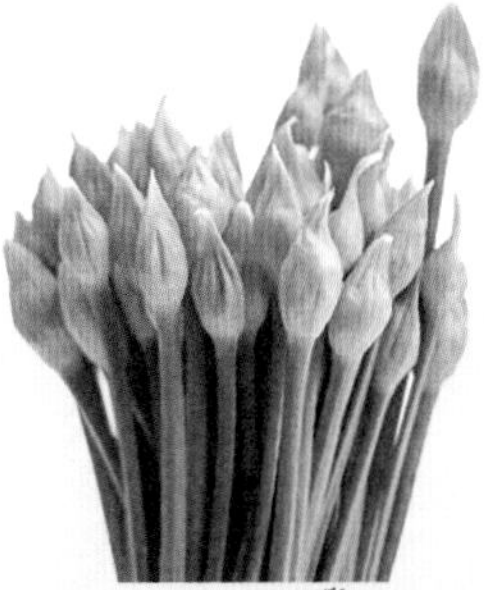

花ニラは、花茎に蕾《つぼみ》がついたもの。ニラほど香りが強くなく、シャキシャキとした歯ごたえがあるので炒め物などにおすすめです。

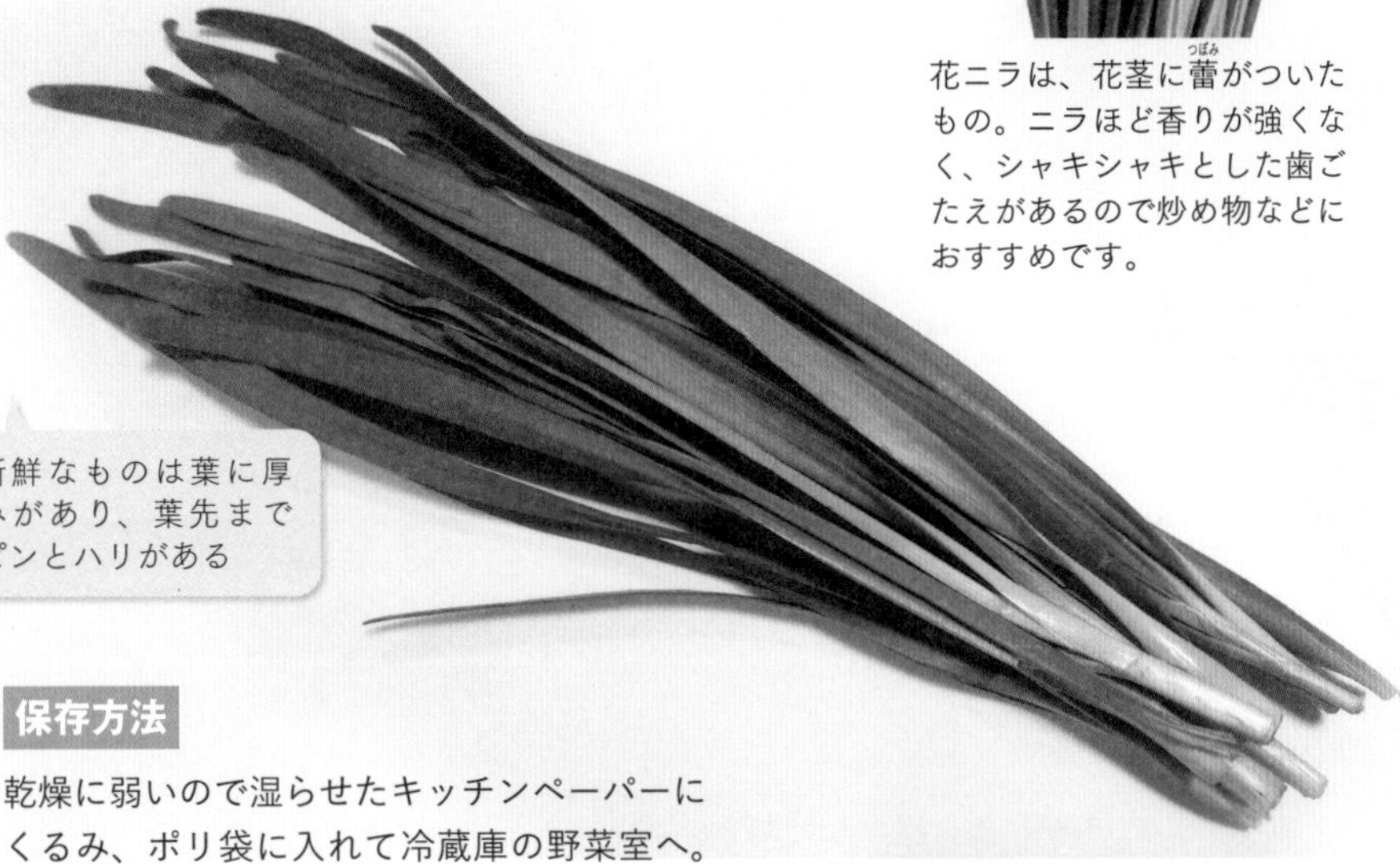
葉の色が鮮やかな濃い緑色のものを
新鮮なものは葉に厚みがあり、葉先までピンとハリがある

保存方法

乾燥に弱いので湿らせたキッチンペーパーにくるみ、ポリ袋に入れて冷蔵庫の野菜室へ。カットして使いきれなかったものは、保存容器で水に浸して保存することもできます。ただし、水に浸すと栄養が損なわれるため長期保存は避けましょう。

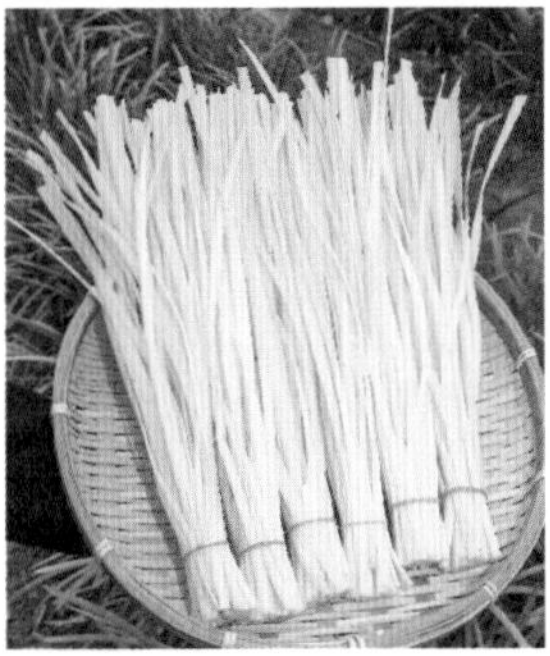

中華料理に登場する黄ニラは、ニラを日光に当てずに栽培したもので、「ニラモヤシ」とも呼ばれています。くさみがなく甘いのが特徴。

下ごしらえ & ワンポイント

ニラは根元の白い部分には、香りと辛味のもとになるアリシン（硫化アリルの一種）が豊富です。根元はほんの5㎜程度切り落とせばOK。細かく切って使うことで香りとうま味が際立ちます。緑の葉にはビタミン類が豊富なので、ざく切りに。生でも食べられる野菜ですが、鍋や炒め物にすればカサが減ってたっぷり食べられるでしょう。

	1月	2月	3月	4月	5月	6月	7月	8月	9月	10月	11月	12月
ニラ				旬								

薬膳帖

スタミナが付く野菜のイメージが強いニラ。β-カロテン、ビタミンB_2、ビタミンC、カルシウム、カリウムなどビタミン、ミネラルをバランスよく含んでおり、非常に栄養価の高い野菜です。辛味成分の硫化アリルは、豚肉などに豊富なビタミンB_1の吸収を高め、疲労回復効果が期待できます。餃子やレバニラ炒めは、栄養学的にも理にかなった組み合わせです。

「起陽草《きようそう》」「壮陽草《そうようそう》」との別名があり、野菜の中で温め効果がトップクラス。薬膳ではおなかの冷えを取り、血の滞りを改善します。ニラの種は「韮子《きゅうし》」という生薬で、冷えの改善や腰痛などに用いられます。根は「韮菜根《きゅうさいこん》」といい、汗を止める作用があるとされます。

五気	六味	帰経
温	辛	肝、胃、腎

適応

冷えによる腹痛／膝、腰が冷えて痛む／疲労／食欲不振／げっぷ／胃痛／不正出血／打撲《だぼく》痛

栄養成分表（100gあたり）

	生
たんぱく質 (g)	1.7
脂　質 (g)	0.3
炭水化物 (g)	4.0
食物繊維量 (g)	2.7
カリウム (mg)	510
カルシウム (mg)	48
マグネシウム (mg)	18
ビタミンC (mg)	19
β-カロテン (μg)	3500
葉　酸 (μg)	100

こぼれ話

野山に行くと、ニラの葉によく似たものを見かけます。注意したいのが水仙の葉。形がニラと非常に似ていますが、水仙には全草に毒があるので、間違って食べると食中毒症状を起こします。

家庭菜園でも栽培できるニラと、ガーデニングで人気の水仙。一緒に育てる場合は、誤食事故にくれぐれもご注意ください。

＊五気・六味・帰経については
p170-171 を参照

ニラしょうゆ

材料（2人分）
・ニラ　1束
・しょうゆ　150ml
・みりん　50ml

作り方
①ニラは細かく刻む。
②保存容器に①としょうゆ、みりんを入れて半日置く（1～2カ月冷蔵保存可能）。
＊蒸し鶏、冷やっこなどにかけたり、炒飯の具にしたり、いろいろ使えます。

便利な保存食です。
ニンニク、ネギなど加えたり、ごま油や唐辛子を加えてアレンジも可能です。

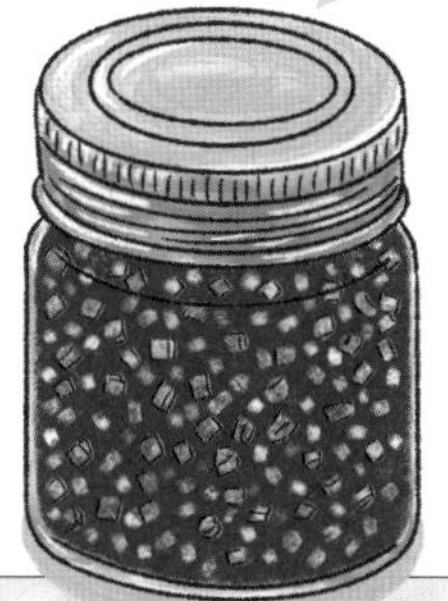

ニラそば

材料（2人分）
・ニラ　1/2束
・モヤシ　80g
・豚肉　60g
・塩・酒　各少々
・片栗粉　小さじ1/2
・焼きそば（蒸し）　2袋
・サラダ油　小さじ2
［A］
・オイスターソース　小さじ1
・しょうゆ　大さじ1
・酒　大さじ1
・塩・コショウ　各少々

作り方
①ニラは5㎝長さに切る。豚肉は細切りにし、塩、酒をふってから片栗粉をまぶしておく。
②フライパンにサラダ油を入れて火にかけ、豚肉を炒める。色が変わったら、焼きそばとモヤシを加え、強火で炒め合わせる。
③［A］を入れ、ニラを加え、しんなりしたら塩・コショウで味を調える。

下味、片栗粉をつけておくと肉がパサつきません。
強火で炒めることで、水気が出ず野菜がシャキッとおいしい！

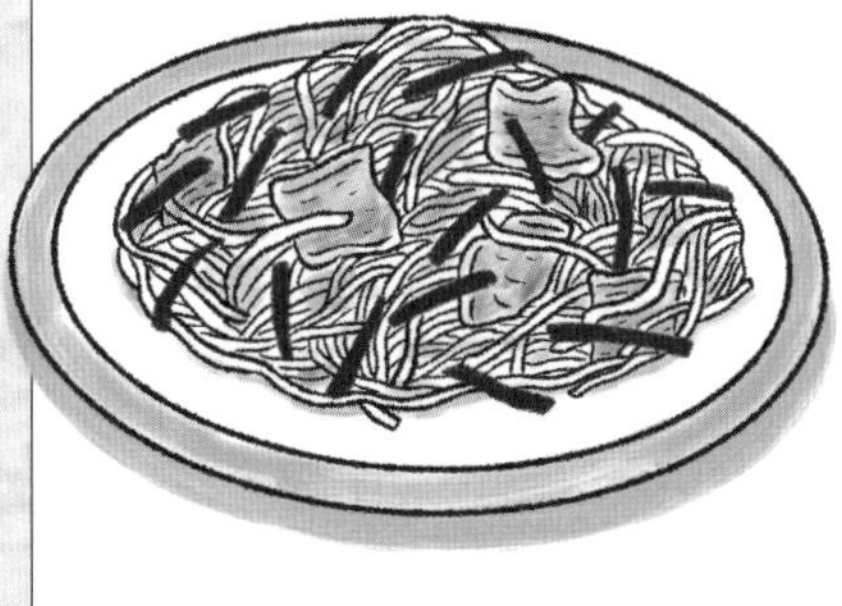

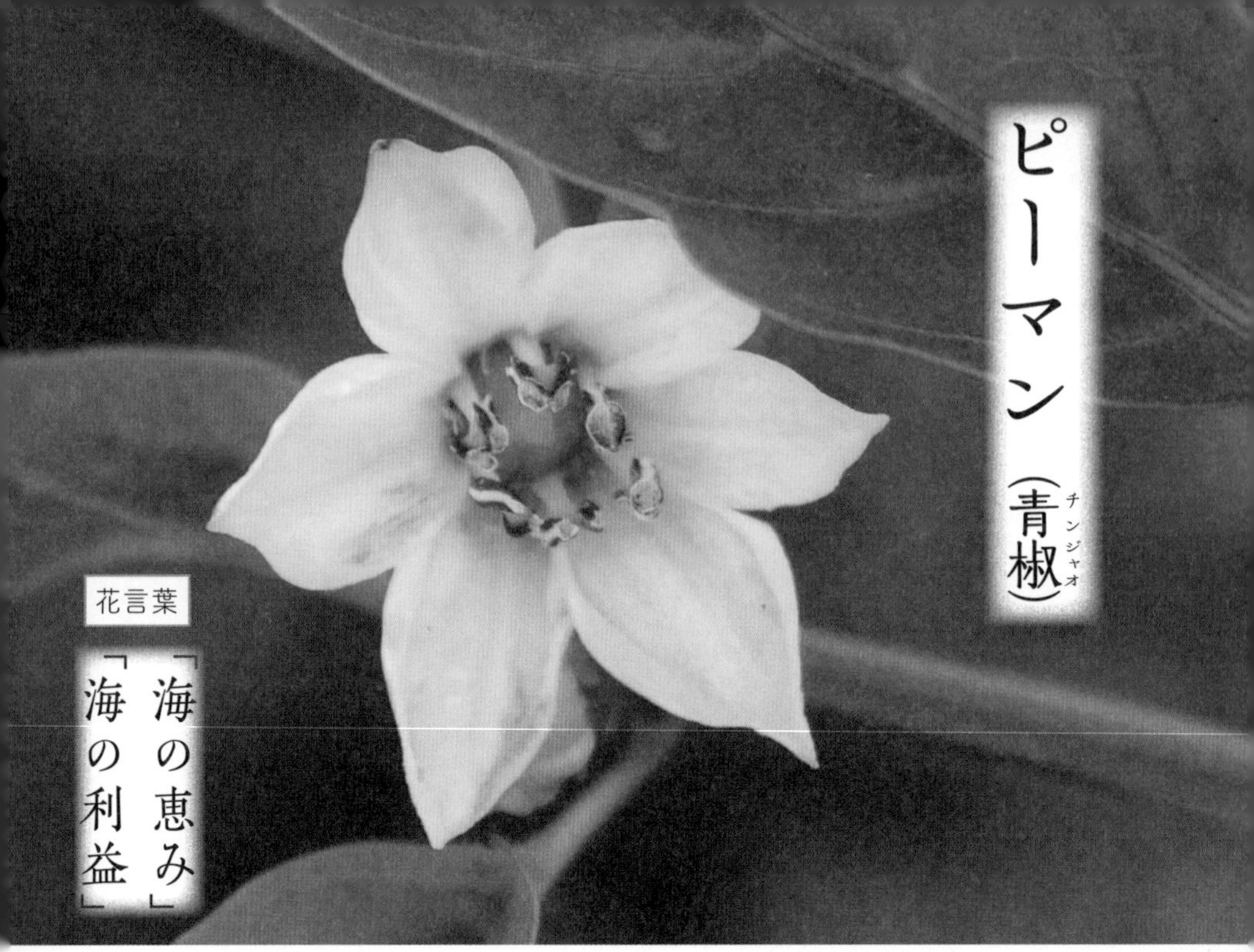

ピーマン（青椒《チンジャオ》）

花言葉

「海の恵み」
「海の利益」

【科・属名】ナス科・トウガラシ属
【原産地】中南米
【日本の産地】茨城県・宮崎県・高知県

ピーマンはトウガラシの仲間。中南米産のトウガラシがコロンブスによってヨーロッパに渡り、品種改良で辛味のないピーマンが誕生したそうです。ピーマンの名前の由来は、スペイン語でトウガラシを意味する「pimiento（ピメント）」。日本にはトウガラシより遅れて渡来し、明治以降に栽培が始まりました。

かつては、子どもが苦手な野菜の代表だったピーマン。最近は品種改良が進んで苦味や青くささが抑えられ、とても食べやすくなりました。生食でもおいしいので、赤や黄色のパプリカとともに人気の野菜となっています。

そんなピーマンの花言葉は「海の恵み」「海の利益」。かなり意外な花言葉ですが、完熟ピーマンの赤が珊瑚《さんご》を連想させることからついたそうです。

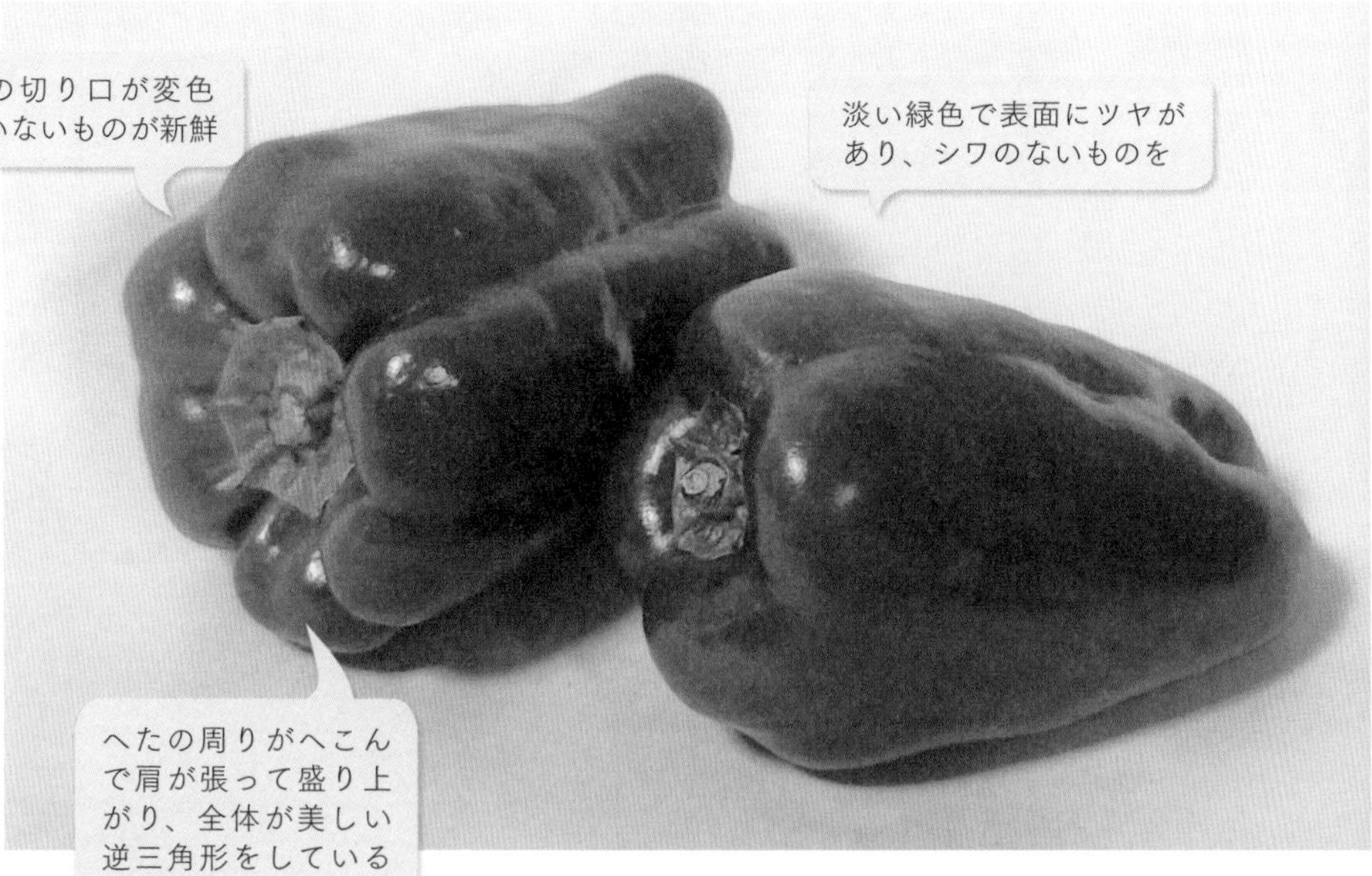
へたの切り口が変色
していないものが新鮮
淡い緑色で表面にツヤが
あり、シワのないものを
へたの周りがへこん
で肩が張って盛り上
がり、全体が美しい
逆三角形をしている
ものを

保存方法

熱帯生まれのピーマンは冷やし過ぎにご注意を。表面の水気を拭き取り、ポリ袋に入れて冷蔵庫の野菜室で保存。1週間をめどに食べきりましょう。

下ごしらえ＆ワンポイント

青椒肉絲《チンジャオロースー》のような千切りにする場合は、上下を切って種をとってから刻みます。旬のやわらかいピーマンは、上下の部分もやわらかいので捨てずに炒め物などに。丸焼きにする場合は、爪楊枝で穴をあけておくと破裂せず均一に火が通ります。

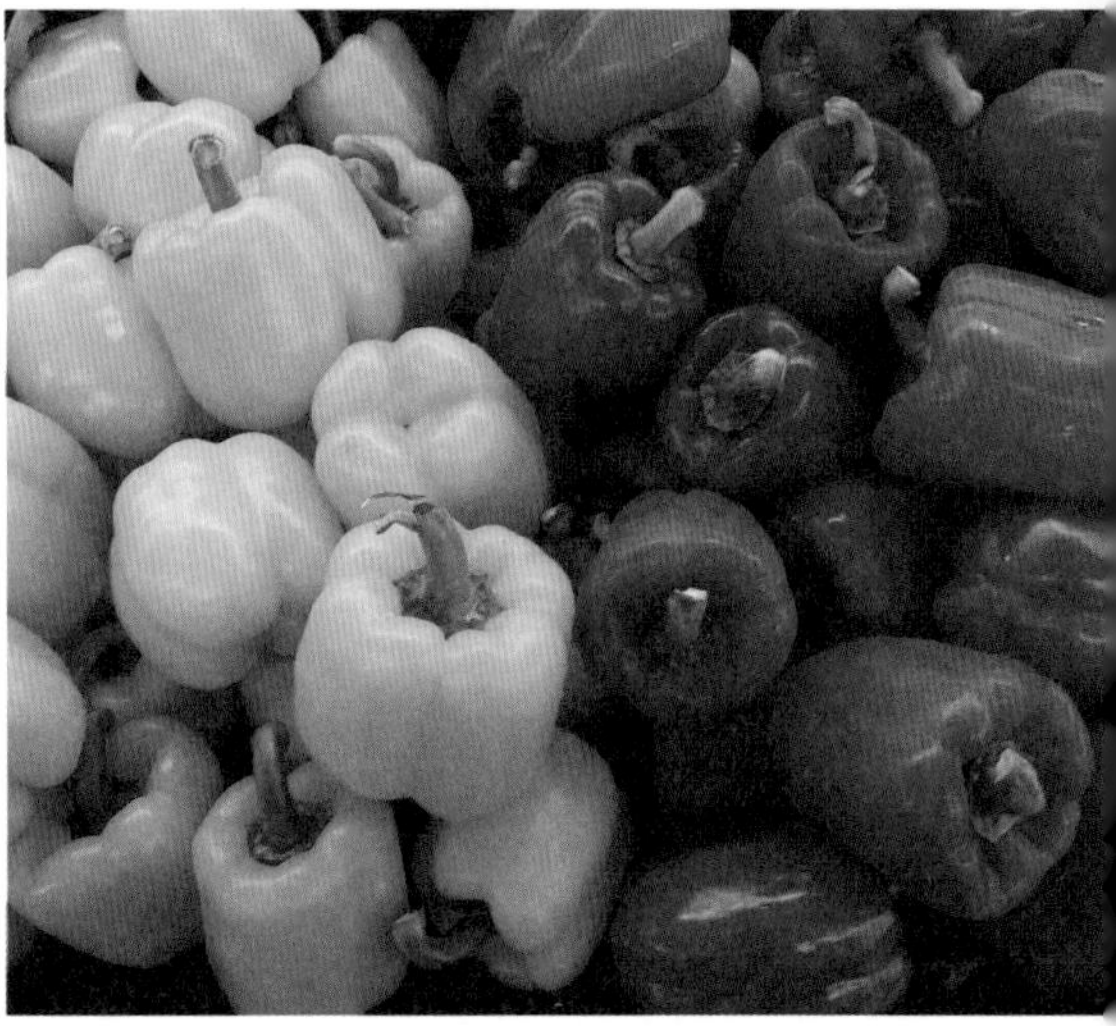

カラーパプリカは、緑のピーマンが完熟したもの。栄養価はカラーパプリカのほうが上です。サイズが小さめのほうが、実がやわらかい。

	1月	2月	3月	4月	5月	6月	7月	8月	9月	10月	11月	12月
ピーマン								旬				

薬膳帖

ピーマンもパプリカも、ビタミンC、β‐カロテン、ビタミンEが豊富。ピーマンの種とわたにはピラジンという成分が。独特の青くささのもとになっている成分ですが、血液をサラサラにするはたらきがあることがわかっています。抗酸化成分を豊富に含むので、老化防止、生活習慣病の予防、美肌の維持などの効果が期待できます。

薬膳では、トウガラシと同様、温め効果のある野菜です。冷えによって停滞した気血の巡りをよくし、消化機能を助けます。からだを冷やすものが多い夏野菜の中で、温める性質があるのはうれしい特徴。エアコンや冷たいものの食べ過ぎなどによる夏の冷えや、夏バテによる食欲不振などにおすすめです。

五気	六味	帰経
熱	辛	心、脾

適　応

冷えによる腹痛・嘔吐《おうと》・下痢／食欲不振／消化不良

栄養成分表（100gあたり）

	生
たんぱく質 (g)	0.9
脂　質 (g)	0.2
炭水化物 (g)	5.1
食物繊維量 (g)	2.3
カリウム (mg)	190
カルシウム (mg)	11
マグネシウム (mg)	11
ビタミンC (mg)	76
β‐カロテン (μg)	400
葉　酸 (μg)	26

こぼれ話

ピーマンをへたのほうから見たとき、五角形のものと六角形のものがあります。六角形のピーマンは、時間をかけてじっくり育っているので、糖度が高く苦味が少ないそう。苦味が苦手な方は六角形を選んでください。また、苦味成分は繊維に沿って入っているので、苦味を抑えたいなら繊維を断ち切らないよう縦切りにするか、丸ごと焼くのがおすすめ。選び方、調理法を工夫して、ピーマン嫌いを克服してください。

＊五気・六味・帰経については p170-171 を参照

野菜が主役のレシピ

ピーマンのグリル

材料（2人分）

・ピーマン	4〜5個
・オリーブオイル	大さじ1
・パン粉	適量
・パルメザンチーズ（粉）	適量

作り方

① ピーマンは縦半分に切る。種付きの状態でアルミホイルに並べ、オリーブオイルをかけて全体になじませる。

② パン粉とパルメザンチーズを混ぜたものを①にのせ、オーブントースターで焼き目が付くまで焼く。

こんがり焼いて、種もへたもまるっと味わってください。魚焼きグリルでも作れます。

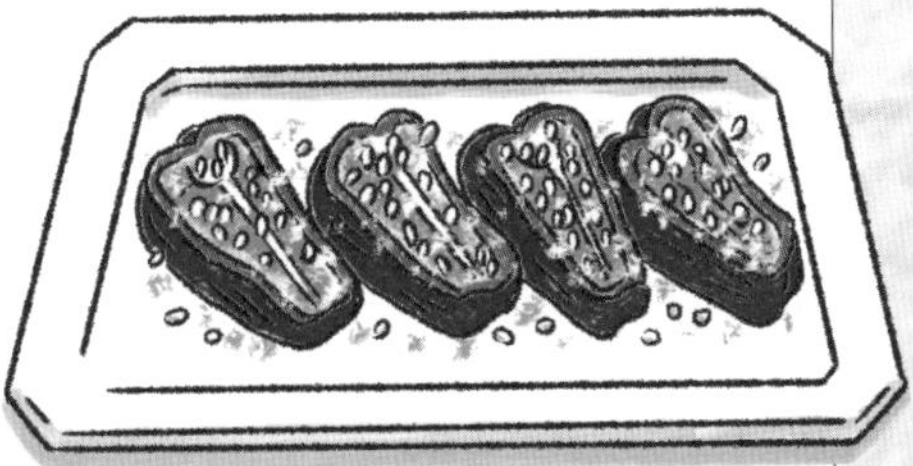

シンプル青椒肉絲《チンジャオロースー》

材料（2人分）

・ピーマン	3〜4個
・豚肉	150g
・酒	少々
・塩	少々
・片栗粉	小さじ1/2
・ニンニク	1/2片
・長ネギ	5㎝
・サラダ油	小さじ1

［A］

・オイスターソース	小さじ1
・紹興酒《しょうこうしゅ》	大さじ1
・しょうゆ	小さじ1
・砂糖	少々
・塩	少々

ピーマンが主役の炒め物。ピーマンを赤と緑の2色にすると彩り豊かになります。

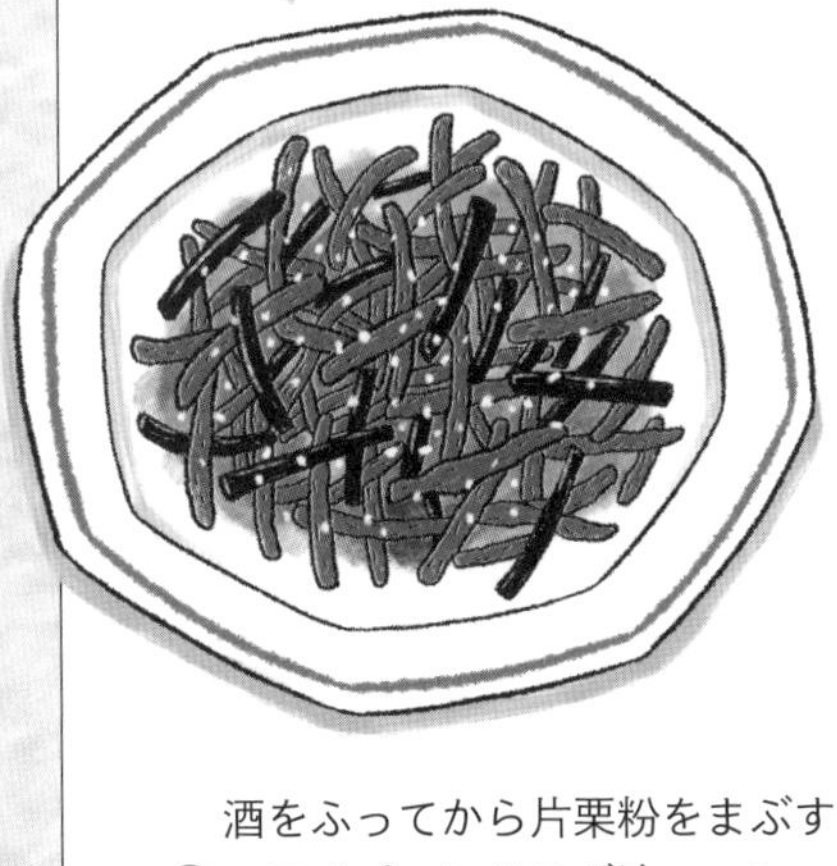

作り方

① ピーマンはへたと種を取り、縦に千切りにする。ニンニク、長ネギはみじん切りにする。豚肉は細切りにし、塩、酒をふってから片栗粉をまぶす。

② フライパンにサラダ油、ニンニクを入れて火にかけ、香りがたったら豚肉を入れて炒める。肉の色が変わったらピーマンを加え、しんなりしたら［A］、長ネギを加えて炒め合わせる。

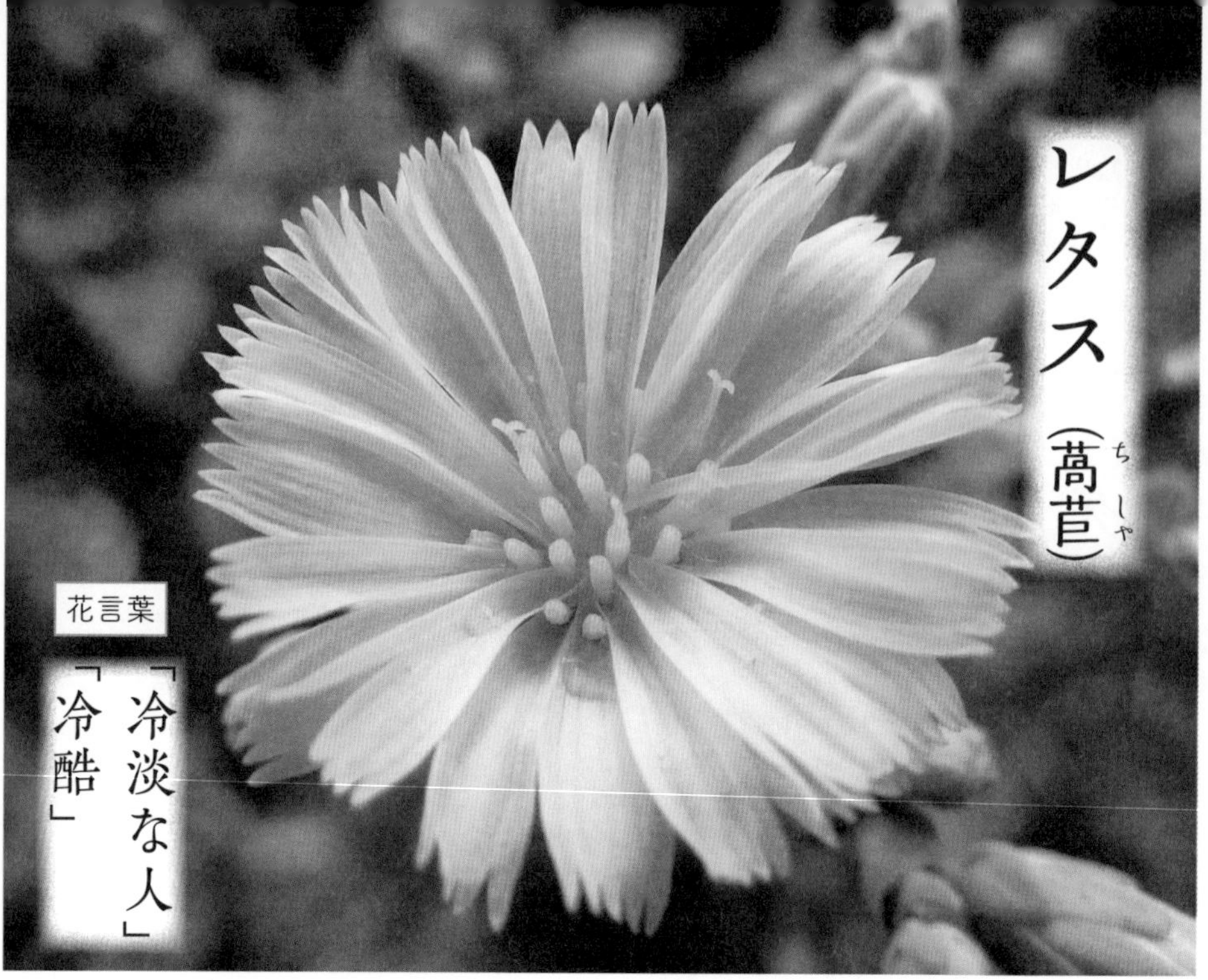

レタス（萵苣《ちしゃ》）

花言葉

「冷淡な人」「冷酷」

【科・属名】キク科・アキノノゲシ属
【原 産 地】地中海沿岸、西アジア
【日本の産地】長野県・茨城県・群馬県

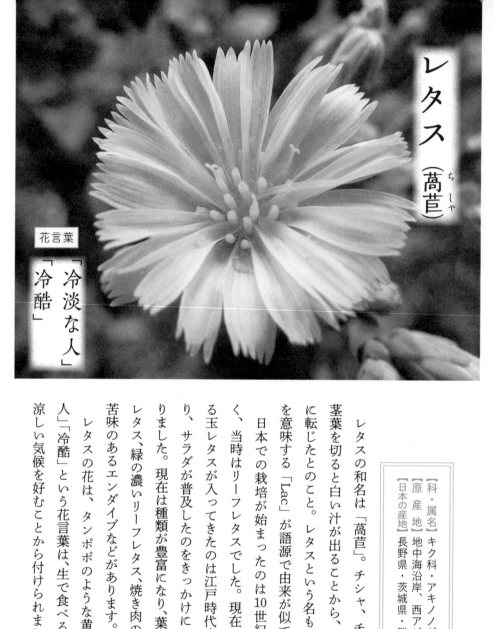

レタスの和名は「萵苣」。チシャ、チサと発音します。茎葉を切ると白い汁が出ることから、「乳草《ちちくさ》」がチシャに転じたとのこと。レタスという名も、ラテン語で牛乳を意味する「Lac」が語源で由来が似ています。

日本での栽培が始まったのは10世紀ごろと意外に古く、当時はリーフレタスでした。現在一般的になっている玉レタスが入ってきたのは江戸時代末期で、昭和に入り、サラダが普及したのをきっかけに一気に人気が高まりました。現在は種類が豊富になり、葉先が赤色のサニーレタス、緑の濃いリーフレタス、焼き肉のお供のサンチュ、苦味のあるエンダイブなどがあります。

レタスの花は、タンポポのような黄色い花。「冷淡な人」「冷酷」という花言葉は、生で食べることが多いこと、涼しい気候を好むことから付けられました。

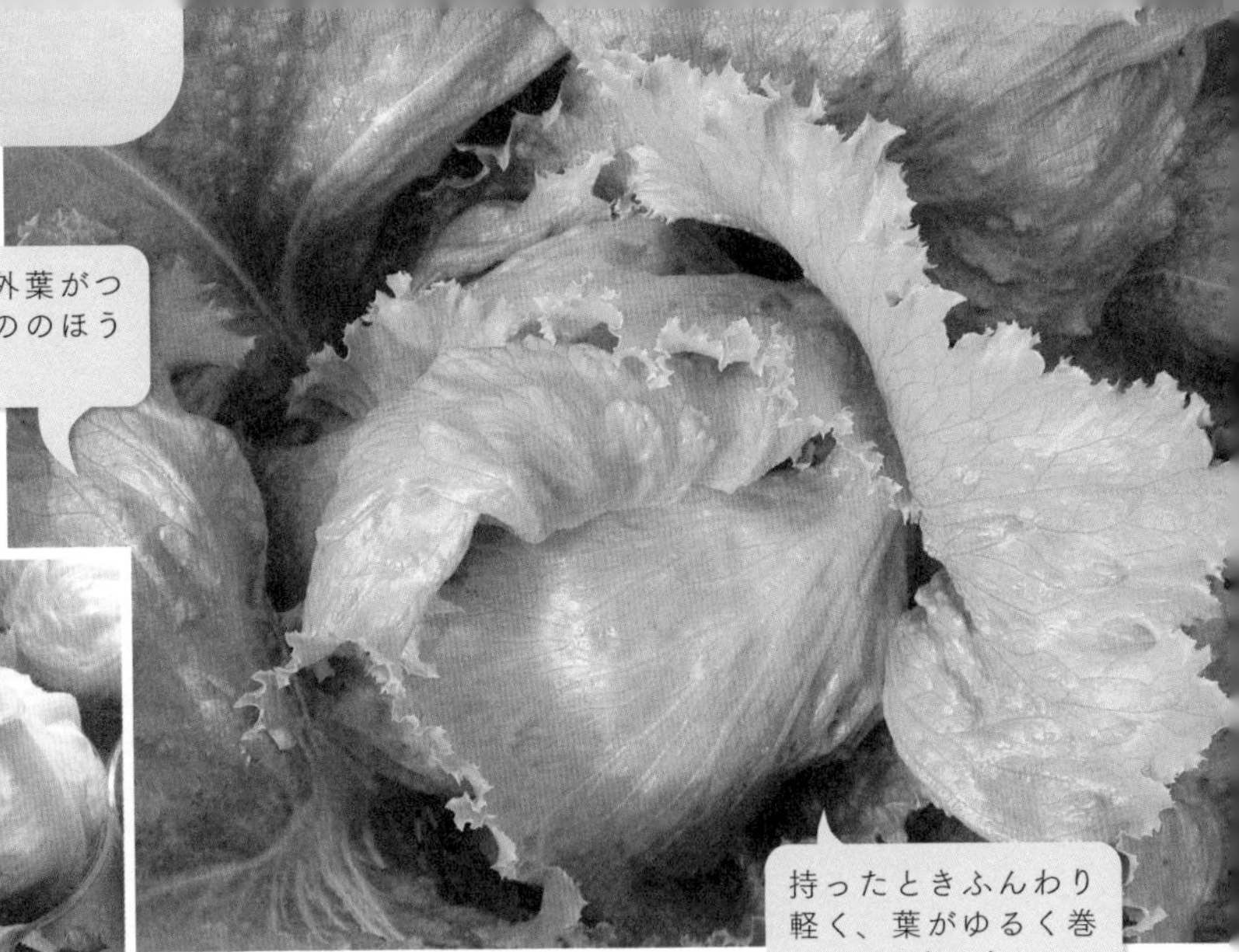
かたい緑の外葉がついているもののほうが新鮮
持ったときふんわり軽く、葉がゆるく巻いているものを

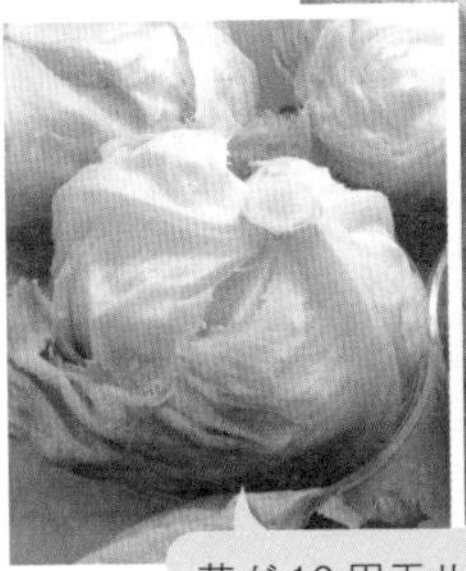
芯が10円玉サイズで大きく、ひび割れがないものを

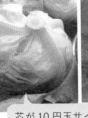

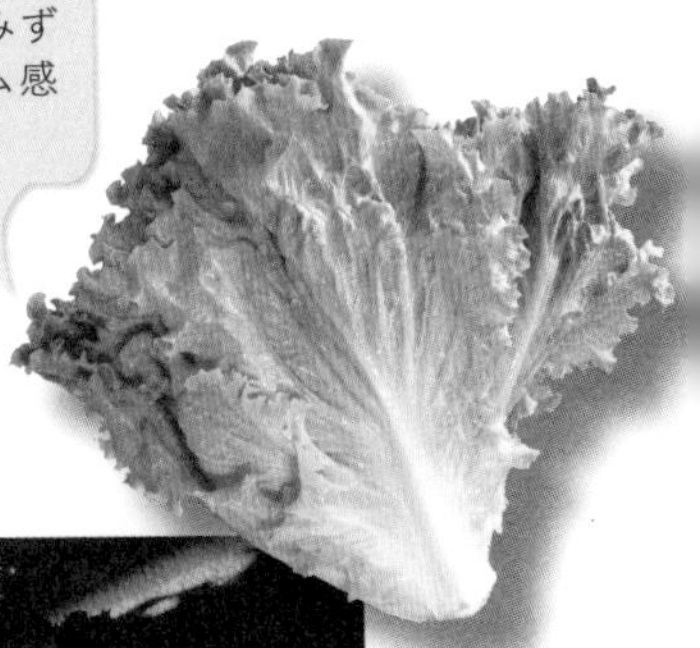
リーフレタスは、葉先までみずみずしくボリューム感のあるものを

保存方法

切り口に湿らせたキッチンペーパーをあて、ポリ袋に入れて冷蔵庫の野菜室で保存。半分に切って保存したい場合は、芯に包丁を入れ、ふたつ割にして保存しましょう。4～5日で食べきって。

下ごしらえ＆ワンポイント

包丁で切ると細胞が壊れ、切り口が変色しやすくなります。レタスは手でちぎるのがいちばん。外側の葉から1枚ずつ取り、食べやすい大きさにちぎりましょう。大きめにちぎった葉を水に10分程度さらすと全体がシャキッとします。水気を拭き取りペーパータオルを敷いた保存容器に入れて野菜室で保存すると、2～3日はパリッとした状態を保てます。

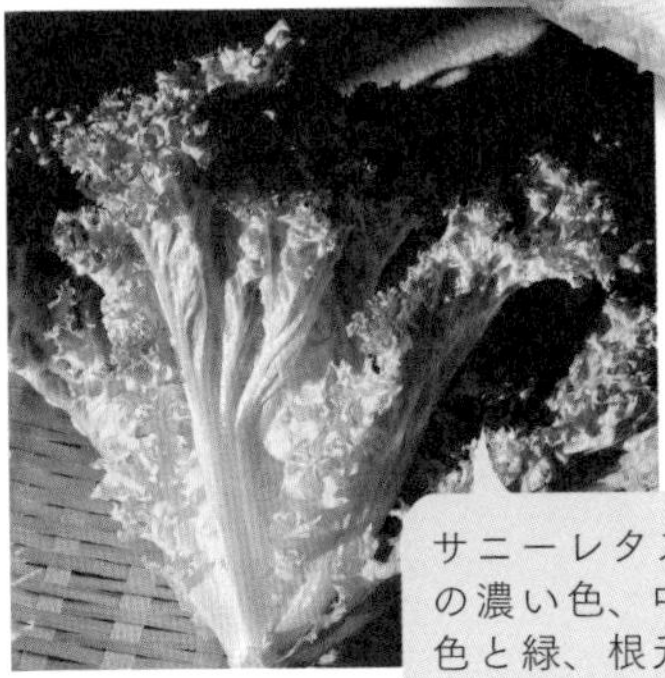
サニーレタスは、葉先の濃い色、中間の赤紫色と緑、根元の白のコントラストがはっきりしているものを

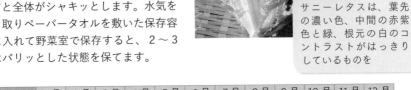

	1月	2月	3月	4月	5月	6月	7月	8月	9月	10月	11月	12月
レタス							旬					

薬膳帖

レタスは90％以上が水分ですが、ビタミンC、ビタミンE、β-カロテン、カリウム、鉄、マグネシウムなどを、微量ながらバランスよく含みます。切り口から出る白い汁は、抗酸化作用をもつサポニン様物質。苦み成分で、わずかではありますが鎮静効果が期待できます。

薬膳では、レタス（萵苣《ちしゃ》）は、水分代謝をよくする食材。利尿作用に加え、からだにこもった熱を取り除く作用が期待できます。鎮静作用もあるので、イライラするとき、神経が高ぶって眠れないときなどによいでしょう。また、母乳の出をよくする作用があるともされているので、女性向きの野菜でもあります。

五気	六味	帰経
涼	苦・甘	胃、大腸

適応

血尿／尿の出が悪い／腹痛／母乳の出が悪い／不眠／眠りが浅い

栄養成分表（100gあたり）

	生
たんぱく質 (g)	0.6
脂　質 (g)	0.1
炭水化物 (g)	2.8
食物繊維量 (g)	1.1
カリウム (mg)	200
カルシウム (mg)	19
マグネシウム (mg)	8
ビタミンC (mg)	73
β-カロテン (μg)	240
葉　酸 (μg)	5

こぼれ話

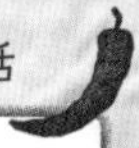

レタスの別名は「萵苣」ですが、中国では日本のレタスとは少し異なり、茎の長い茎レタス（ステムレタス）という品種が一般的です。葉ではなくおもに茎を食べるのですが、この茎を乾燥させたものを「山クラゲ」といいます。戻したものは漬物にされ、クラゲに似たコリコリとした食感を楽しめます。山クラゲは日本の中華料理店でも、ザーサイのようにご飯の供として出されています。

＊五気・六味・帰経については
p170-171を参照

野菜が主役のレシピ

ロメインレタスのエスニック炒め

材料（2人分）
- ロメインレタス　1個
- ショウガ　1片
- ニンニク　1/2片
- 酒　小さじ1
- ナンプラー　小さじ1
- サラダ油　小さじ1
- レモン汁　少々

作り方
① ロメインレタスは縦4等分、横3等分に切る。ショウガ、ニンニクはみじん切りに。
② フライパンにサラダ油、ショウガ、ニンニクを入れて火にかけ、香りがたったらレタスを入れる。
③ レタスが鮮やかな緑になり、茎がしんなりしたら、酒、ナンプラーを加えて炒め合わせる。
④ 火を止めてレモン汁をかける。

葉のしっかりしたロメインレタスは炒め物向き。
普通のレタスを使う場合は、レタスを入れたら強火で手早く炒めてください。

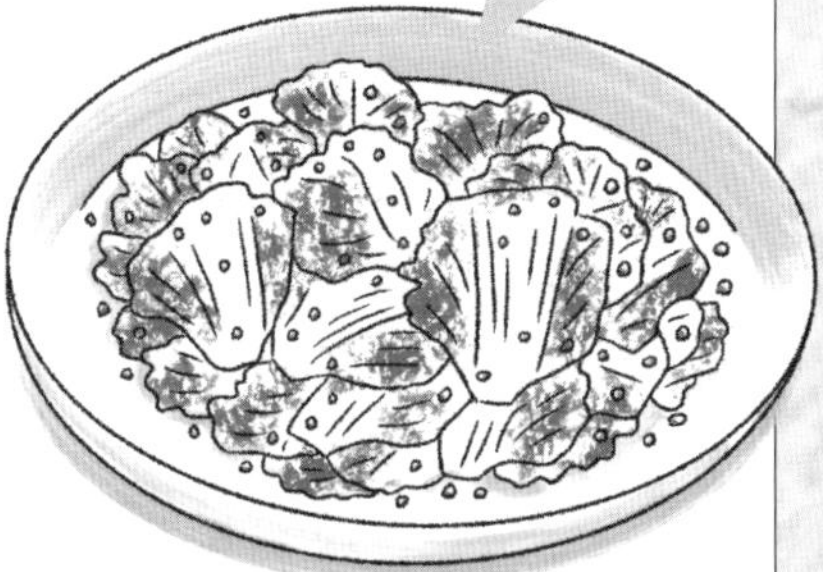

肉みそレタス

材料（2人分）
- レタス　4〜6枚
- 豚ひき肉　200g
- ニンニク　1片
- サラダ油　小さじ1
- みそ　大さじ3
- 砂糖　大さじ2
- 酒　小さじ1
- 塩・コショウ　各少々
- 白炒りごま　適量

作り方
① レタスは1枚ずつはずして冷水で洗い、ざるに上げてシャキッとさせる。ニンニクはみじん切りにする。
② フライパンにサラダ油、ニンニクを入れて火にかけ、香りが立ったら豚ひき肉を入れて炒める。肉の色が変わったら、みそ、砂糖、酒を加え、混ぜながらしっかりと炒める。
③ 塩・コショウで味を調え、白炒りごまを加える。
④ レタスに③の肉みそを巻いて食べる。

シャキッとさせる下ごしらえが肝心。新鮮なレタスの歯ごたえを味わってください。

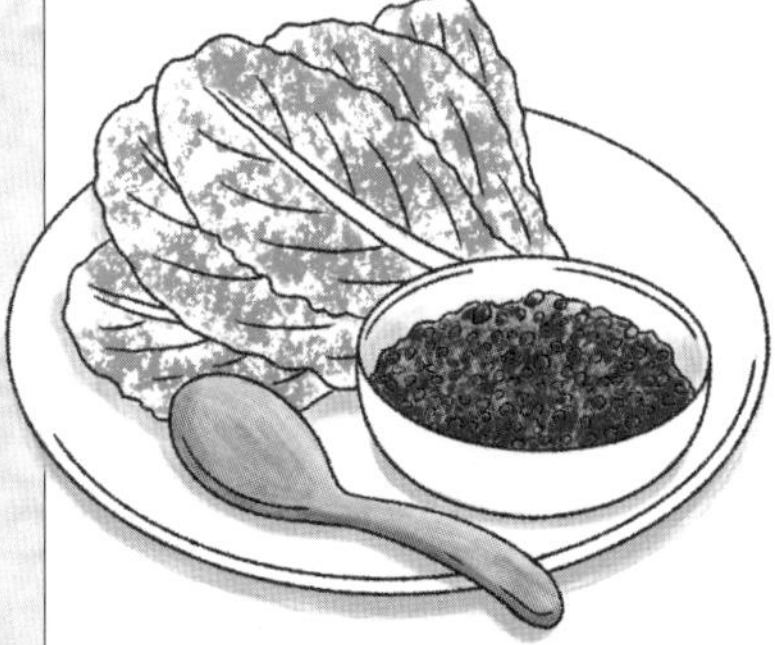

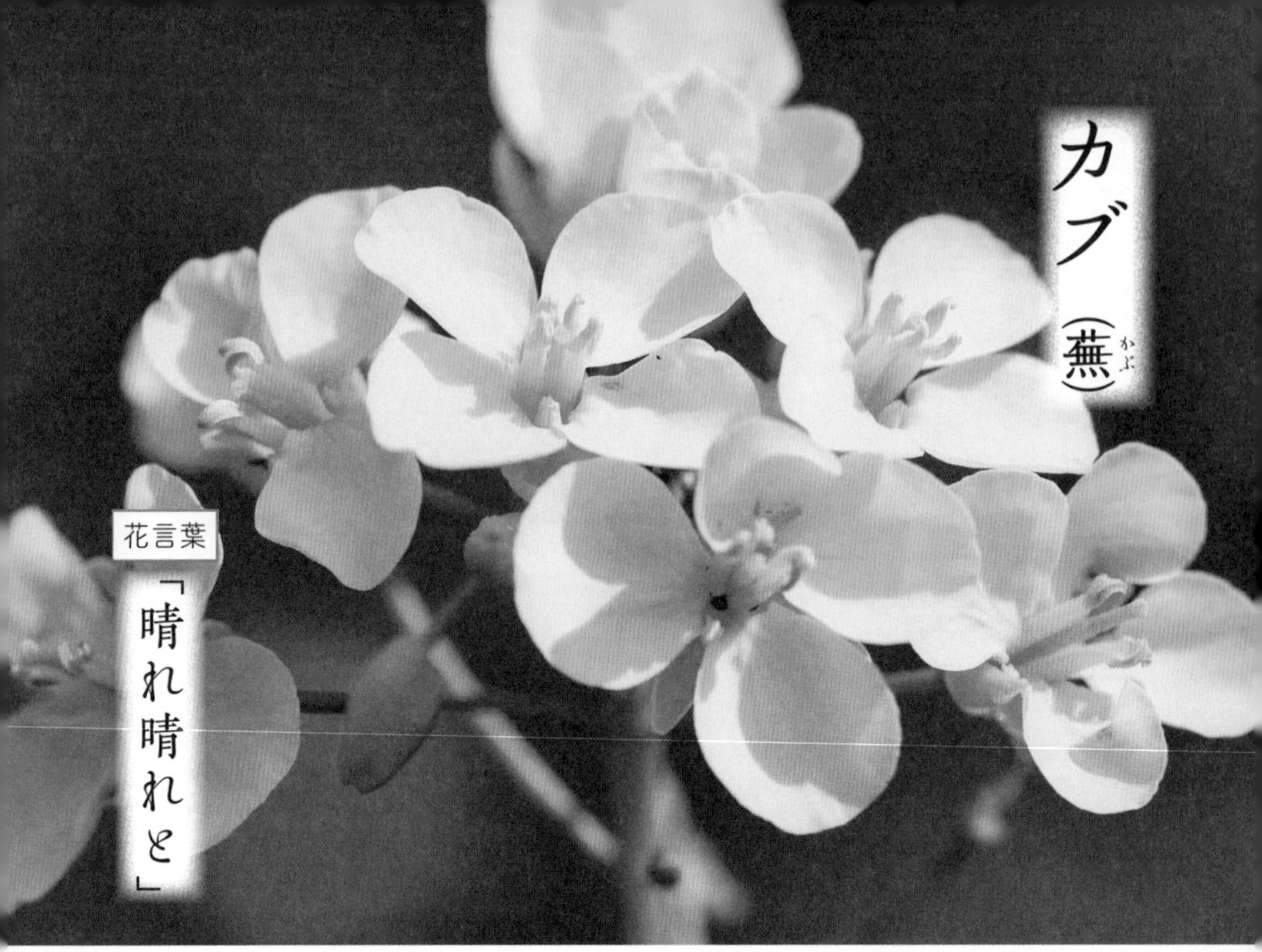

カブ（蕪《かぶ》）

花言葉

「晴れ晴れと」

【科・属名】アブラナ科・アブラナ属
【原産地】中央アジア、ヨーロッパ南西部
【日本の産地】千葉県・埼玉県・青森県

カブは春の七草のスズナ。桜の季節にもなれば、明るい黄色の花が咲きます。花言葉は「晴れ晴れと」。気持ちのいい春の日差しを連想させてくれますね。

日本にカブが伝わったのはなんと弥生時代。非常に古くから日本人に親しまれてきた伝統野菜のひとつです。栽培の歴史も長く、江戸時代には全国で作られるようになり、京都の「聖護院《しょうごいん》かぶら」や東京の「金町小かぶ」など多くのご当地野菜が登場しています。

カブの原産地は中央アジアとヨーロッパの2カ所。現在、東日本で栽培されている小型の品種は、耐寒性のあるヨーロッパ型、西日本で栽培されている中～大型の品種は中央アジア型です。ルーツの異なる2種類のカブが日本に伝わり、それぞれの地方で愛されながら浸透していったことがわかりますね。

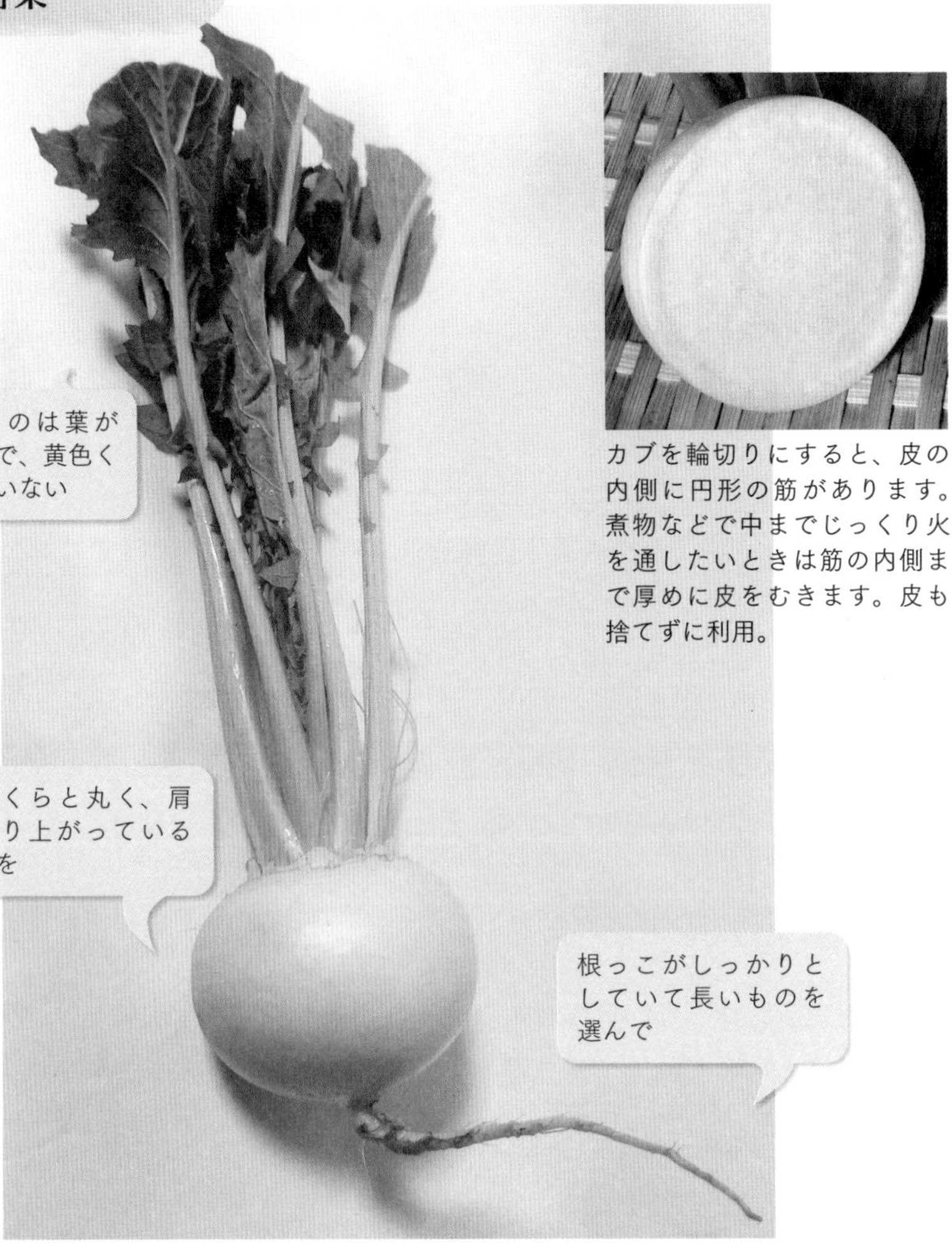
新鮮なものは葉が淡い緑色で、黄色く変色していない
ふっくらと丸く、肩が盛り上がっているものを
根っこがしっかりとしていて長いものを選んで

カブを輪切りにすると、皮の内側に円形の筋があります。煮物などで中までじっくり火を通したいときは筋の内側まで厚めに皮をむきます。皮も捨てずに利用。

保存方法

買ってきたら葉をただちに切り落とし、それぞれをポリ袋に入れて冷蔵庫の野菜室へ。

下ごしらえ＆ワンポイント

葉と実を切り分けたら、それぞれをよく洗います。葉の付け根部分についた泥は、水に浸しながら爪楊枝《つまようじ》などで丁寧に落としましょう。旬の走りのものは、実がやわらかいので皮付きで楽しめます。かたいものは皮をむきますが、むいた皮は捨てずに、刻んだ葉と一緒に塩もみして漬け物に。

	1月	2月	3月	4月	5月	6月	7月	8月	9月	10月	11月	12月
カブ				旬							旬	

薬膳帖

栄養豊富なのはカブの葉の部分。β-カロテン、ビタミンB_1、B_2、Cのほか、鉄分やカルシウムなどのミネラルも含みます。実の部分で注目すべきは消化酵素のアミラーゼ。唾液《だえき》や膵液《すいえき》に含まれるアミラーゼは、でんぷんを分解する消化酵素です。消化酵素は皮の近くに多いので、厚くむいた皮は細く切ってサラダに入れるなどして、食べるようにしましょう。

薬膳でも、カブは消化を促進するはたらきがあるとされ、腹痛やおなかにガスがたまって苦しいときにおすすめです。また、呼吸器にも作用するので、のどが痛いとき、声がかれるときにはカブのおろし汁を飲むとよいとされてきました。

五気	六味	帰経
平	辛・甘・苦	心、肺、脾、胃

適応

消化不良／おなかの張り・膨満感《ぼうまんかん》／げっぷ／吐き気／多汗／ほてり／糖尿病

こぼれ話

やせた土地でも育ち、春と秋の2回収穫できるカブは、戦地でも重宝されました。特にカブにゆかりがあるのが、中国の『三国志《さんごくし》』に出てくる諸葛孔明《しょかつこうめい》です。孔明は、戦地の兵士が栄養失調で倒れるのを目の当たりに。何とかしなければと思案した末、兵舎の周りでカブを育てて兵士たちに大いに食べさせたそうです。そんな逸話から、カブは中国で「諸葛菜《しょかつさい》」とも呼ばれるようになりました。

栄養成分表（100g あたり）

	根（皮付き・生）	葉（生）
たんぱく質 (g)	0.7	2.3
脂　質 (g)	0.1	0.1
炭水化物 (g)	4.6	3.9
食物繊維量 (g)	1.5	2.9
カリウム (mg)	280	330
カルシウム (mg)	24	250
マグネシウム (mg)	8	25
ビタミンC (mg)	19	82
β-カロテン (μg)	0	2800
葉　酸 (μg)	48	110

＊五気・六味・帰経については p170-171 を参照

カブと桜エビの炒め

材料（2人分）

・カブ（大）	2個
・桜エビ	大さじ1
・サラダ油	小さじ1
・塩	少々

作り方

① カブは葉と実を切り分け、実は皮をむいて薄い半月切りにする。葉は5㎝長さに切る。

② フライパンにサラダ油を入れて火にかけ、弱火で桜エビを炒める。香りがたったら、カブの実を入れて炒め、しんなりしたら葉を入れる。

③ カブが少し透きとおってきたら、塩で味を調える。

うま味のでる桜エビから炒めるのがコツ。
こげないように弱火で炒め、香りがたったところで野菜を入れましょう。

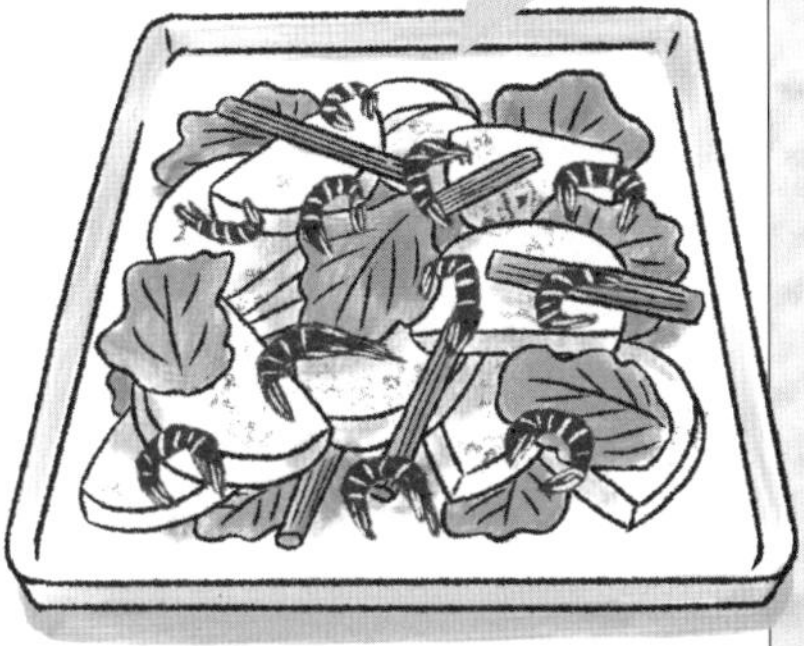

カブの豆乳スープ

材料（2人分）

・カブ（小）	3個
・タマネギ	1/4個
・バター	15g
・豆乳	100cc
・小麦粉	小さじ2
・固形コンソメ	1個
・塩・コショウ	各少々

皮も葉も余すところなく使ったスープ。カブの葉はくたくたになるまでじっくり煮ると甘みが出ます。バターはオリーブオイルにかえてもOKです。

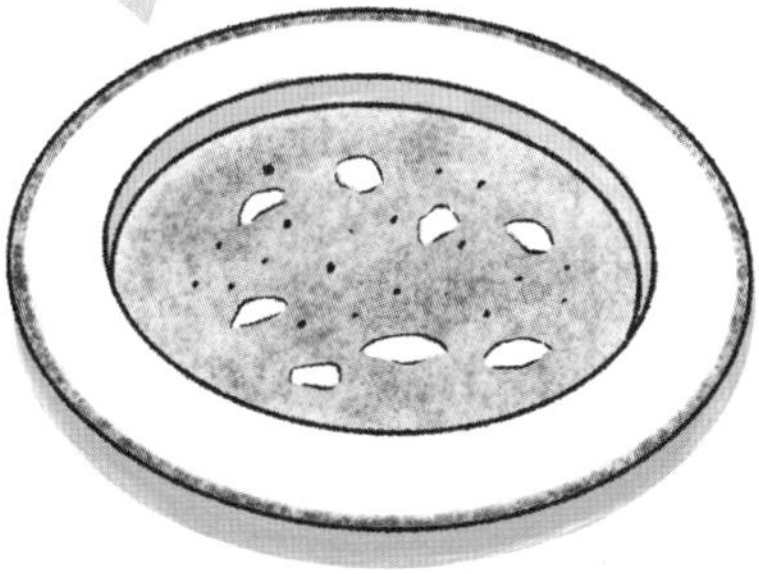

作り方

①カブは葉と実を切り分け、実は皮つきのまま4等分、葉は粗く刻む。タマネギは1㎝角に切る。

②フライパンにバターを入れ、タマネギを炒める。しんなり透きとおったら小麦粉を加えて炒める。

③ 水200ccを少しずつ加えてのばし、固形コンソメ、カブの実、葉を入れて煮込む。

④ カブがやわらかくなったら、豆乳を入れてひと煮立ちさせ、塩、コショウで味を調える。

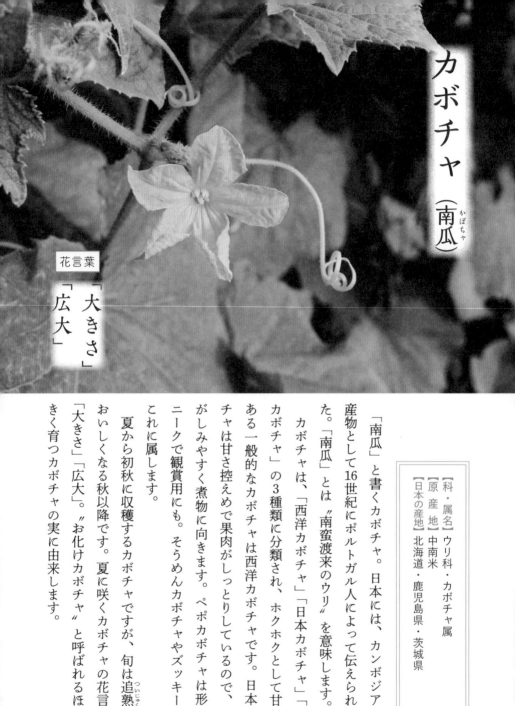

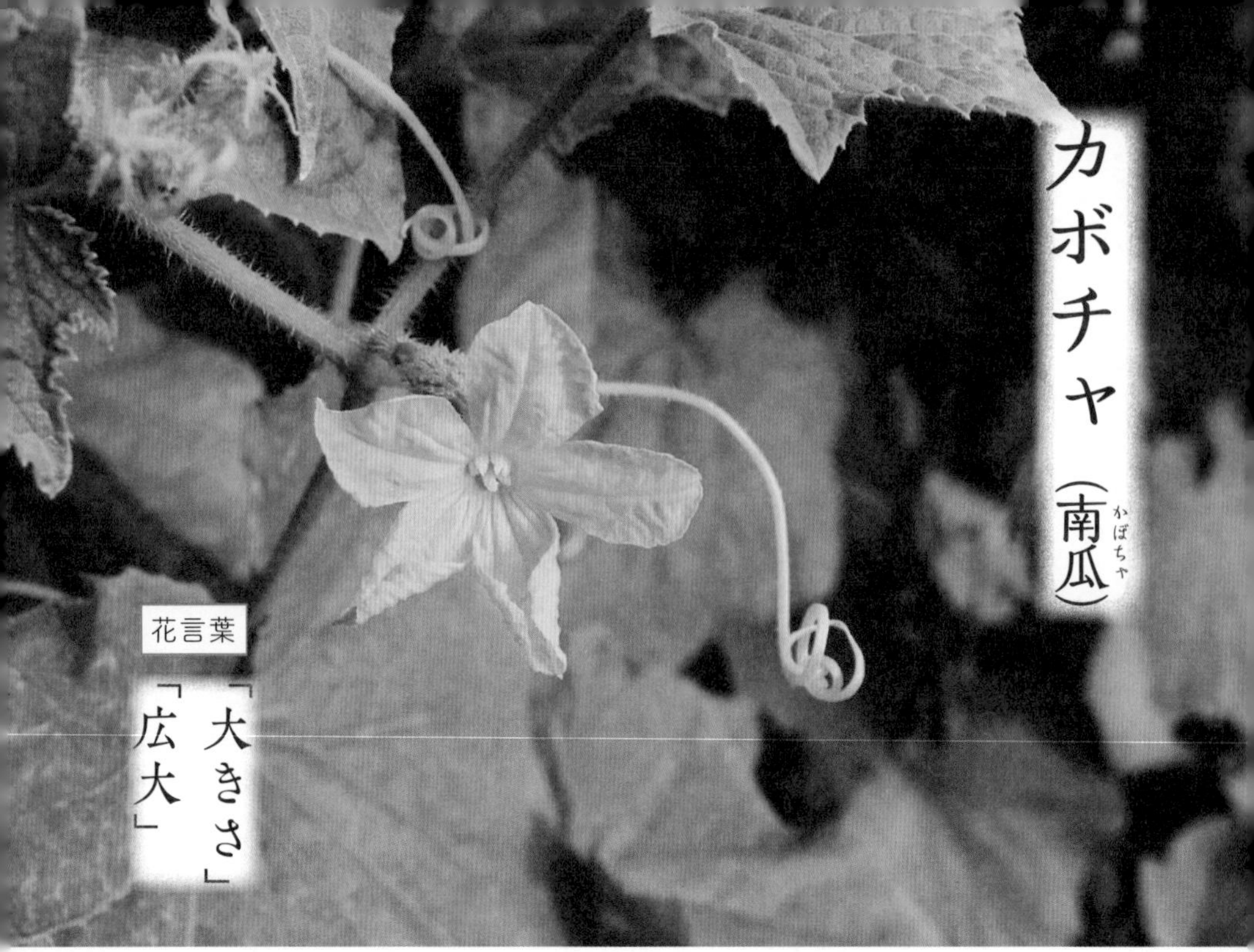

カボチャ（南瓜《かぼちゃ》）

花言葉

「大きさ」「広大」

【科・属名】ウリ科・カボチャ属
【原産地】中南米
【日本の産地】北海道・鹿児島県・茨城県

「南瓜」と書くカボチャ。日本には、カンボジアの特産物として16世紀にポルトガル人によって伝えられました。「南瓜」とは〝南蛮渡来のウリ〟を意味します。

カボチャは、「西洋カボチャ」「日本カボチャ」「ペポカボチャ」の3種類に分類され、ホクホクとして甘みがある一般的なカボチャは西洋カボチャです。日本カボチャは甘さ控えめで果肉がしっとりしているので、だしがしみやすく煮物に向きます。ペポカボチャは形がユニークで観賞用にも。そうめんカボチャやズッキーニはこれに属します。

夏から初秋に収穫するカボチャですが、旬は追熟《ついじゅく》しておいしくなる秋以降です。夏に咲くカボチャの花言葉は「大きさ」「広大」。〝お化けカボチャ〟と呼ばれるほど大きく育つカボチャの実に由来します。

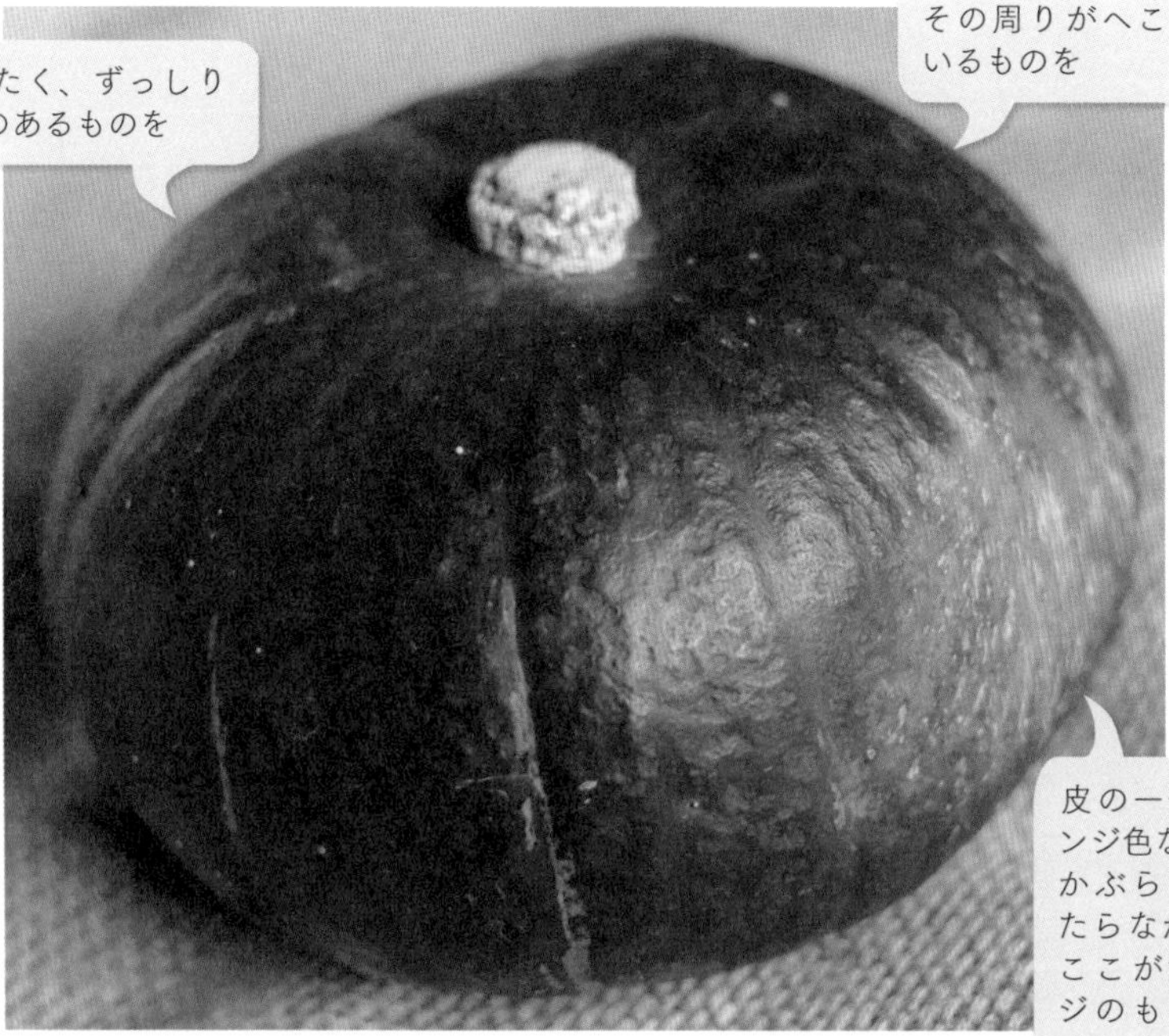
皮がかたく、ずっしりと重みのあるものを
へたが真ん中にあり、十分に乾燥していて、その周りがへこんでいるものを
皮の一部分がオレンジ色なのは、土がかぶらず日光に当たらなかったから。ここが濃いオレンジのものほど甘くておいしい

保存方法

丸ごとなら涼しい場所で2～3カ月保存がききます。カットされているものは、傷みやすいわたと種を取り除き、ラップに包んで冷蔵庫の野菜室へ。

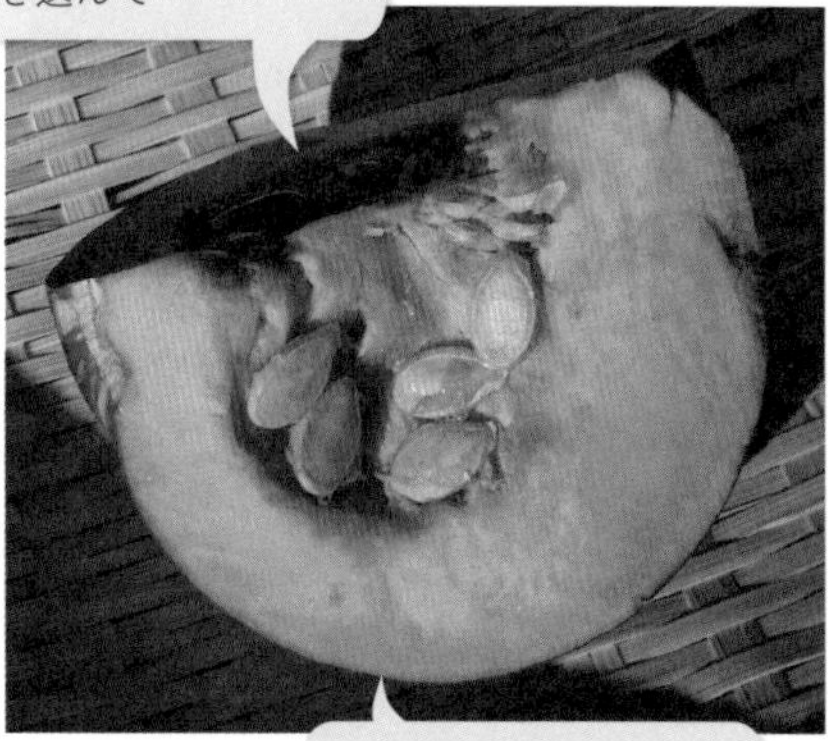
カットされている場合は、果肉のオレンジ色が濃いものを選んで
種がふくらんでいれば、熟しているサイン。肉厚のものを

下ごしらえ＆ワンポイント

皮がかたいカボチャは、包丁の刃先で上下にあるへたの周りに深く切り込みを入れ、へたを取り除きます。へたのあったところから縦に包丁を入れて切り分けましょう。かたくて切りにくい場合は、丸ごとレンジで2分ほど加熱するとやわらかくなります。また、皮付きで煮る場合は、皮を下にして鍋に入れると火の通りがよくなります。

	1月	2月	3月	4月	5月	6月	7月	8月	9月	10月	11月	12月
カボチャ										旬		

薬膳帖

カボチャは非常に栄養価が高く、抗酸化ビタミンのβ-カロテン、ビタミンC、Eが豊富です。β-カロテンは、皮膚や粘膜を丈夫にして免疫力を高めます。ビタミンEは血行を促進するので、冷え対策におすすめです。

薬膳では気を補ってからだを元気にしてくれる食材。消化機能を健やかに保ちます。また、カボチャの種も「南《なん》瓜《か》子《し》」という薬膳食材。尿の出をよくするほか、虫下しにも使われました。また、母乳の出が悪いときや産前産後のむくみにも効果があるとされています。種を食べるときは、よく洗ってから一日天日干しし、フライパンで炒った後、キッチンバサミで上下をカット。中の緑色の部分を取り出して食べます。

五気	六味	帰経
温	甘	脾、胃

適応

疲れ／吐き気／嘔吐／冷えによる腹痛／下痢／便秘

栄養成分表（100gあたり）

	生	ゆで
たんぱく質 (g)	1.6	1.9
脂　質 (g)	0.1	0.1
炭水化物 (g)	10.9	13.3
食物繊維量 (g)	2.8	3.6
カリウム (mg)	400	480
カルシウム (mg)	20	24
マグネシウム (mg)	15	15
ビタミンC (mg)	16	16
β-カロテン (μg)	730	830
葉　酸 (μg)	80	75

こぼれ話

一年で最も日中の時間が短い冬至。昔から冬至にはカボチャを食べるとよいとされます。ほっこりからだを温めるカボチャは、非常に日持ちのいい野菜。冬至が過ぎれば暦は寒の入り。栄養豊富なカボチャは、かぜを予防し厳しい寒さを乗り切るための先人の知恵だったのでしょう。

カボチャの皮やわたですが、栄養価は実より上。β-カロテン、食物繊維のほか、血液凝固に関与するビタミンKを含みます。煮物の際は皮を残して。また、実より甘みの強いわたは、スイーツやポタージュ作りの際に加えるとよいでしょう。

＊五気・六味・帰経についてはp170-171を参照

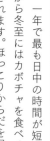

カボチャのポタージュ

材料（2人分）
・カボチャ　200g
・タマネギ　1/2個
・オリーブオイル　小さじ1
・牛乳　100cc
・塩　少々
・クルミ　適量

作り方
① カボチャは種と皮を取り、薄切りにする（種の周りのわたは使う）。タマネギは繊維に沿ってスライスする。
② フライパンにオリーブオイルを入れ、タマネギを炒める。しんなり透き通ったらカボチャを加え、ひたひたの水を加えてやわらかくなるまで煮る。
③ 粗熱が取れた②をミキサーにかけ、なめらかにする。
④ ③を鍋に入れ、水100cc、牛乳を入れてのばしながら温め、塩で味を調える。
⑤ 器に盛り、砕いたクルミをのせる。

カボチャはわたも使用。
ミキサーにかけたところまでの〝スープの素〟は、たっぷり作って冷凍保存可能です。

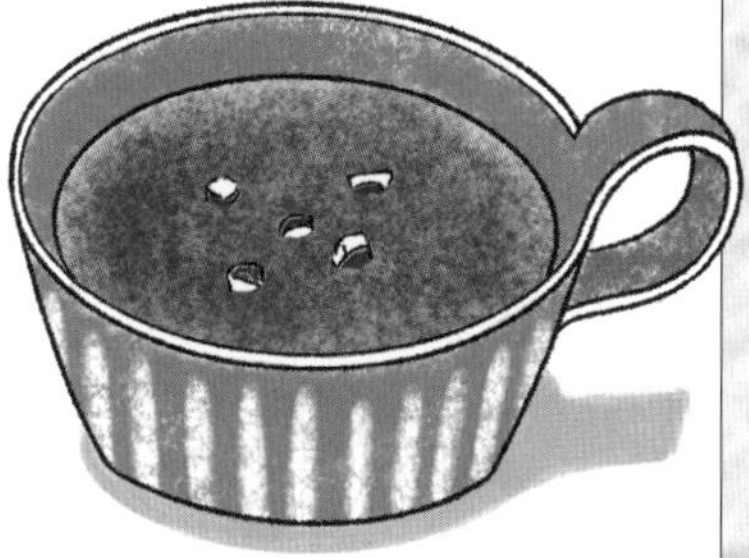

カボチャ煮

煮る前に砂糖をまぶすと余分な水分が抜けてホクホクに仕上がります。
ひたひたの水分で蒸し煮にすると、しっとりホクッとおいしいカボチャ煮に。

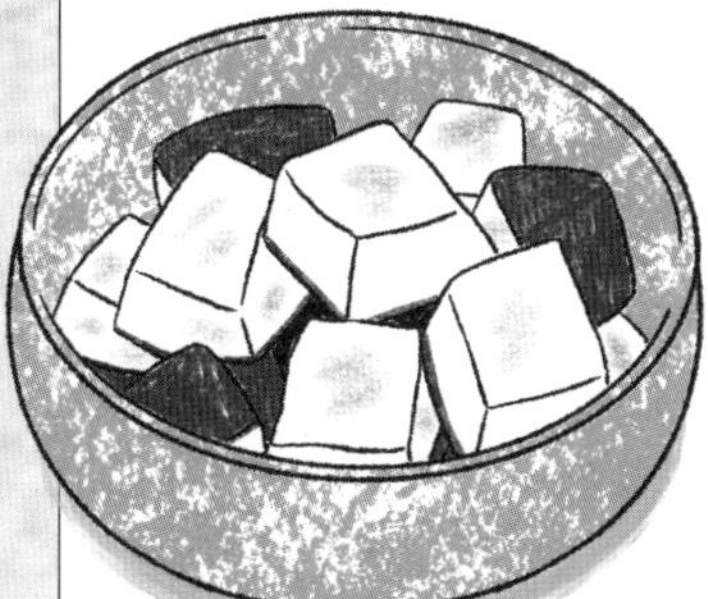

材料（2人分）
・カボチャ　1/4個
・砂糖　大さじ1
・ハチミツ　小さじ1
・塩　ひとつまみ

作り方
① カボチャは種をとって食べやすい大きさに切り、皮の面だけ面取りする。バットにカボチャを並べたら、砂糖をふって30分ほど置く。
② 鍋に、皮を下にしたカボチャを並べる。①で出た水分と、水200ccを入れ、フタをして中火にかける。
③ 煮立ってきたらハチミツ、塩を入れ、フタをしてさらに煮る。
④ カボチャをゆすり、煮汁をかけながら10分ほど煮て、汁気がなくなれば出来上がり。

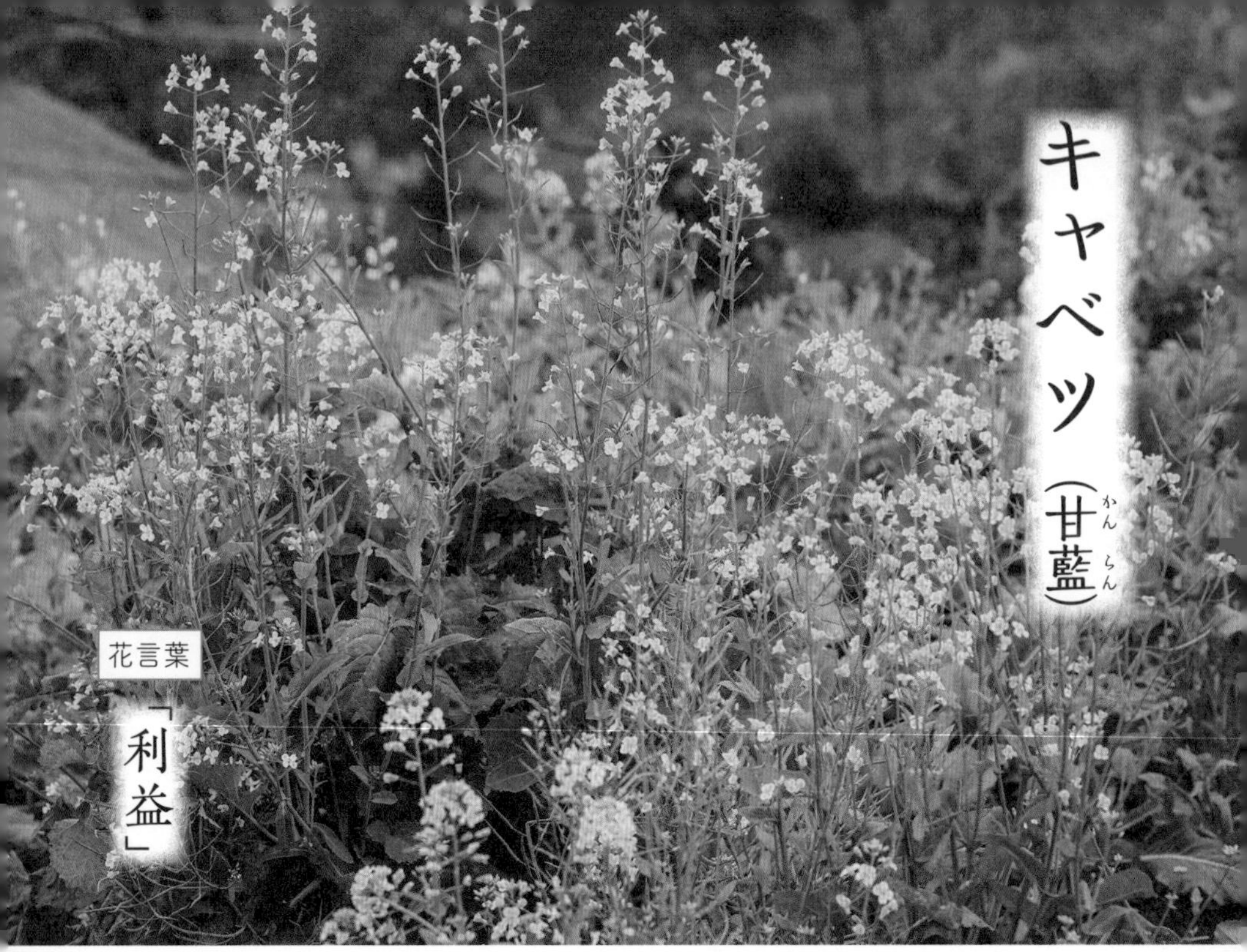

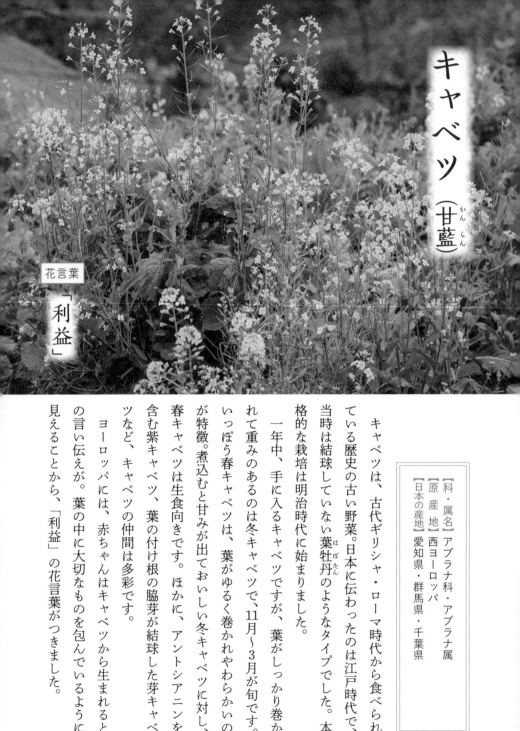

キャベツ（甘藍《かんらん》）

花言葉

「利益」

【科・属名】アブラナ科・アブラナ属
【原産地】西ヨーロッパ
【日本の産地】愛知県・群馬県・千葉県

キャベツは、古代ギリシャ・ローマ時代から食べられている歴史の古い野菜。日本に伝わったのは江戸時代で、当時は結球していない葉牡丹《はぼたん》のようなタイプでした。本格的な栽培は明治時代に始まりました。

一年中、手に入るキャベツですが、葉がしっかり巻かれて重みのあるのは冬キャベツで、11月〜3月が旬です。いっぽう春キャベツは、葉がゆるく巻かれやわらかいのが特徴。煮込むと甘みが出ておいしい冬キャベツに対し、春キャベツは生食向きです。ほかに、アントシアニンを含む紫キャベツ、葉の付け根の脇芽が結球した芽キャベツなど、キャベツの仲間は多彩です。

ヨーロッパには、赤ちゃんはキャベツから生まれるとの言い伝えが。葉の中に大切なものを包んでいるように見えることから、「利益」の花言葉がつきました。

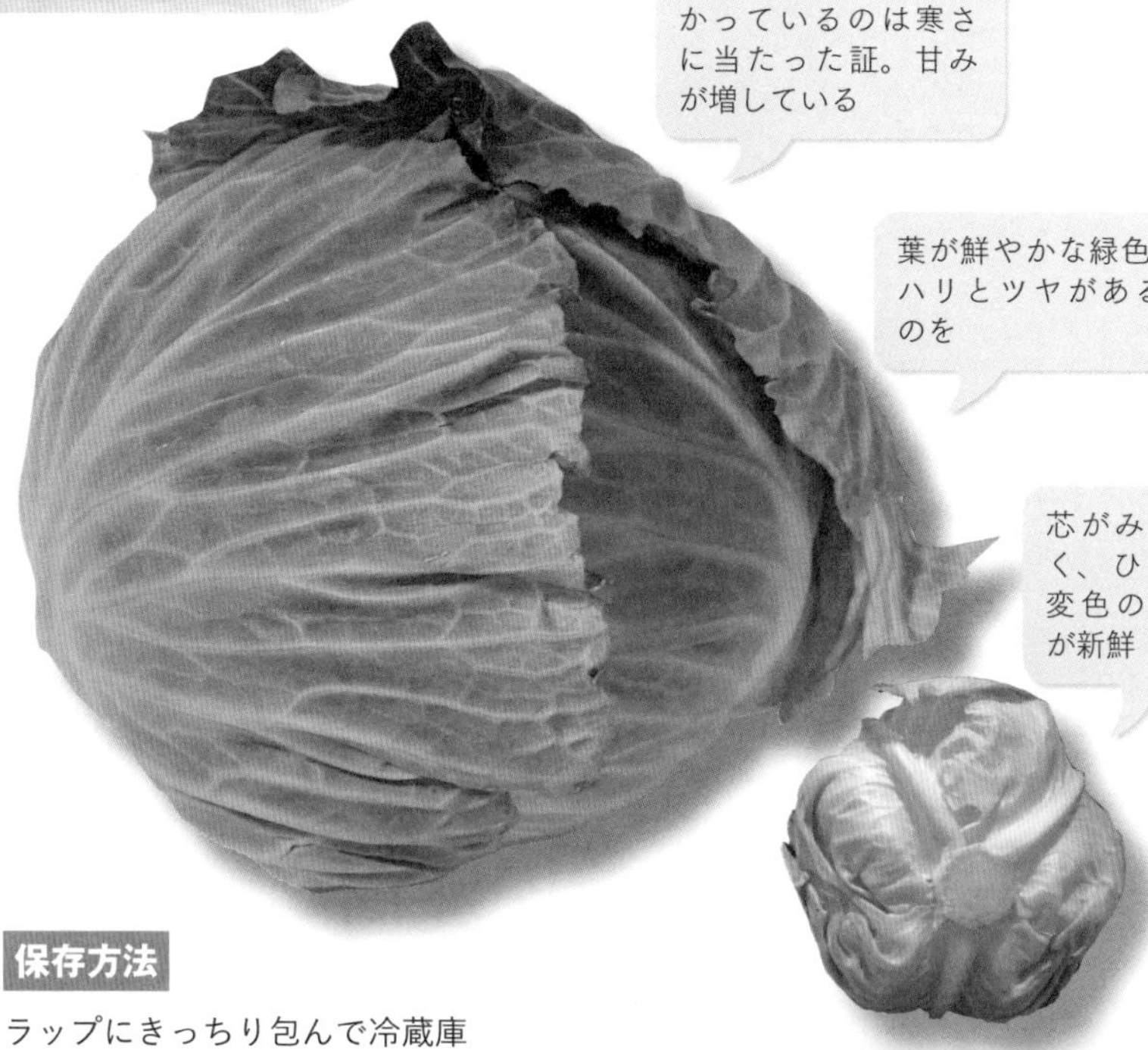
外葉の葉先が紫がかっているのは寒さに当たった証。甘みが増している
葉が鮮やかな緑色で、ハリとツヤがあるものを
芯がみずみずしく、ひび割れや変色のないものが新鮮

保存方法

ラップにきっちり包んで冷蔵庫の野菜室に。丸のままのキャベツは、芯をくり抜き、湿らせたキッチンペーパーを詰めておくと長持ちします。

下ごしらえ & ワンポイント

千切りにするときは、葉を1枚ずつ取り、繊維に逆らって切るとふんわりします。シャキッとさせたい場合は5分ほど水にさらしますが、長時間さらすとビタミンなどが溶け出してしまうのでご注意ください。芯の部分は甘みが強く、薄く削ぎ切りにしてスープやみそ汁にするとだしが出ます。

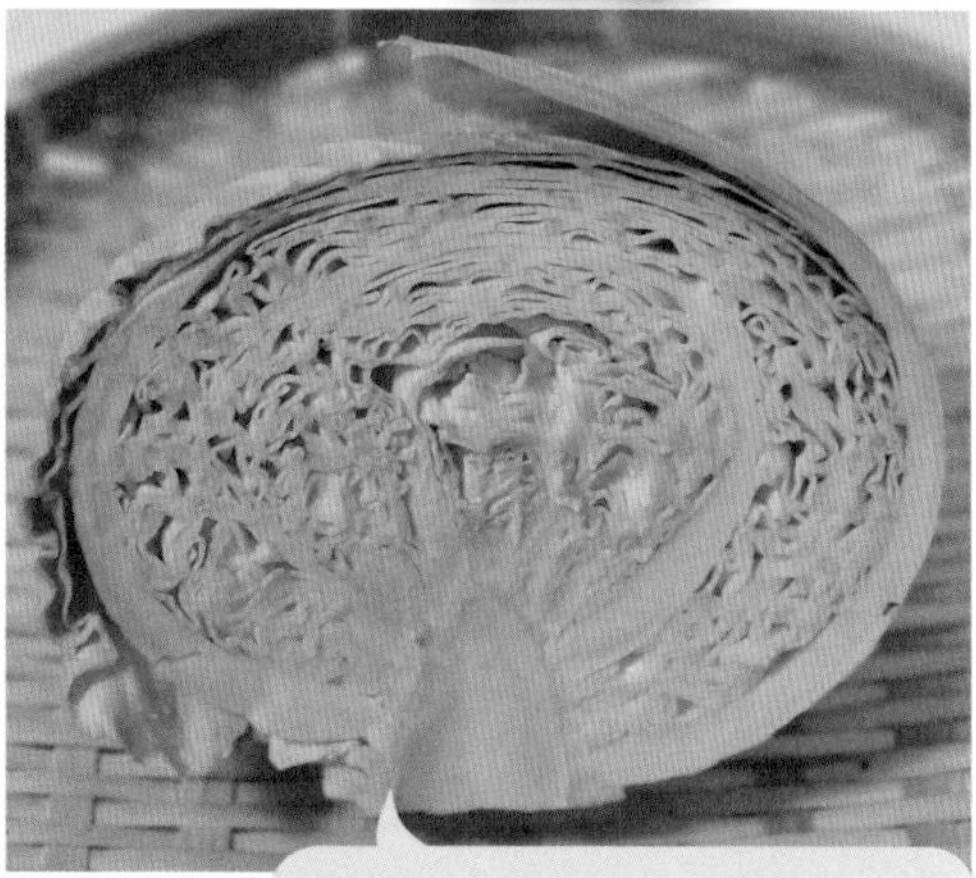
巻きがしっかりしていて葉先にすき間がなく、ずっしり重いものを
＊巻きのゆるい春キャベツは、逆に軽いものを選んで

	1月	2月	3月	4月	5月	6月	7月	8月	9月	10月	11月	12月
春キャベツ					旬							
冬キャベツ												旬

薬膳帖

キャベツはビタミン類を多く含む野菜で、特に抗酸化作用があり免疫力を高めるビタミンC、止血や強い骨をつくるのに必要なビタミンKを含みます。胃腸のはたらきを助けるビタミンUは、別名「キャベジン」。胃腸薬にも配合されています。

キャベツに含まれるビタミン類はほとんどが水溶性で熱に弱いので、煮たりゆでたりすると溶け出してしまいます。栄養を逃がさず摂りたいなら、生食や、高温で短時間炒めて食べるのがおすすめです。

薬膳では、キャベツは消化機能を助ける食材。成長や生殖、老化に関わる五臓の「腎」を補う機能もあるとされています。

五気	六味	帰経
平	甘	脾、胃、腎、肝、大腸

適応

胃弱／疲労／胸やけ／胃痛／食欲不振／老化／虚弱体質

栄養成分表（100gあたり）

	生	ゆで
たんぱく質 (g)	1.3	0.9
脂　質 (g)	0.2	0.2
炭水化物 (g)	5.2	4.6
食物繊維量 (g)	1.8	92
カリウム (mg)	200	40
カルシウム (mg)	43	92
マグネシウム (mg)	14	40
ビタミンC (mg)	41	9
β-カロテン (μg)	50	58
葉　酸 (μg)	78	48

こぼれ話

とんかつには千切りキャベツがつきもの。それには理由があります。揚げ物はおいしいけれど、食後に胃がもたれることも。キャベツに含まれるビタミンUには、胃粘膜の再生を促したり、胃酸の過剰な分泌を抑えたり、炎症を鎮める作用があることがわかっています。ビタミンUは水溶性で熱に弱いので、生で食べるのがいちばん！　揚げ物と千切りキャベツは、おなかにやさしい相性抜群の組み合わせなのです。

＊五気・六味・帰経については
p170-171 を参照

キャベツのアンチョビ炒め

材料（2人分）
- ・キャベツ　4枚
- ・ニンニク　1片
- ・鷹の爪（輪切り）　少々
- ・アンチョビ　2〜3本
- ・サラダ油　小さじ2
- ・塩・コショウ　各少々

作り方

① キャベツは4cm角の大きめのざく切りに、ニンニクはスライスする。

② フライパンにサラダ油、鷹の爪、ニンニク、アンチョビを入れて弱火にかける。

③ 香りがたったら、キャベツを入れ、全体を手早く炒める。塩・コショウで味を調える。

アンチョビの塩味が強い場合は、塩をふる必要なし！
芯が太い場合は、芯から先に炒めましょう。

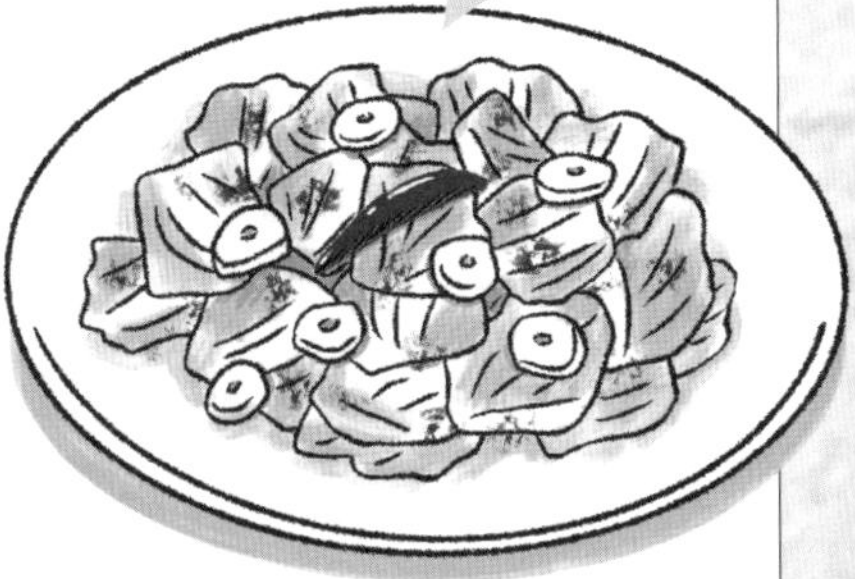

キャベツのマーマレードサラダ

材料（2人分）
- ・キャベツ　4枚
- ・ハム　2枚
- ・スイートコーン（缶詰）　50g

［A］
- ・マーマレード　大さじ1
- ・酢　小さじ2
- ・オリーブオイル　大さじ1
- ・塩　小さじ1/2

作り方

① キャベツは粗い千切りにする。ハムは3cm長さの細切りに。

② ボウルに［A］の材料を合わせ、①とスイートコーンを入れてよく混ぜる。キャベツの上にぴったりラップを被せ2時間ほど味をなじませる。

時間がないときは、和えてすぐ食べてもおいしい！
時間を置けば、しんなりして味がなじみます。

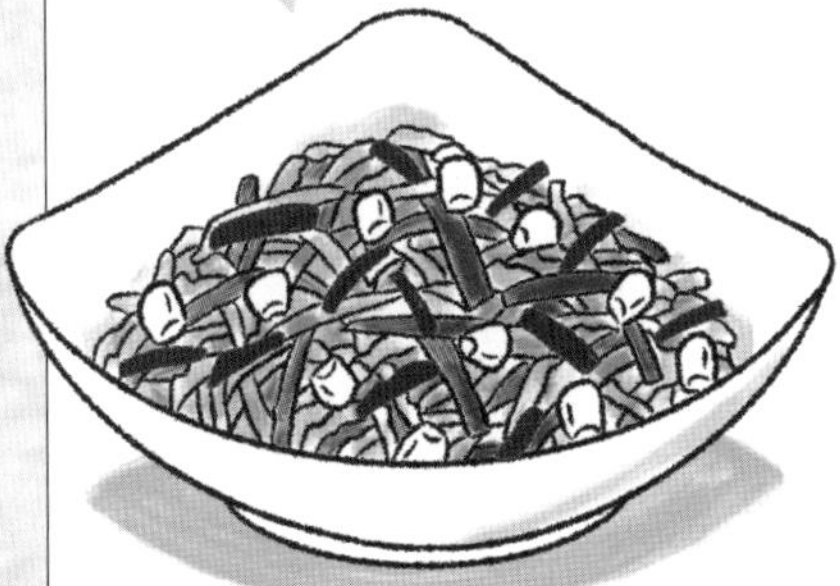

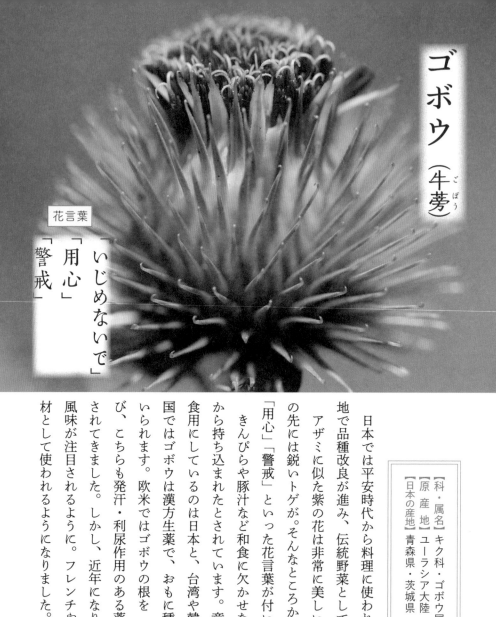

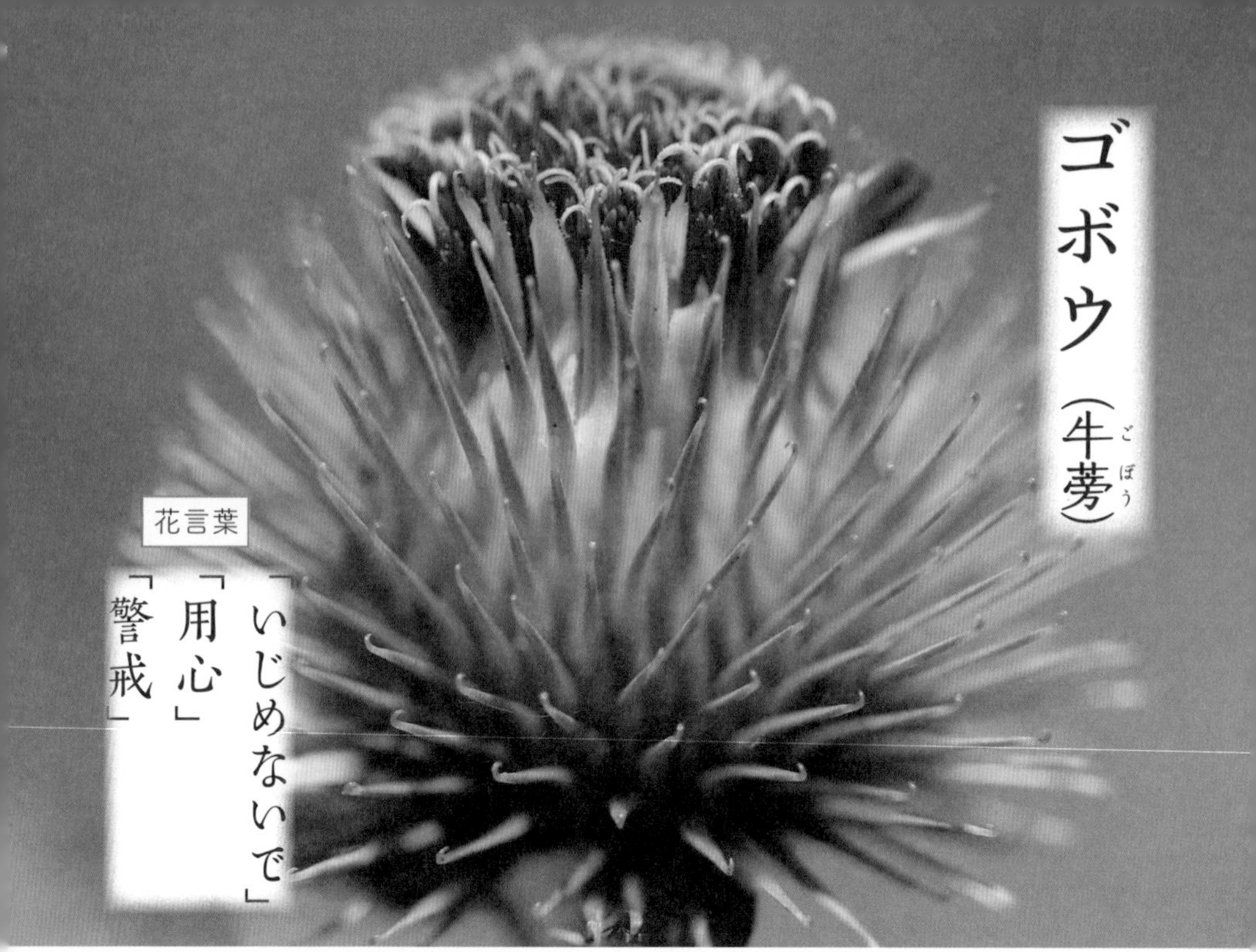

ゴボウ（牛蒡《ごぼう》）

花言葉

「いじめないで」
「用心」
「警戒」

【科・属名】キク科・ゴボウ属
【原 産 地】ユーラシア大陸
【日本の産地】青森県・茨城県・北海道

日本では平安時代から料理に使われていたゴボウ。各地で品種改良が進み、伝統野菜として定着しました。アザミに似た紫の花は非常に美しいのですが、花びらの先には鋭いトゲが。そんなところから、「いじめないで」「用心」「警戒」といった花言葉が付いています。

きんぴらや豚汁など和食に欠かせないゴボウは、中国から持ち込まれたとされています。意外なことに、根を食用にしているのは日本と、台湾や韓国の一部だけ。中国ではゴボウは漢方生薬で、おもに種の「牛蒡子《ごぼうし》」が用いられます。欧米ではゴボウの根を「バードック」と呼び、こちらも発汗・利尿作用のある薬用植物として利用されてきました。しかし、近年になりゴボウ独特の土の風味が注目されるように。フレンチやイタリアンで、食材として使われるようになりました。

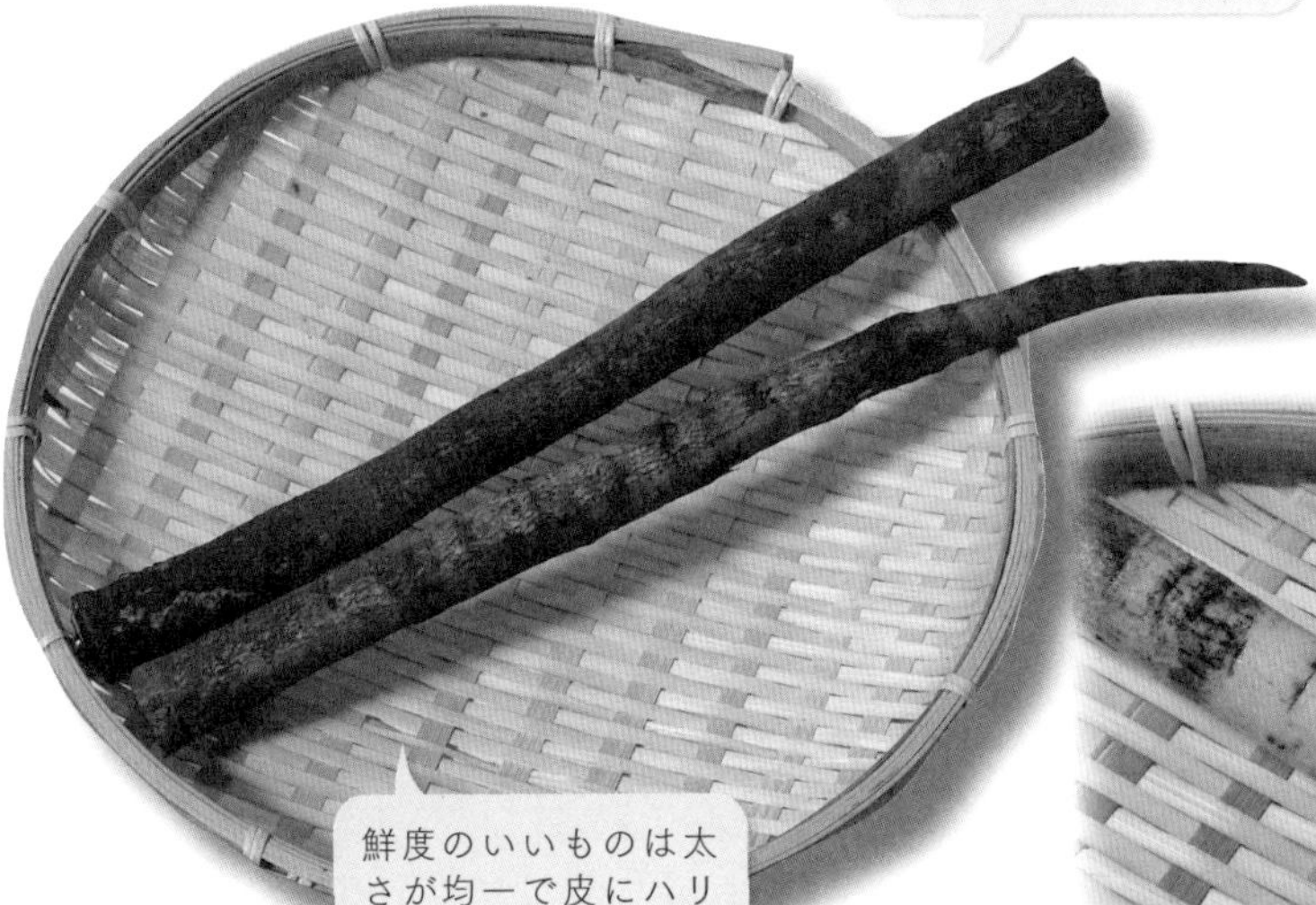
土付きのほうが日持ちする
鮮度のいいものは太さが均一で皮にハリがあり、まっすぐ伸びている

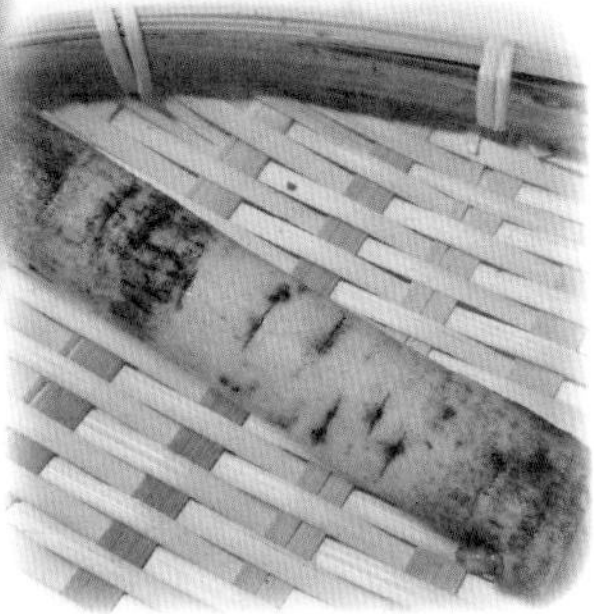
ひげ根が少ないのは、土壌のいい環境で育った証

保存方法

ゴボウは乾燥を嫌います。土付きのゴボウは、新聞紙に包み、根が下になるように立てた状態で、冷暗所で常温保存しましょう。冷蔵保存の場合は、適当な長さに切り分け、新聞紙に包んで野菜室に入れて。ささがきや千切りにしたゴボウは、ゆでてから冷凍保存すると1カ月ほどもちます。

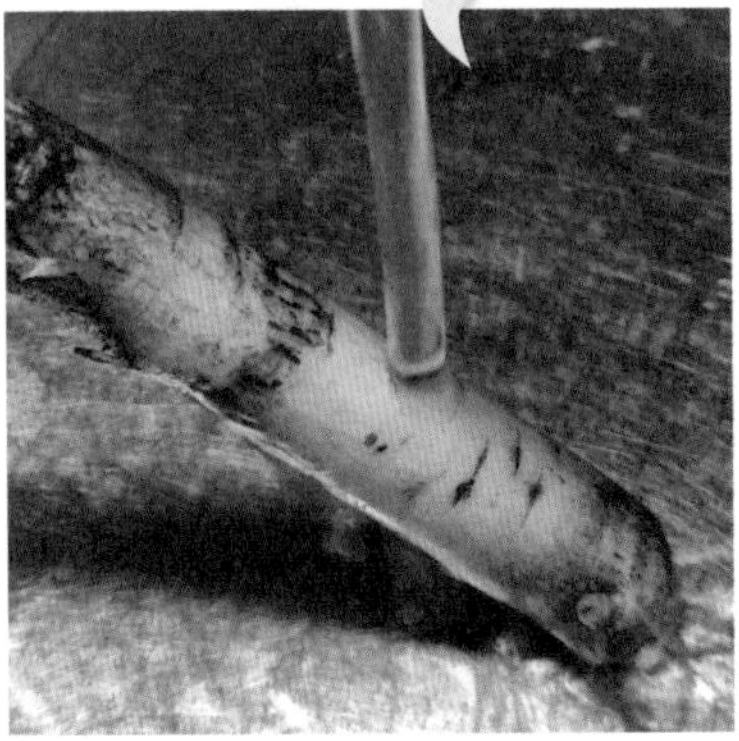
皮は流水に当てて、たわしでこする程度でOK。

下ごしらえ＆ワンポイント

ゴボウは皮の近くが香り高くおいしいので、洗うときは流水に当ててたわしでこする程度でOK。ピーラーでむいたり、包丁の背でこそげたりしないこと。水にさらす時間は30秒程度にします。

	1月	2月	3月	4月	5月	6月	7月	8月	9月	10月	11月	12月
ゴボウ											旬	

薬膳帖

ゴボウの魅力は、何といっても食物繊維が豊富なこと。水溶性食物繊維のイヌリン、不溶性食物繊維のセルロース、リグニンなどを豊富に含みます。さらに、腸内の善玉菌のエサになるオリゴ糖も豊富。腸内環境を整える要素をあわせ持つスーパー野菜といえるでしょう。イヌリンや、皮に含まれるクロロゲン酸には、血糖値を下げる機能が。糖尿病などの生活習慣病の予防にもひと役買ってくれるでしょう。

ゴボウは、西洋では便通改善効果や利尿作用があるハーブです。油と一緒に調理すると、腸内での便の滑りがよくなるので、便秘のときはきんぴらや筑前煮のように炒めてから煮ることをおすすめします。

五気	六味	帰経
寒（平）	苦	肺・胃

適応

かぜの初期 ／ 糖尿病 ／ 高血糖 ／ できもの ／咳《せき》 ／むくみ

＊五気・六味・帰経、適応は「牛蒡子《ごぼうし》」のものを記載しました。

栄養成分表（100g あたり）

	生	ゆで
たんぱく質 (g)	1.8	1.5
脂　質 (g)	0.1	0.2
炭水化物 (g)	15.4	13.7
食物繊維量 (g)	5.7	6.1
カリウム (mg)	320	210
カルシウム (mg)	46	48
マグネシウム (mg)	54	40
ビタミンC (mg)	3	1
β - カロテン (μg)	1	0
葉　酸 (μg)	68	61

＊五気・六味・帰経については p170-171 を参照

こぼれ話

ゴボウは、民間療法では外用薬にも使われてきました。できものができたときには、ゴボウの根や葉の汁を患部に塗ったり湿布したりしたそうです。

あせも、かぶれ、湿疹《しっしん》があるときは、根や葉を刻んだものを布袋に入れて入浴剤にするという方法も紹介されています。

揚げゴボウのサラダ

材料（2人分）
- ・ゴボウ　1/2本
- ・クレソン　1束
- ・片栗粉　大さじ2
- ・揚げ油　適量

[A]
- ・酢　大さじ1
- ・しょうゆ　大さじ1
- ・砂糖　小さじ1/2
- ・おろしショウガ　1/2片分
- ・白ごま　適量

作り方

① ゴボウはささがきに、クレソンは食べやすくちぎる。
② ゴボウに片栗粉を薄くまぶし、170℃でカリッと揚げる。
③ ボウルに［A］の材料を入れて混ぜ、②、クレソンを入れて和える。

ささがきの揚げゴボウはサラダのほか、うどんにのせたりしても美味。
1/2本ペロリと食べられます。

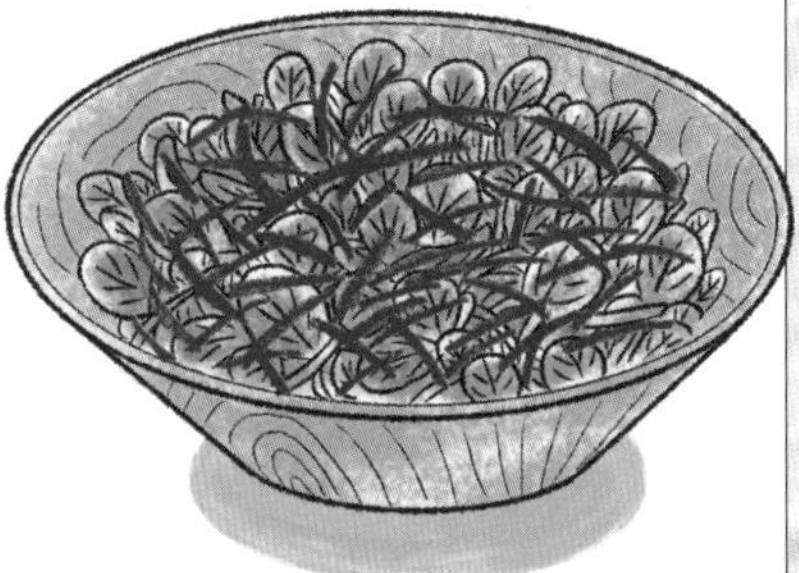

黒酢ゴボウ

材料（2人分）
- ・ゴボウ　1本
- ・片栗粉　大さじ2

[A]
- ・黒酢　大さじ1
- ・砂糖　大さじ1
- ・みりん　大さじ1
- ・しょうゆ　小さじ2

- ・サラダ油　大さじ2
- ・いりゴマ（白）　適量

発酵食品の黒酢には血の巡りをよくする作用が。
ゴボウはカリッとするまでじっくり焼いて。

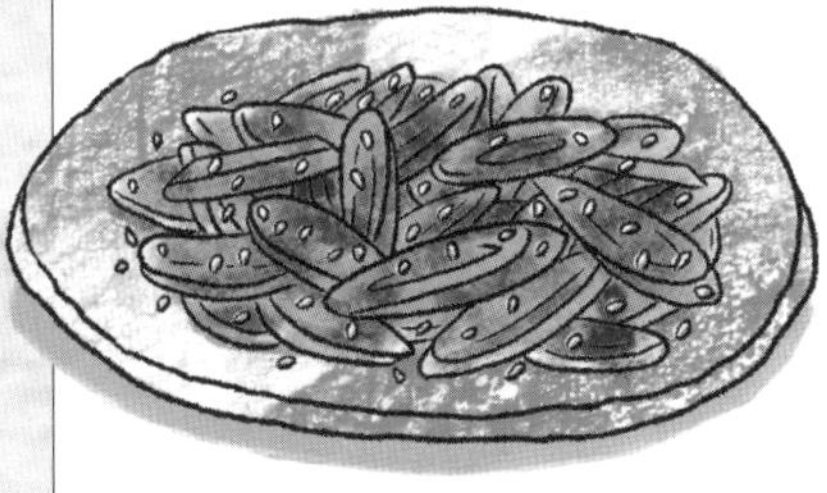

作り方

① ゴボウは泥と皮をタワシでこそげ落とし、斜め薄切りにする。水に1分ほどさらし、水気を切ったら片栗粉をまぶす。
② ボウルに［A］の材料を合わせておく。
③ フライパンに油をしいて火にかけ、ゴボウを焼く。
④ ゴボウに焼き色が付きカリッとしてきたら、②を回しかけ、全体にからめる。ゴボウに火が通ったら、いりゴマをたっぷりかける。

コマツナ（小松菜《こまつな》）

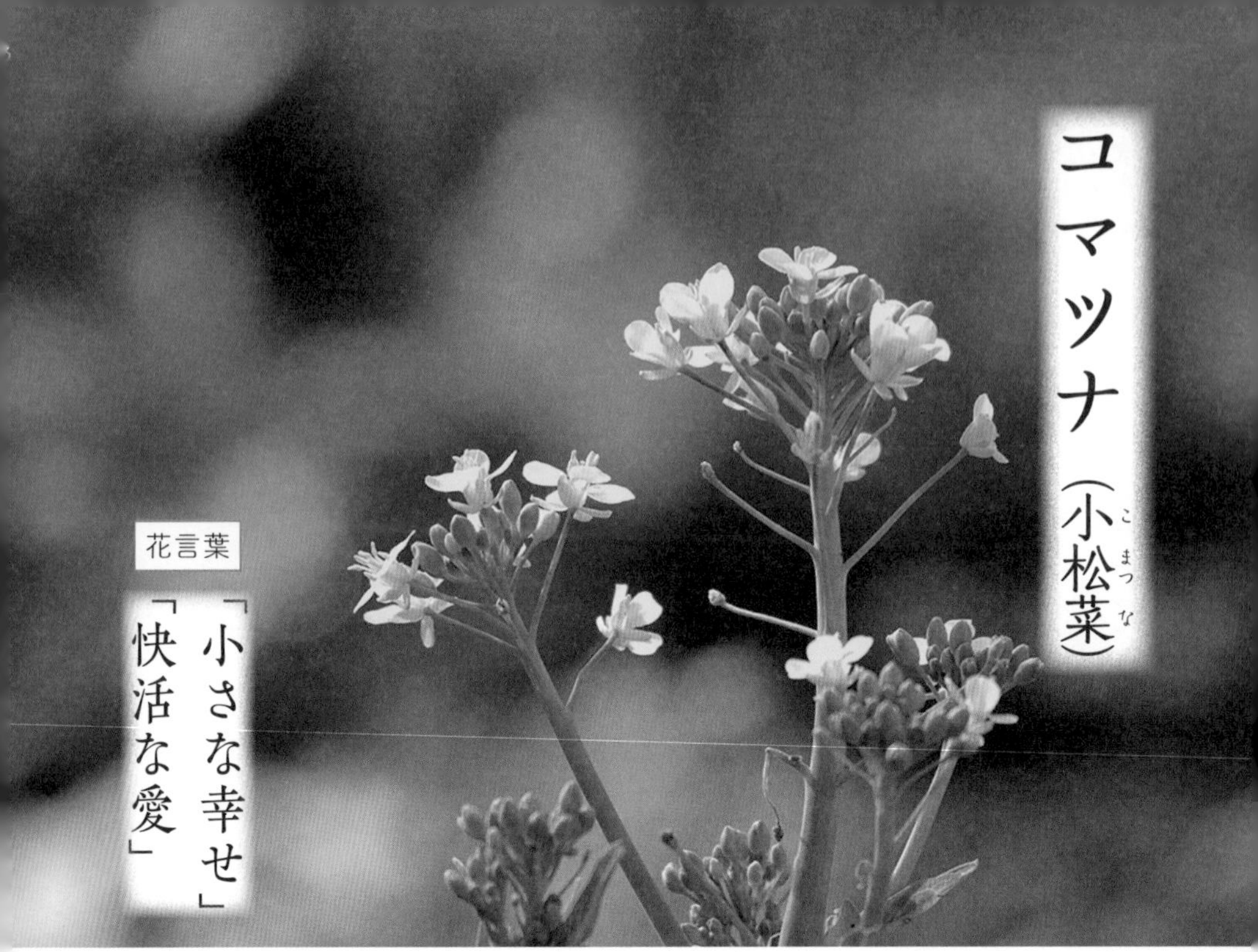

花言葉

「小さな幸せ」「快活な愛」

【科・属名】アブラナ科・アブラナ属
【原 産 地】中国
【日本の産地】埼玉県・茨城県・福岡県

種類豊富なアブラナ科の野菜の中で、キャベツのように結球しないものを「ツケナ」と呼びます。中国から伝わった後、さまざまな品種ができ、ノザワナ（野沢菜）、タカナ（高菜）など各地にご当地野菜として根付きました。コマツナはそんなツケナの代表です。

コマツナの故郷は、東京都江戸川区の小松川。江戸時代から栽培され、地名をとってコマツナと名付けられました。暑さにも寒さにも強い通年野菜ですが、最もおいしいのは冬。冷たい霜にあたると葉が糖分をため込み、甘みが増します。発祥の地の東京では、コマツナは正月の雑煮に欠かせない具材です。

栄養豊富なコマツナ。元気をくれる野菜は、「小さな幸せ」「快活な愛」が花言葉です。幸せは健康から。コマツナは、幸せパワーを秘めた野菜なのです。

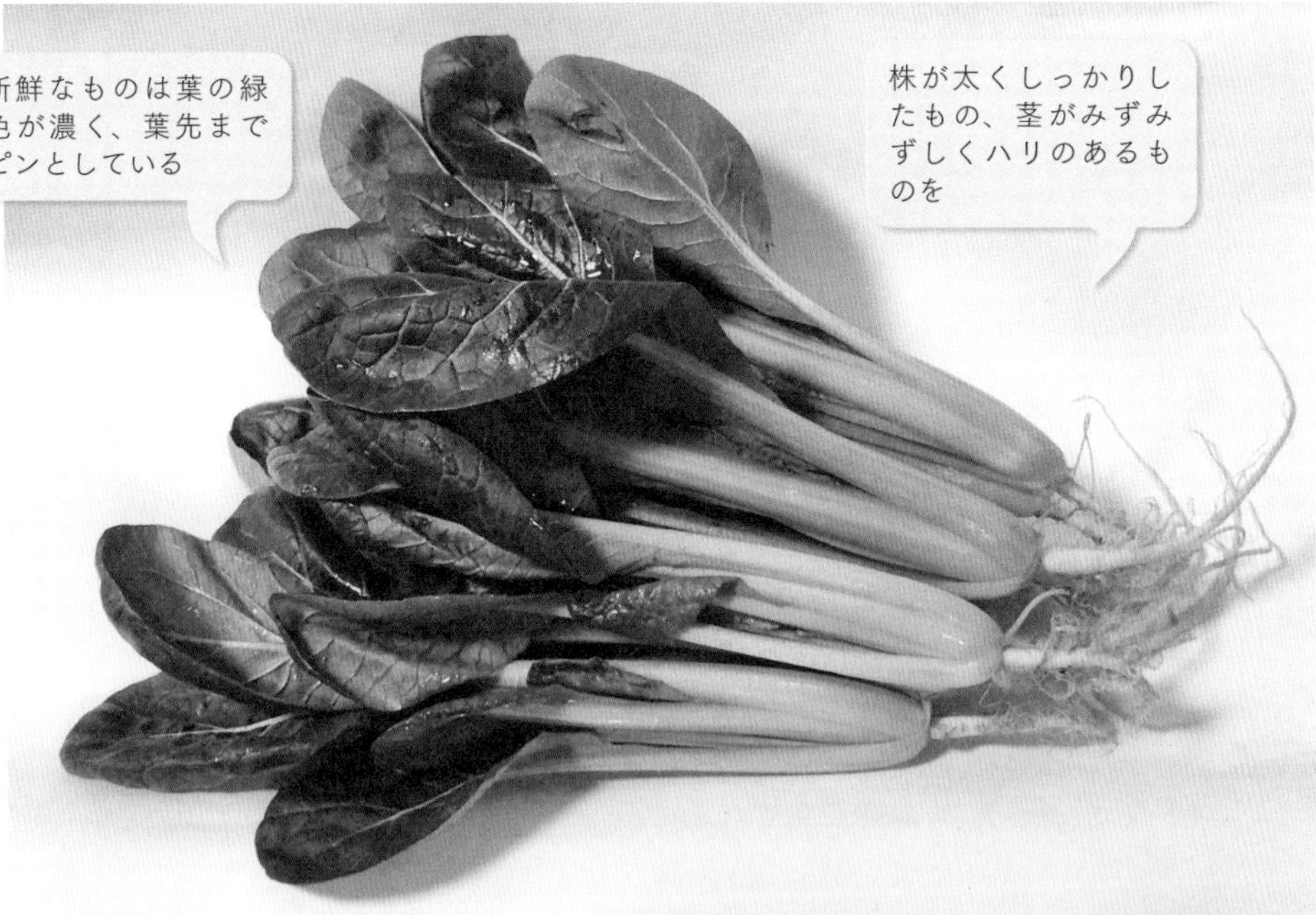
新鮮なものは葉の緑色が濃く、葉先までピンとしている
株が太くしっかりしたもの、茎がみずみずしくハリのあるものを

保存方法

軽く湿らせた新聞紙かキッチンペーパーに包み、ポリ袋に入れて冷蔵庫の野菜室へ。3～4日で食べきりましょう。

下ごしらえ & ワンポイント

茎と葉では火が通る時間が異なるので、加熱調理では茎と葉を分けるのがおすすめ。洗うときは、根元に十字の切り込みを入れ、流水にあてて洗うと、茎の内側についた土をきれいに落とせます。こうしておくと、太い株に火が通りやすくなります。

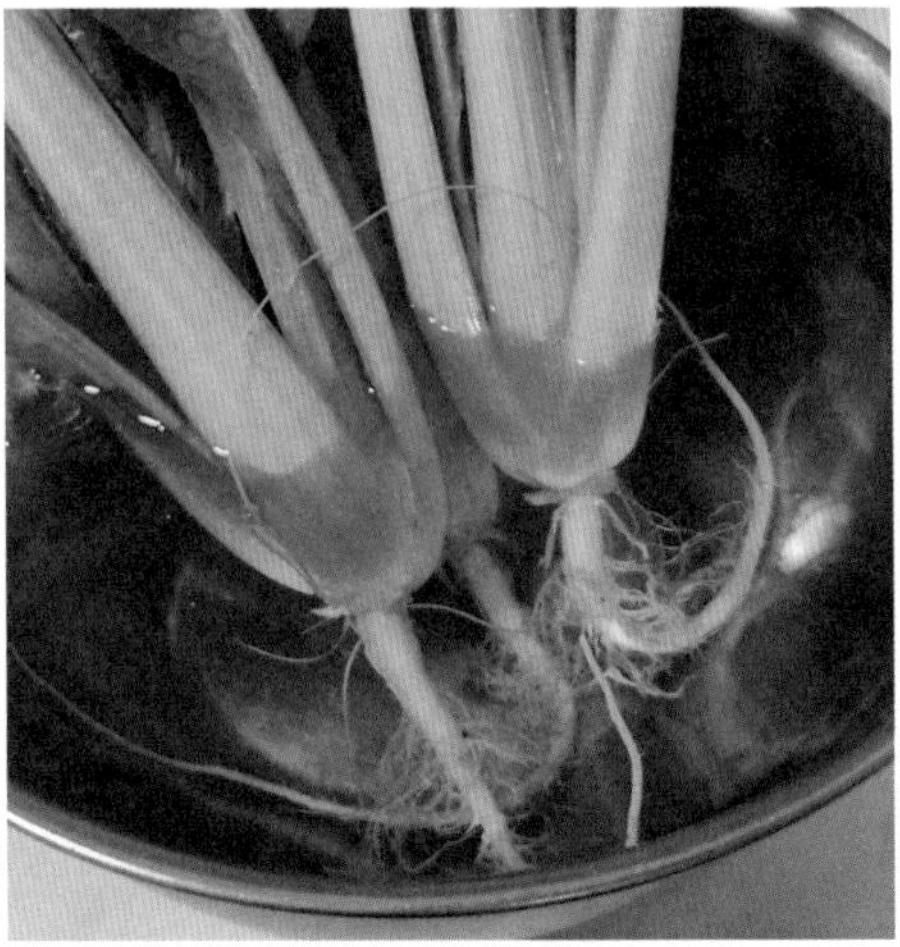

調理する前に根元を水に浸すと、葉がシャキッとします。このひと手間で、シンプルなおひたしもグッとおいしくなります。

	1月	2月	3月	4月	5月	6月	7月	8月	9月	10月	11月	12月
コマツナ											旬	

薬膳帖

コマツナは非常に栄養価が高く、抗酸化作用のあるβ-カロテンやビタミンCを多く含みます。また、女性に不足しがちなカルシウムや鉄分などのミネラルも豊富。鉄もカルシウムもビタミンCと一緒に摂ると吸収されやすくなるので、骨粗鬆症《こつそしょうしょう》や貧血の予防にはもってこいです。

薬膳的には、コマツナは潤いを補う作用があるとされ、からだにこもった熱を取り除きます。腸にも潤いを与えるので、腸内が乾燥するタイプの便秘にもよいでしょう。

青菜の中でもアクの少ないコマツナは、下ゆでせずに使えるのが魅力。みそ汁や炒め物などにサッと加えるだけで、不足しがちな栄養素を補えます。

五気	六味	帰経
平（涼）	辛・甘	肺、肝、脾、胃

適応

皮膚の乾燥／口の渇き／胸のざわつき／乾燥便秘

栄養成分表（100gあたり）

	生	ゆで
たんぱく質 (g)	1.5	1.6
脂　質 (g)	0.2	0.1
炭水化物 (g)	2.4	3.0
食物繊維量 (g)	1.9	2.4
カリウム (mg)	500	140
カルシウム (mg)	170	150
マグネシウム (mg)	12	14
ビタミンC (mg)	39	21
β-カロテン (μg)	3100	3100
葉　酸 (μg)	110	86

こぼれ話

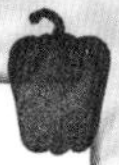

コマツナは、谷中ショウガ、練馬ダイコン、滝野川ゴボウなどと並ぶ江戸特産の野菜。じつは江戸初期には、「葛西菜《かさいな》」と呼ばれていました。コマツナの名付け親は徳川八代将軍の吉宗《よしむね》。狩りに小松川村を訪れた際、休憩に立ち寄った香取神社で、吉宗はすまし汁を献上されました。そこに入っていたのが地元特産の青菜。そのおいしさを気に入った吉宗は、地名にちなんで青菜に「小松菜《コマツナ》」と名付けたのです。将軍が命名した青菜はたちまち人気となり、関東一円から全国に一気に広がりました。

＊五気・六味・帰経については p170-171 を参照

野菜が主役のレシピ

コマツナとのりの和え物

材料（2人分）

・コマツナ　1束

［A］

・焼きのり（細かくちぎる）	1枚
・塩	小さじ1/2
・ごま油	少々

作り方

① 鍋にたっぷりの湯を沸かし、塩少々（分量外）を入れてコマツナをゆでる。ゆで上がったら冷水にとって水気を絞り、5cm長さに切る。

② ボウルに［A］の材料を入れて混ぜ、①のコマツナを入れて和える。

ミネラルたっぷりのコマツナとのり。
ごま油を加えることで
韓国のナムル風になります。

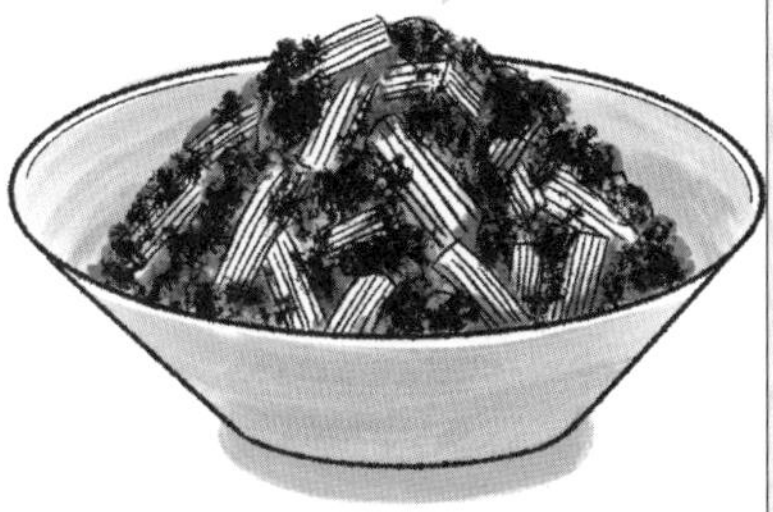

コマツナの煮びたし

煮た長ネギがコマツナに甘みを添えます。
少し長めに加熱し、くたくたになるまで煮てもおいしい！

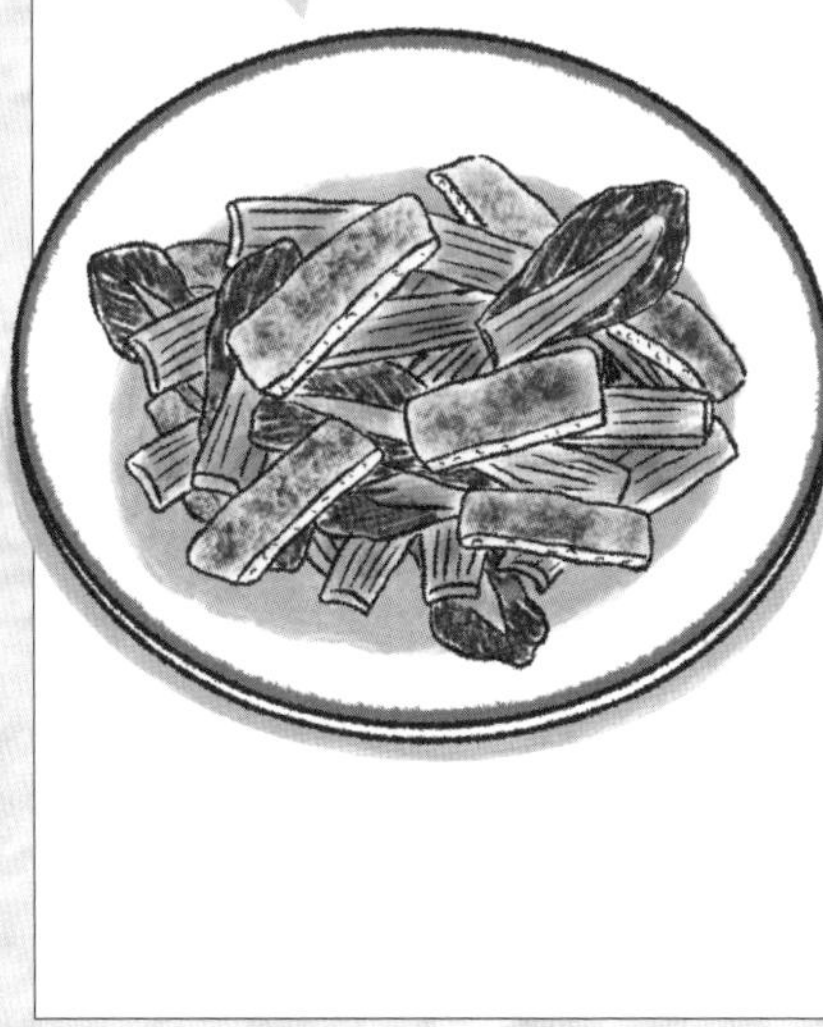

材料（2人分）

・コマツナ	1束
・油揚げ	1枚
・長ネギ	5cm

［A］

・だし汁	200cc
・酒	大さじ1
・薄口しょうゆ	大さじ1
・みりん	大さじ1/2

・七味唐辛子　適量

作り方

① コマツナは5cm長さに切る。油揚げは熱湯をかけて油抜きし、縦半分に切ってから1cm幅に切る。長ネギは斜め薄切りに。

② 鍋に［A］を入れて火にかけ、沸騰したらコマツナ、油揚げを入れ、フタをして5分煮る。

③ 長ネギを入れてさらに5分煮る。

④ 器に盛り、七味唐辛子をかける。

サトイモ（里芋《さといも》）

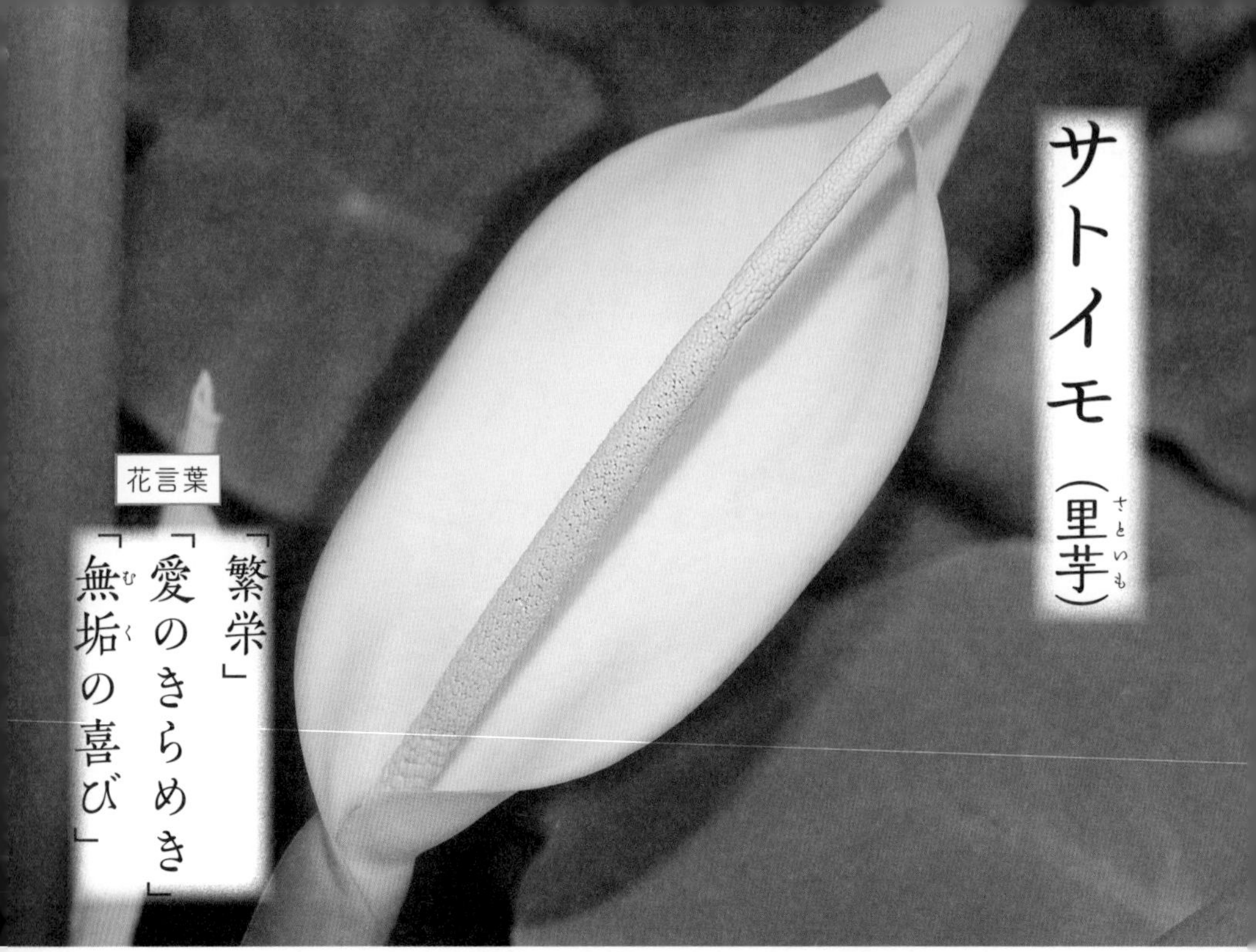

花言葉

「繁栄」

「愛のきらめき」

「無垢《むく》の喜び」

【科・属名】サトイモ科・サトイモ属
【原 産 地】インド、中国、東南アジア
【日本の産地】埼玉県・千葉県・宮崎県

サトイモの歴史は非常に古く、日本に渡来したのは縄文時代。稲作が始まる前は主食として食べられていました。江戸時代にジャガイモやサツマイモが入ってくるまでは、芋といえばサトイモのこと。山で採れる芋の「ヤマイモ」に対し里で作る芋、ということで「サトイモ」と呼ばれるようになりました。

サトイモは、中心に親芋ができ、その周りに子芋、孫芋、ひ孫芋ができることから、子孫繁栄の象徴とされてきました。親芋と子芋がかたまりになった八つ頭は、縁起物としてお節料理にも使われます。

サトイモは、写真のような黄色い大きな花を咲かせますが、着花は珍しく、生産者でもなかなかお目にかかれないとか。「繁栄」「愛のきらめき」などの花言葉をもつ花、出合えたらとてもラッキーですね。

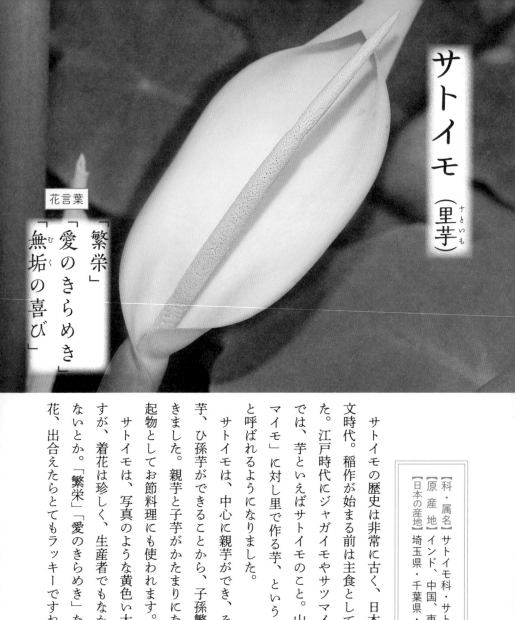

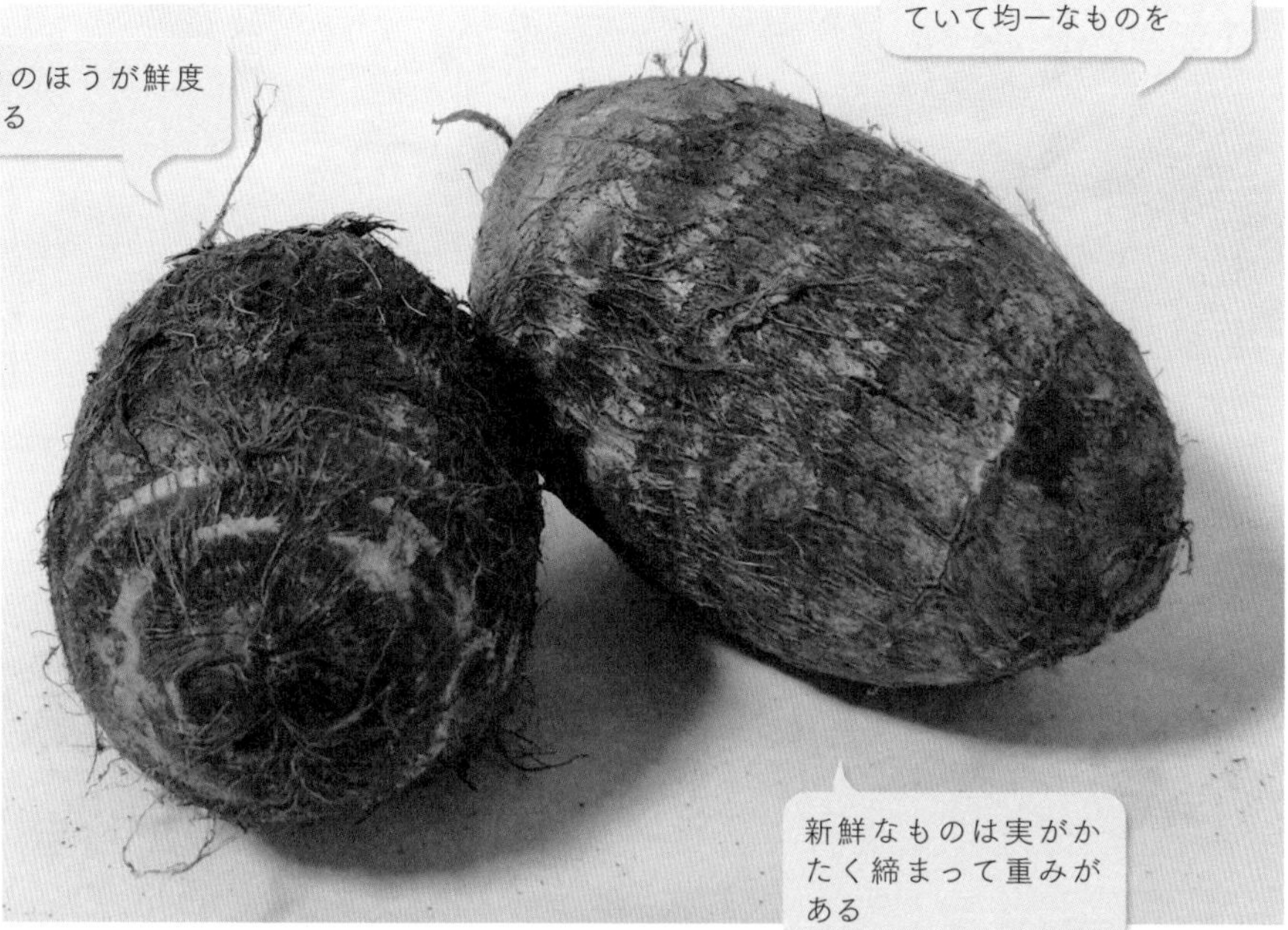
皮の節目がはっきりしていて均一なものを
泥付きのほうが鮮度を保てる
新鮮なものは実がかたく締まって重みがある

保存方法

南国原産なので、冷蔵保存は向きません。泥付きならそのまま常温保存を。洗ったものは乾燥を防ぐために新聞紙に包んでから常温保存を。

下ごしらえ＆ワンポイント

ぬめりで皮をむくのが苦手な方は、熱湯で3分ほどゆでるのがおすすめ。布巾でこすると、包丁を使わずにきれいに皮をむけます。生のままむくときは、水分をよく拭き取るとぬめりが出にくくなります。

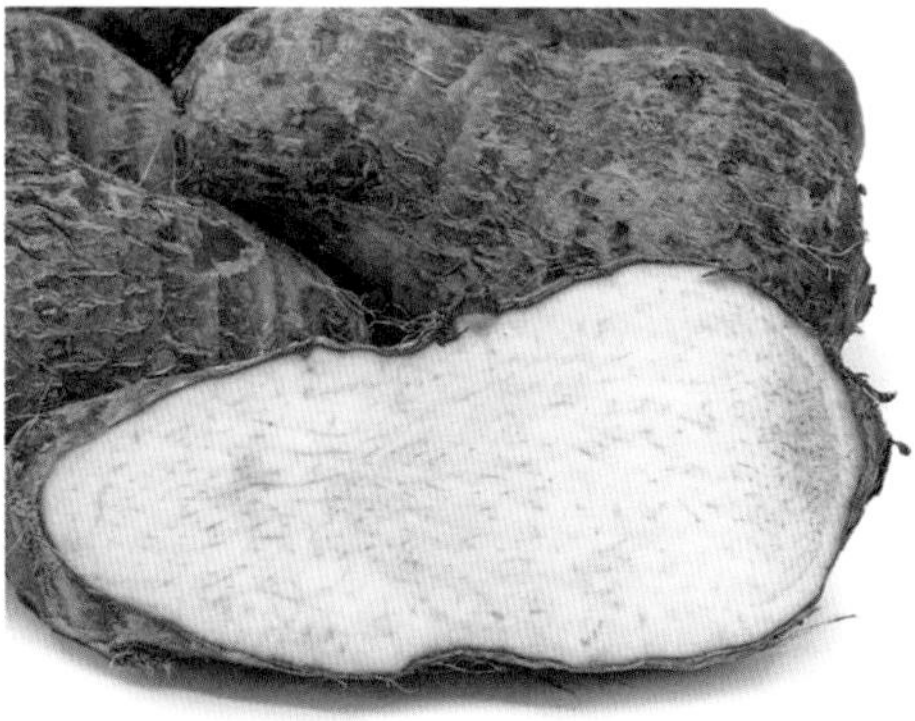

外側が赤くなっていたり、切ったら赤い斑点《はんてん》があるのは収穫から時間が経っているサイン。赤色はポリフェノールの一種アントシアニンが酸化した色です。食べても問題はありませんが、風味は落ちます。

	1月	2月	3月	4月	5月	6月	7月	8月	9月	10月	11月	12月
サトイモ											旬	

薬膳帖

サトイモで最も特徴的なのは、皮をむくと出てくるぬめり。その正体はガラクタンなど多糖類の粘液成分で、中性脂肪を減らし動脈硬化を防ぎます。人の消化酵素では分解されないので、脂肪として蓄えられることがなく、胃粘膜の保護もしてくれます。

薬膳では、サトイモは水の停滞によって生まれる物質（痰湿《たんしつ》）を取り除くはたらきがあるとされます。痰湿は、脂肪を溜め込みやすい人や水太り体質の人に見られるものなので、中性脂肪を防ぐガラクタンの機能と合致しますね。民間療法では、おろしたサトイモに小麦粉とおろしショウガを混ぜたものを打ち身や乳腺炎、筋肉痛のときの湿布薬に使ったそうです。

五気	六味	効　能
平	甘・辛	大腸、胃

適　応

リンパの停滞／血便／糖尿病／下痢／消化不良／便秘

栄養成分表（100g あたり）

	生
たんぱく質 (g)	1.5
脂　質 (g)	0.1
炭水化物 (g)	13.1
食物繊維量 (g)	2.3
カリウム (mg)	640
カルシウム (mg)	10
マグネシウム (mg)	19
ビタミンC (mg)	6
β - カロテン (μg)	5
葉　酸 (μg)	30

こぼれ話

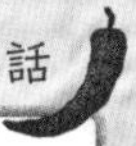

ねっとりやわらかいサトイモ。でも、たまにガリガリとした食感のものが混ざっていることがあります。これは「水晶症」という生理障害を起こした芋。子芋が太る段階で養分を孫芋に取られてしまうために起こります。食べても問題ありませんが、いくら加熱してもガリガリの食感のままですから、調理法にひと工夫を。スライスしてサッとゆで、素揚げにするなどの方法がおすすめです。

＊五気・六味・帰経については p170-171 を参照

野菜が主役のレシピ

煮ころがし

材料（2人分）

・サトイモ	400g
・塩	小さじ2
・だし汁	200cc
・酒	大さじ1
・しょうゆ	大さじ1と1/2
・みりん	大さじ1

作り方

① サトイモは皮をむき、塩をまぶしてからこするように水洗いしてぬめりを取る。

② 鍋にだし汁、酒を入れて火にかけ、サトイモを入れる。フタをして中火で5分ほど煮る。

③ しょうゆ、みりんを加えてさらに煮て、汁気が少なくなったらイモをころがしながら煮含ませる。

前半はフタをして中までしっかり火を通し、調味料を加えてから煮ころがすと失敗しません。

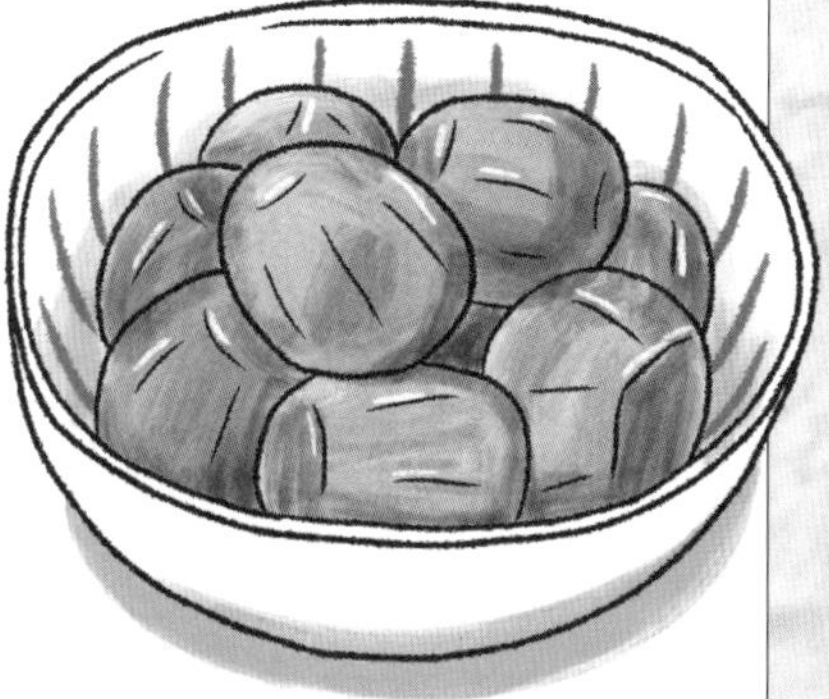

イモ煮汁

肉のアクは丁寧に取りましょう。素朴なイモ煮汁は、あえてイモのぬめりを取らずに作ります。

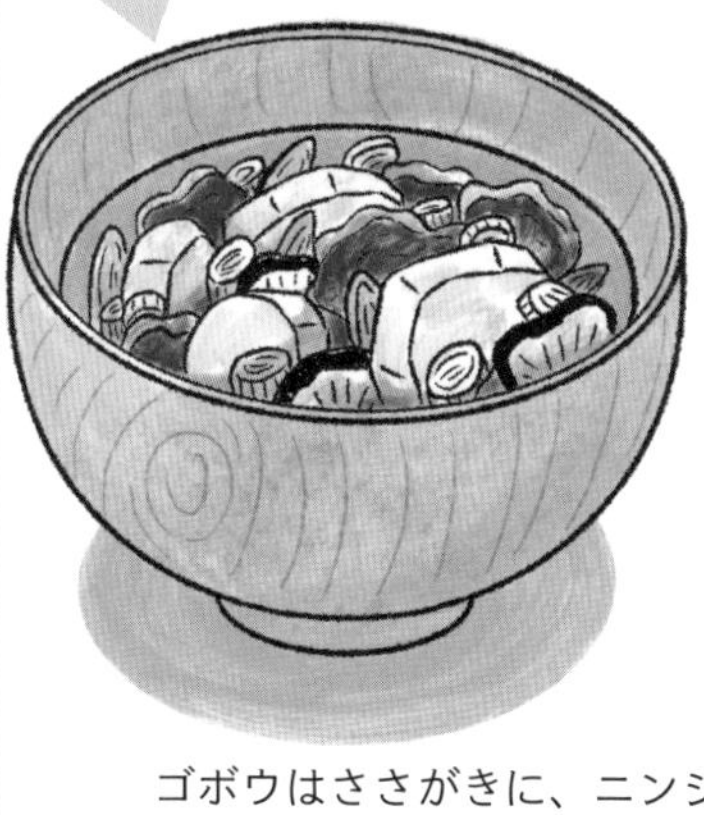

材料（2人分）

・サトイモ	3〜4個
・ゴボウ	5cm
・ニンジン	3㎝
・生シイタケ	1枚
・長ネギ	5cm
・牛細切れ肉	50g
・だし汁	300cc
・酒	大さじ1
・しょうゆ	小さじ2
・みりん	小さじ1
・塩	少々

作り方

① サトイモは皮をむき、1㎝厚さに切る。ゴボウはささがきに、ニンジンは縦半分に切って斜め薄切りに、シイタケは軸をとって薄切りにする。長ネギは小口切りにする。

② 鍋にだし汁、酒を入れて火にかけ、①と牛肉を加えてアクを取りながら煮る。

③ 15分ほど煮たら、長ネギ、しょうゆ、みりんを加えてひと煮し、塩で味を調える。

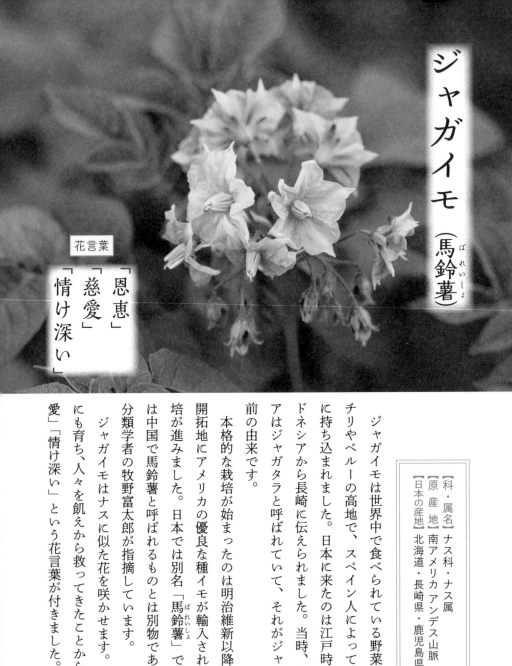

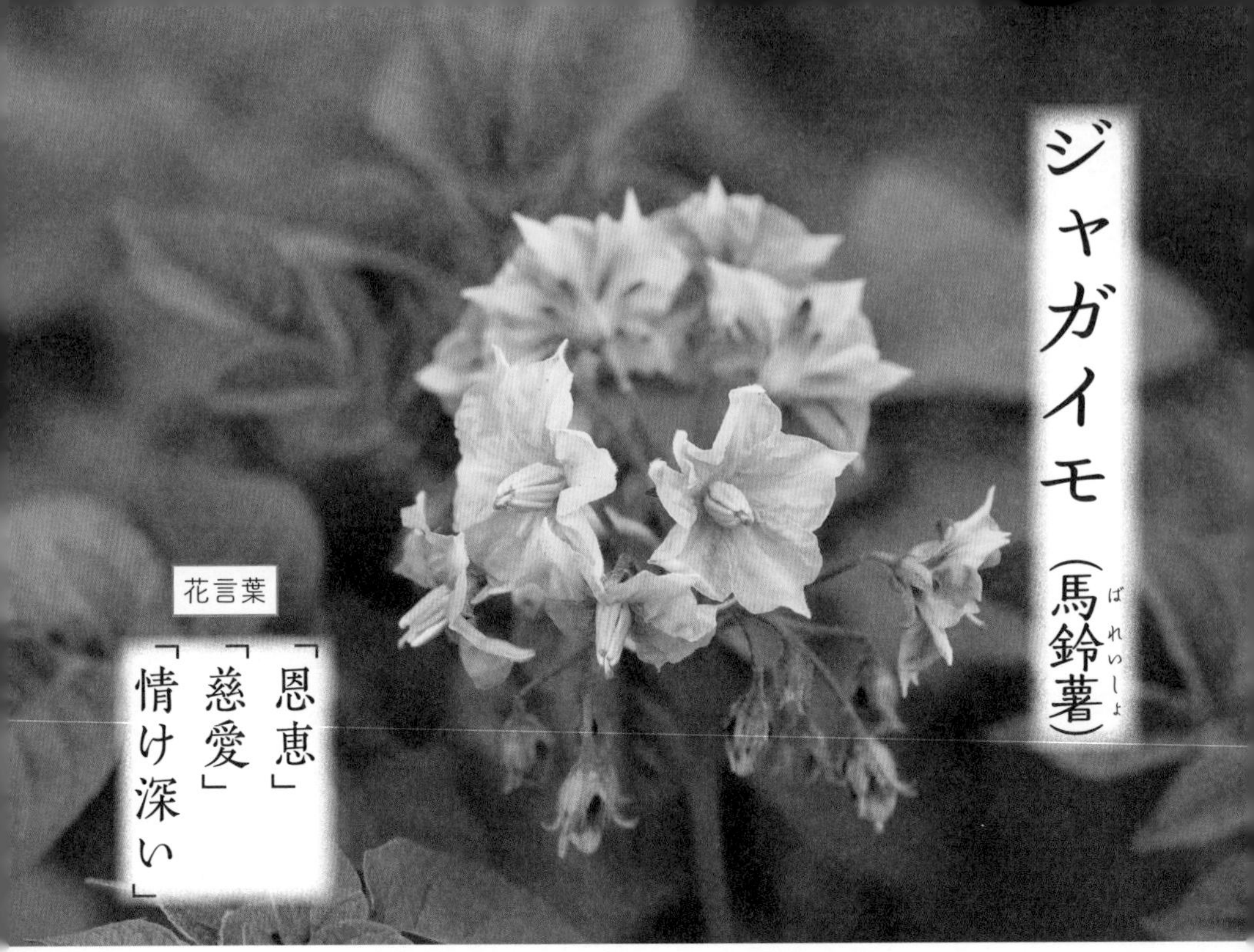

ジャガイモ（馬鈴薯《ばれいしょ》）

花言葉

「恩恵」「慈愛」「情け深い」

【科・属名】ナス科・ナス属
【原産地】南アメリカアンデス山脈
【日本の産地】北海道・長崎県・鹿児島県

ジャガイモは世界中で食べられている野菜。原産地はチリやペルーの高地で、スペイン人によってヨーロッパに持ち込まれました。日本に来たのは江戸時代で、インドネシアから長崎に伝えられました。当時、インドネシアはジャガタラと呼ばれていて、それがジャガイモの名前の由来です。

本格的な栽培が始まったのは明治維新以降。北海道の開拓地にアメリカの優良な種イモが輸入され、一気に栽培が進みました。日本では別名「馬鈴薯《ばれいしょ》」ですが、じつは中国で馬鈴薯と呼ばれるものとは別物であると、植物分類学者の牧野富太郎が指摘しています。

ジャガイモはナスに似た花を咲かせます。やせた土地にも育ち、人々を飢えから救ってきたことから「恩恵」「慈愛」「情け深い」という花言葉が付きました。

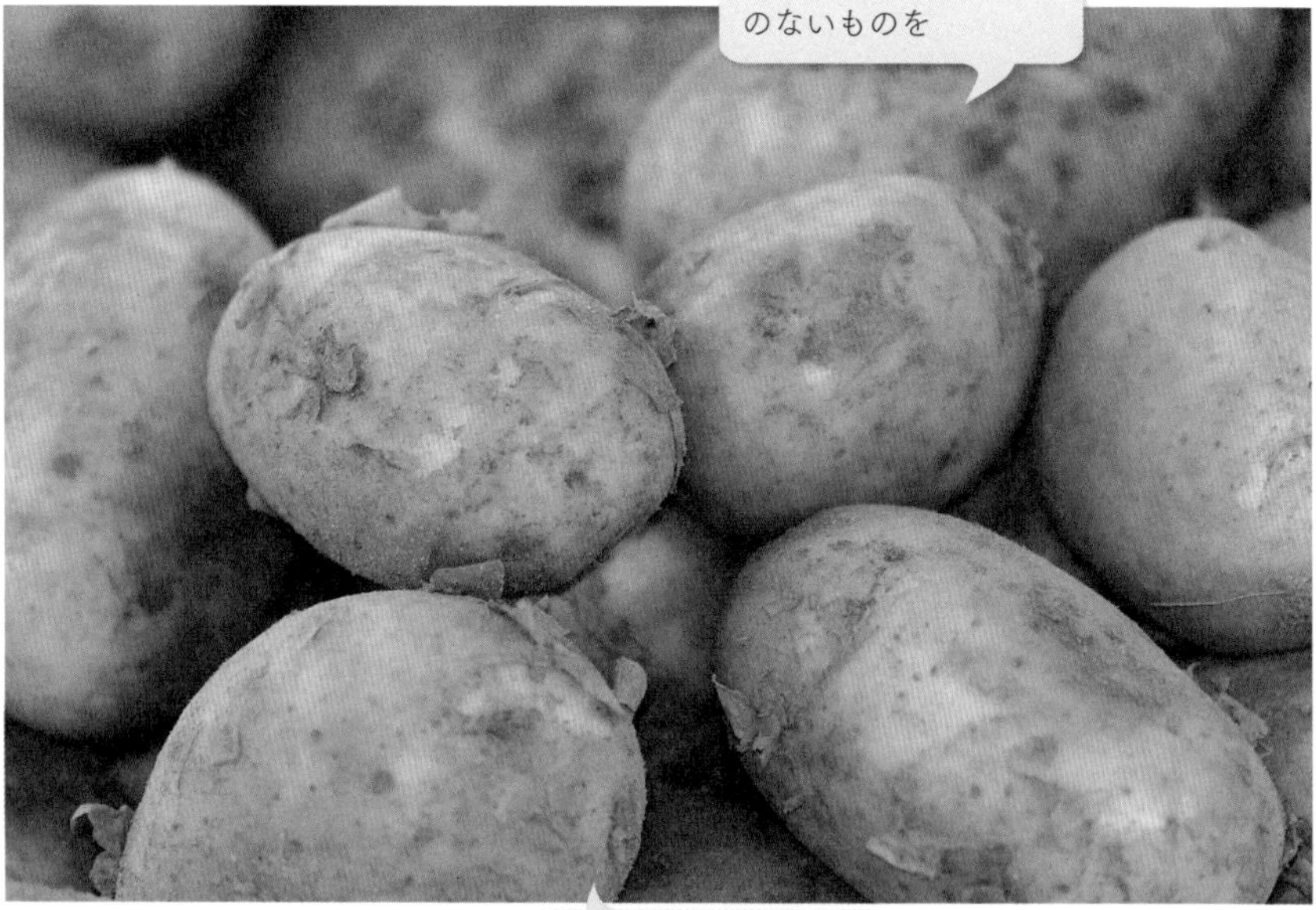
皮にハリがありシワのないものを
皮が青緑色に変色しているものは避けて

保存方法

泥付きのほうが日持ちします。紙袋や段ボールなどに入れて冷暗所で常温保存。リンゴを1個入れておくと、リンゴから発生するエチレンガスによって発芽が抑えられます。

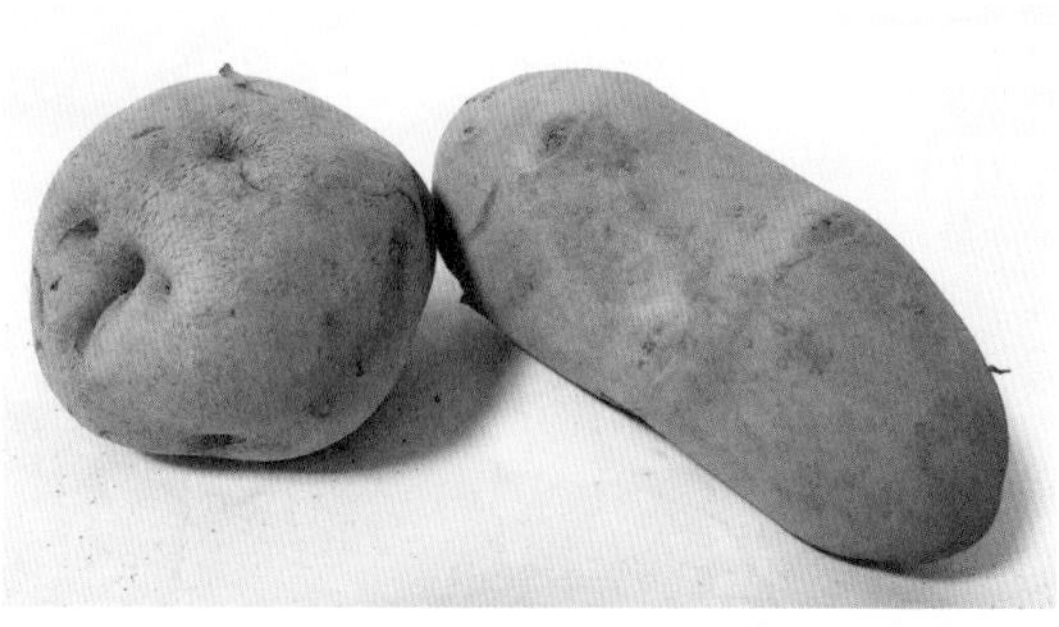

おもな品種はまん丸に近い「男爵」（左）と、楕円形をした「メークイン」（右）。ホクホクとした男爵はコロッケやポテトサラダに、煮くずれしにくいメークインはカレーやシチューなどに向いています。

下ごしらえ＆ワンポイント

芽には天然毒素のソラニンが含まれるので、調理前にしっかり取り除きます。皮をむいて放置すると赤く変色するので、水にさらしてください。ゆでるときは皮つきのまま水から80°Cくらいの湯でゆっくりゆでるとおいしくなります。ゆで上がったら熱いうちに皮をむきましょう。

	1月	2月	3月	4月	5月	6月	7月	8月	9月	10月	11月	12月
ジャガイモ										旬		

薬膳帖

ジャガイモはエネルギー源となる炭水化物とビタミンCが豊富。ビタミンCは熱に弱い性質がありますが、ジャガイモの場合、でんぷんがビタミンCを包み込んでいるので、加熱しても壊れにくいのが魅力です。なお、ビタミンCは収穫後にねかせた冬時期のものより、新ジャガのほうが多く含むことがわかっています。

そのほか、余分なナトリウムを排出させるカリウム、アミノ酸の一種で抗ストレス作用があるGABAも含んでいます。

薬膳では、ジャガイモは生命を動かす「気」を補う食材。消化機能を助けて元気をつけます。心身の疲労回復に役立つお助け野菜なのです。

五気	六味	帰経
平	甘	胃、大腸

適応

疲労／食欲不振／胃痛／吐き気／嘔吐《おうと》／便秘

栄養成分表（100gあたり）

	生（皮付き）
たんぱく質 (g)	1.8
脂　質 (g)	0.1
炭水化物 (g)	15.9
食物繊維量 (g)	9.8
カリウム (mg)	420
カルシウム (mg)	4
マグネシウム (mg)	19
ビタミンC (mg)	28
β-カロテン (μg)	2
葉　酸 (μg)	20

こぼれ話

ジャガイモを油で揚げたり炒めたりすると、ジャガイモに含まれる糖とアミノ酸の一部が結合してアクリルアミドという有害物質ができます。特に冷蔵庫で長期保存したジャガイモは、保存期間に糖の濃度が高まりアクリルアミドが増える可能性が！　でもご安心を。水を使った調理ならアクリルアミドができにくく、甘みの増したジャガイモをおいしく食べられます。冷蔵庫に保存したジャガイモはゆでる、煮る、蒸すなどの方法で食べましょう。

＊五気・六味・帰経については p170-171 を参照

野菜が主役のレシピ

ジャガイモのグラタン

材料（2人分）

・ジャガイモ	3個
・牛乳	300cc
・生クリーム	100cc
・塩	小さじ1
・とろけるチーズ	適量

作り方

①ジャガイモは皮をむき7㎜厚さに切る。

②鍋に①、牛乳、生クリームを入れて火にかけ、沸騰したら弱火にして煮る。10分煮たら塩を加え、イモがやわらかくなるまで煮る（水分が足りない場合は牛乳を足す）。

③耐熱容器に②を入れ、とろけるチーズをたっぷりのせる。オーブントースターで焼き色が付くまで焼く。

煮崩れしにくいメークインがおすすめ。
煮汁がサラサラだったら、イモを取り出して少し煮詰めてください。

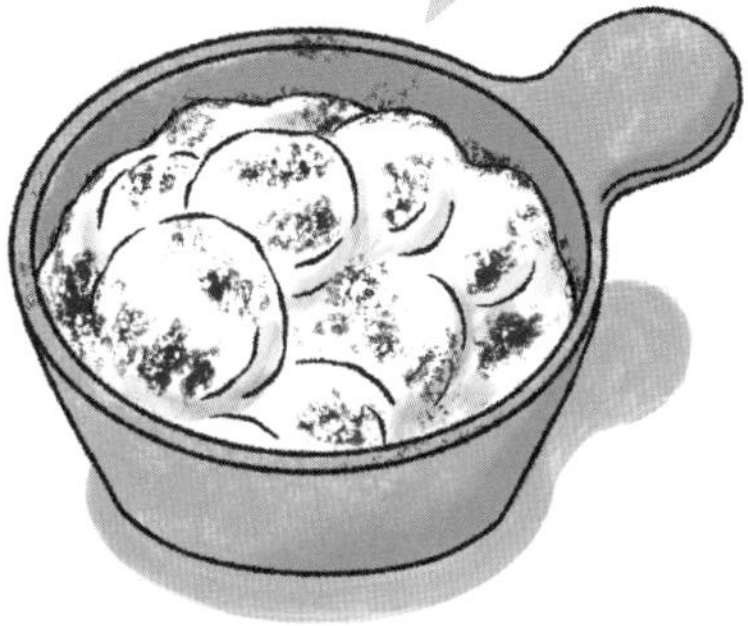

スモークサーモンのポテサラ

ジャガイモはホクホクとして、つぶれやすい男爵を使います。
熱いうちにドレッシングと和えましょう。

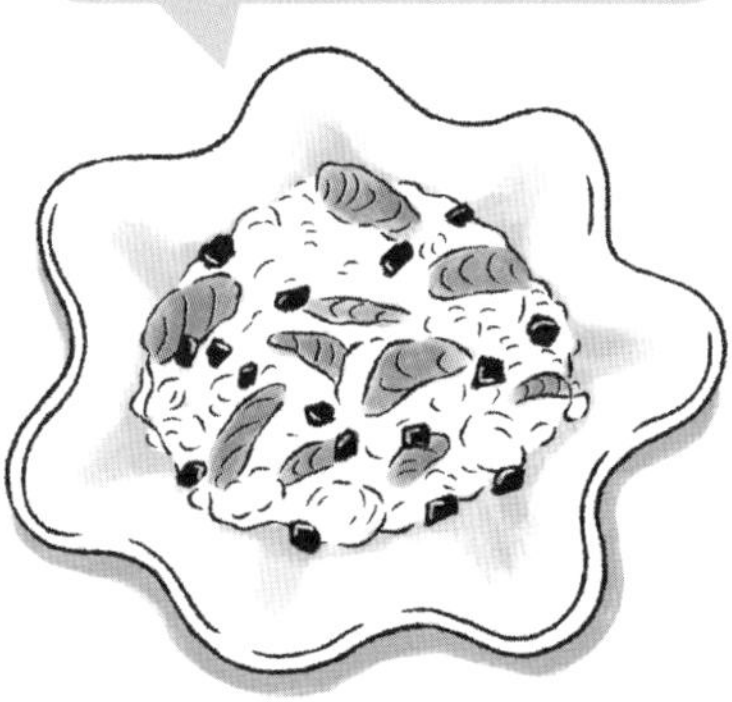

材料（2人分）

・ジャガイモ（小）	2個
・タマネギ	1/4個
・スモークサーモン	40g
・黒オリーブ	5粒

［A］

・オリーブオイル	大さじ2
・塩・コショウ	各少々
・レモン汁	小さじ1

作り方

①タマネギは繊維に逆らってスライスし、軽く水にさらして絞る。スモークサーモンは細切りに、黒オリーブは粗く刻む。

②ボウルに［A］の材料を合わせて混ぜておく。

③ジャガイモは皮付きのままやわらかくゆでて、ゆで上がったら皮をむいてつぶす。

④③が熱いうちに①、②を加え、全体を混ぜる。1時間ほどおいて味をなじませる。

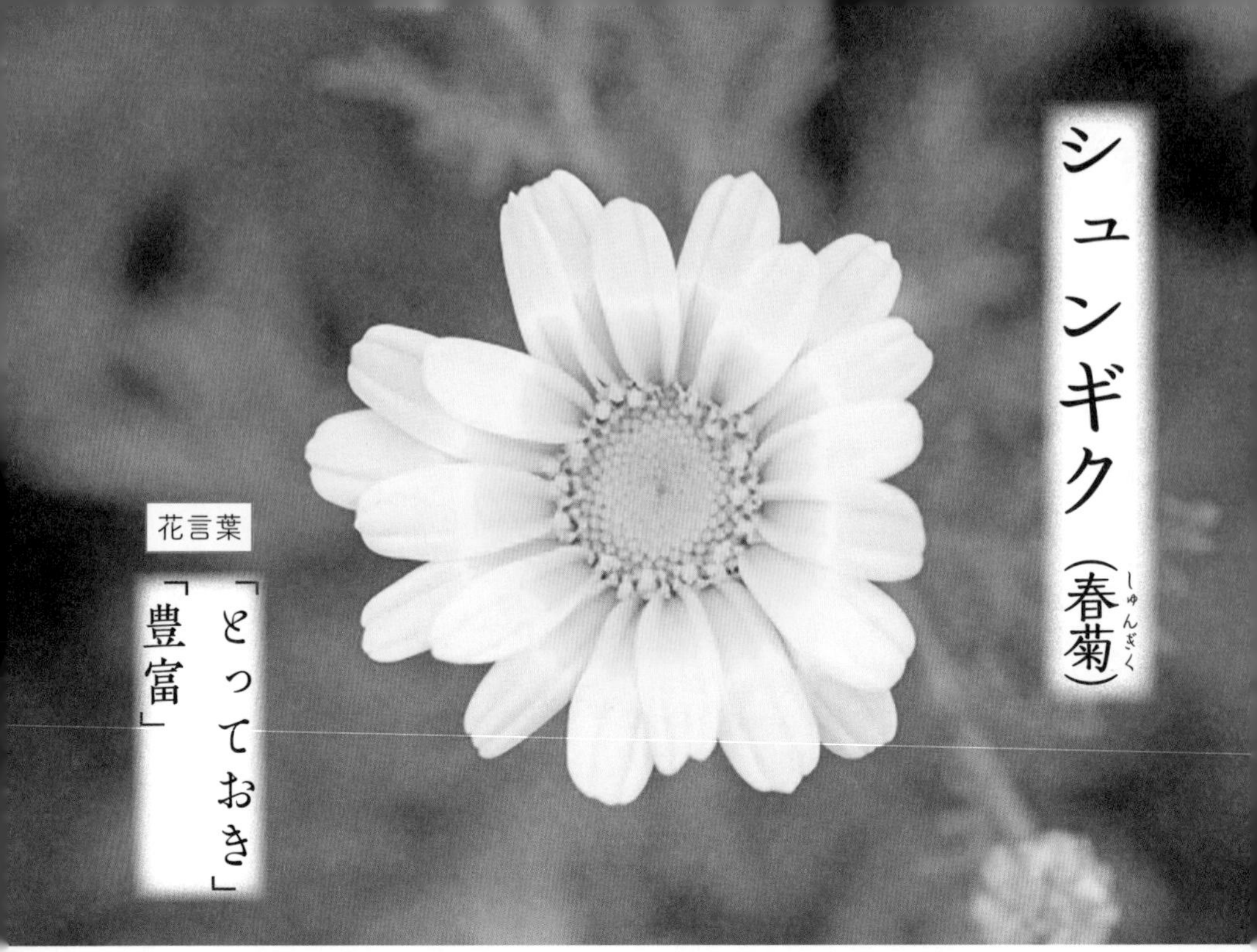

シュンギク（春菊《しゅんぎく》）

花言葉

「とっておき」

「豊富」

【科・属名】キク科・シュンギク属
【原 産 地】地中海沿岸
【日本の産地】大阪府・千葉県・群馬県

南ヨーロッパが原産のシュンギク。欧米では観賞用が主で、食用にするのは日本、中国、韓国などの東アジアに限られます。日本には室町時代に中国から伝わり、江戸時代になると栽培が盛んになりました。春に菊に似た花を咲かせることから「春菊」と名付けられましたが、関西では「菊菜」の呼び名が主流です。

冬が旬のこともあり、シュンギクといえば、すき焼きや鍋料理が浮かびます。でも、やわらかい葉の部分はアクが少なく、じつは生でもおいしい野菜。サラダにすれば、特徴のある香りを存分に楽しめるでしょう。

花言葉の「とっておき」は、葉を摘み取って楽しんだ後に花も楽しめることからついたとされています。もうひとつの花言葉「豊富」は、シュンギクの栄養豊富な点から付けられました。

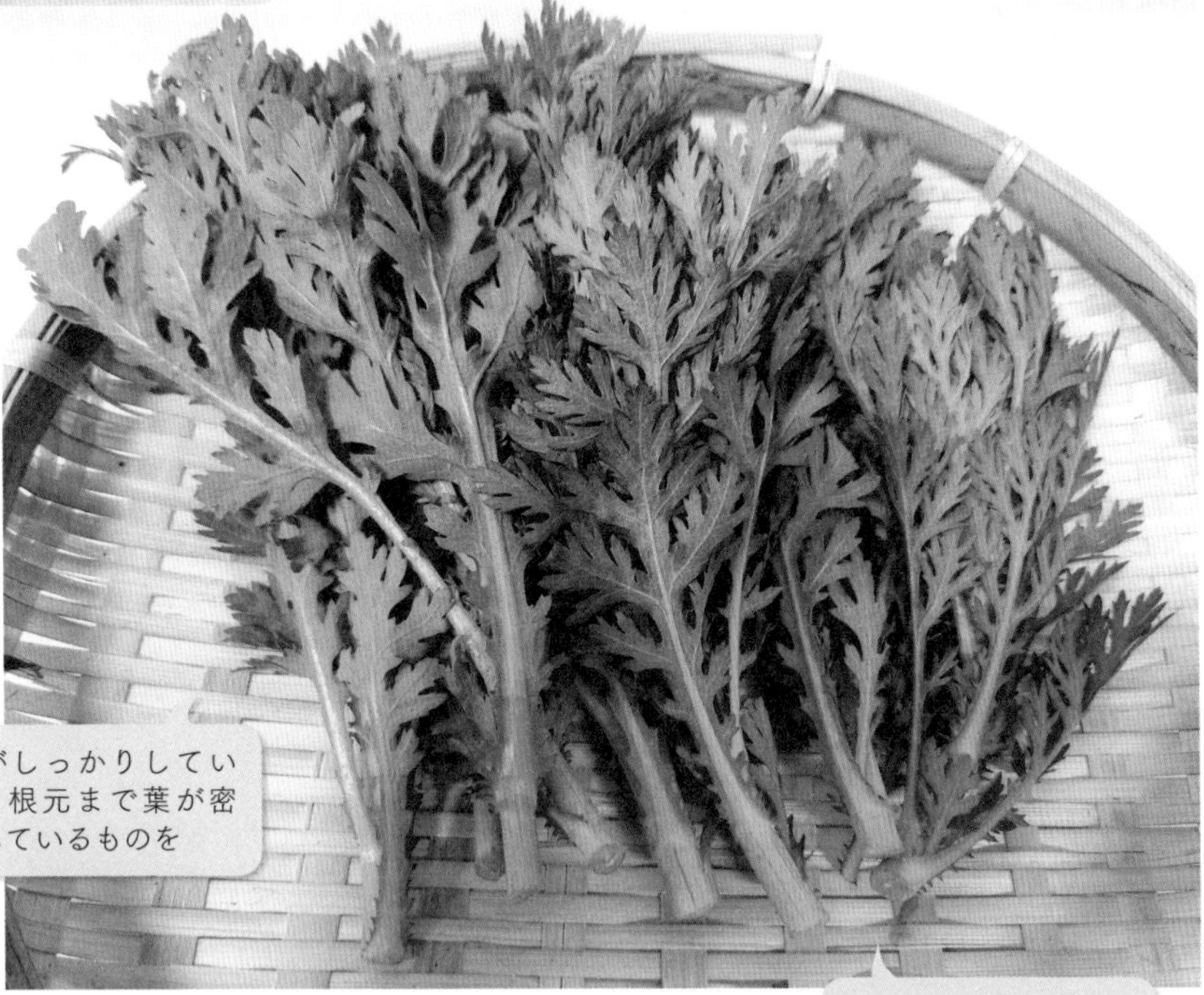
茎がしっかりしていて、根元まで葉が密生しているものを
芯が白くなっているものは乾燥しているので避ける

保存方法

買ってきたらすぐに袋から出し、手でゆすってふんわり空気を入れてください。湿らせた新聞紙で包み、ポリ袋に入れて冷蔵庫の野菜室へ。

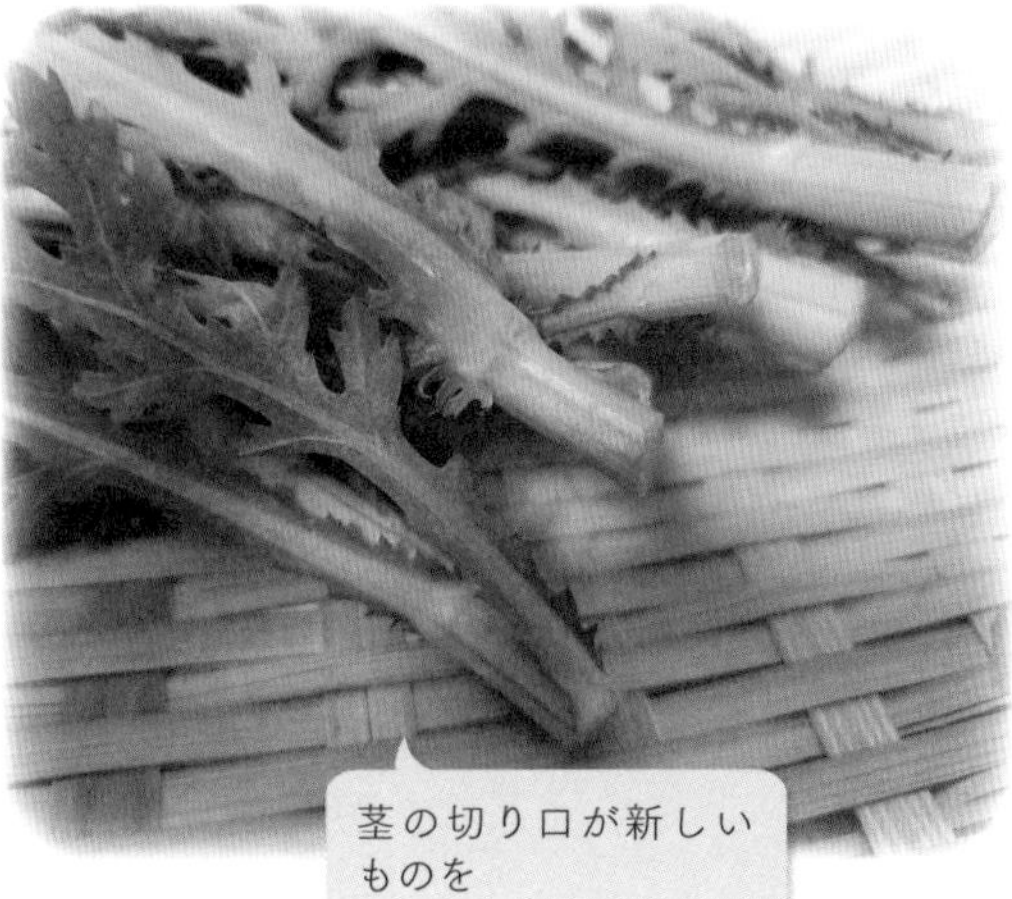
茎の切り口が新しいものを

下ごしらえ＆ワンポイント

鋼の包丁を使うと化学反応してアクが出るので、手でちぎるのがおすすめ。葉をちぎったら、太い茎の部分は縦に切っておくと火の通りがよくなります。白い芯はえぐみのもとなので、包丁で削り取っておきましょう。ゆでる際は、火の通りの悪い茎と、サッと火が通る葉とで加熱時間に差をつけて。

	1月	2月	3月	4月	5月	6月	7月	8月	9月	10月	11月	12月
シュンギク	旬											

薬膳帖

シュンギクは葉野菜の中でもトップクラスの栄養価を誇る緑黄色野菜。皮膚や粘膜を健やかに保つβ-カロテンやビタミンB_2、血液循環をよくするビタミンEを豊富に含みます。また、女性に不足しがちな鉄、カルシウム、過剰なナトリウムの排出を助けるカリウムなどのミネラルも含むので、モリモリ食べれば美容と健康のサポートになるでしょう。

薬膳では、シュンギクは水の停滞によって発生する「痰《たん》」を取る食材とされ、肺や胃を健やかに保つはたらきが期待できます。また、精神不安を鎮める作用もあるとされるので、緊張しやすい、眠りが浅い、集中力が続かないといったときにもおすすめです。

五気	六味	帰経
平	辛・甘	肺、肝、脾、胃

適　応

熱性の咳《せき》・痰／ストレス／緊張／食欲減退／口臭／めまい／精神不安、不眠／尿の出が悪い／便秘

栄養成分表（100gあたり）

	生	ゆで
たんぱく質 (g)	2.3	2.7
脂　質 (g)	0.3	0.5
炭水化物 (g)	3.9	4.5
食物繊維量 (g)	3.2	3.7
カリウム (mg)	460	270
カルシウム (mg)	120	120
マグネシウム (mg)	26	24
ビタミンC (mg)	19	5
β-カロテン (μg)	4500	5300
葉　酸 (μg)	190	100

こぼれ話

シュンギクのおいしさは独特の香りにあります。香りのもとになっているのはα-ピネンという芳香成分。同じ成分は、マツ、ヒノキ、スギなどの針葉樹にも含まれるものだそうです。疲れたときの森林浴と同じように、シュンギクの香りにもリラックス効果があるんですね。

シュンギクは、大人になってから好きになる人が多い野菜。ストレスを抱えるようになると、ジワジワとその魅力がわかるようになるのかもしれません。

＊五気・六味・帰経については p170-171 を参照

野菜が主役のレシピ

シュンギクと柿のサラダ

材料（2人分）

・シュンギク	1束
・柿（かたいもの）	1個
・生ハム	1～2枚
・カッテージチーズ	30g

［A］

・オリーブオイル	大さじ1
・ワインビネガー	小さじ2
・ハチミツ	小さじ1/2
・塩	少々
・黒粒コショウ	少々

作り方

①シュンギクは葉をちぎる。柿は皮をむき、薄い櫛切りにする。生ハムは小さくちぎる。

②ボウルに［A］の材料を入れて混ぜ、①、カッテージチーズ、生ハムを入れて和える。

ドレッシングにハチミツを少し加えると、柿の甘さと生ハムの塩味がよくなじみます。

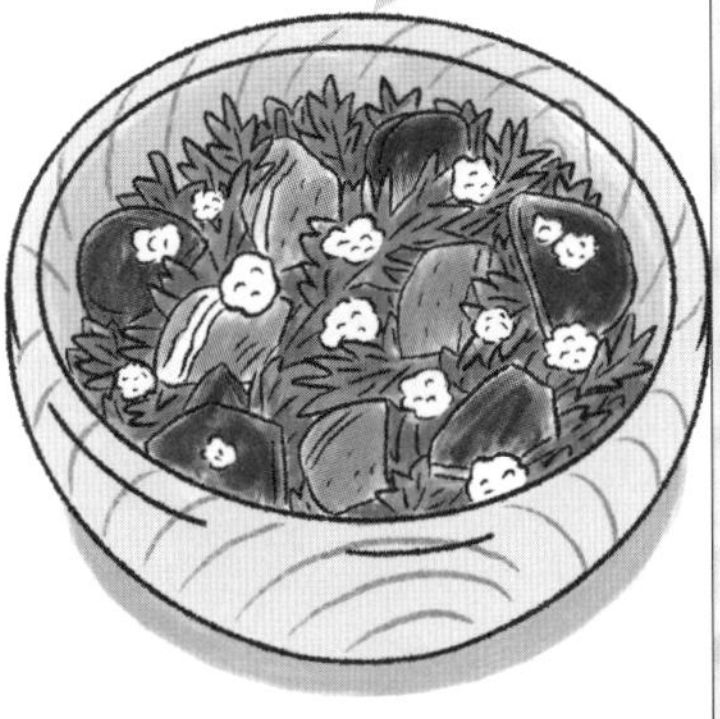

シュンギクのナムル

材料（2人分）

・シュンギク	1束
・長ネギ	5㎝

［A］

・白すりごま	大さじ1/2
・ごま油	大さじ1/2
・塩・コショウ	各少々

作り方

①シュンギクは葉と茎に切り分ける。長ネギは細かいみじん切りにする。

②ボウルに［A］を合わせておく。

③鍋にたっぷりの湯を沸かし、塩（分量外）を加える。シュンギクを、茎、葉の順に入れてゆでる。

④ゆで上がったら冷水にとって絞り、4㎝長さに切る。

⑤②のボウルに③を入れ、全体を和える。

独特の香りのシュンギクをナムルに。
茎と葉を時間差でゆでれば、葉がくたくたになりません。

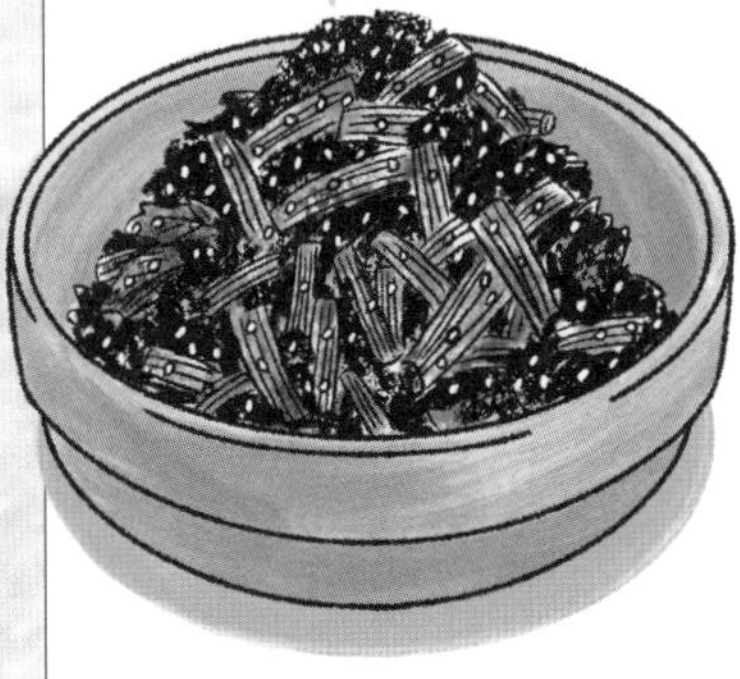

ダイコン（蘿蔔《すずしろ》）

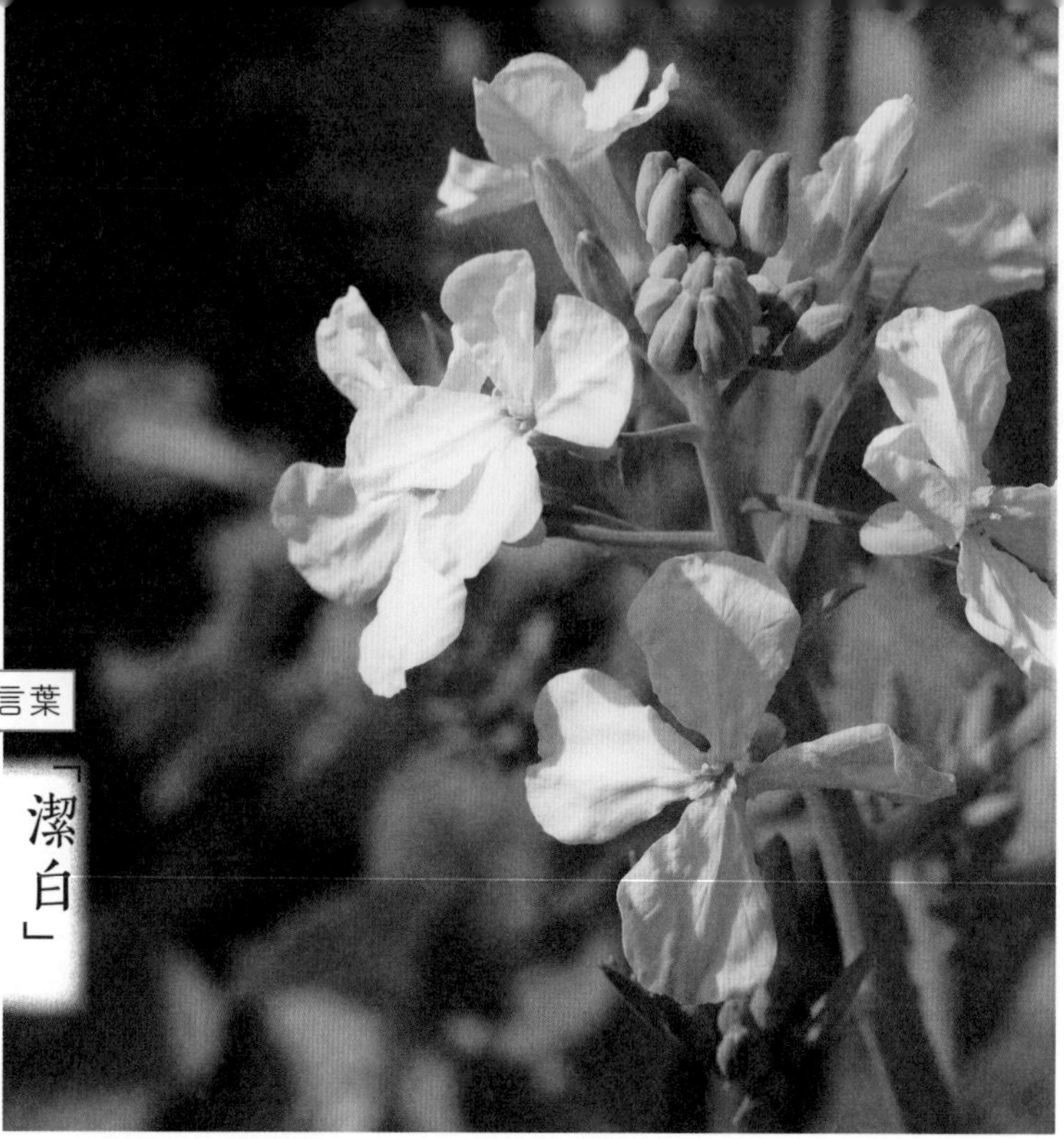

花言葉

「潔白」
「適応力」

【科・属名】アブラナ科・ダイコン属
【原 産 地】地中海・中央アジア
【日本の産地】北海道・千葉県・青森県

日本では、春の七草のひとつ「スズシロ」として古くから食べられてきたダイコン。地中海、中央アジアが原産といわれますが定かではなく、エジプトでは約4000年前にすでに栽培されていたとか。ピラミッド建設の際、過酷な労働に励む人々に、ダイコンを食べさせた記録があるそうです。日本には中国から伝わり、スズジロの記載は『古事記』にも残っています。

下手な役者を「大根役者」といいますが、その理由のひとつは「滅多に当たらない（食当たりしない）から」。消化酵素が豊富なダイコンが、昔からおなかにいい野菜として親しまれていたことがわかりますね。

花には、真っ白なダイコンの姿にぴったりの「潔白」の花言葉が付きました。どんな料理にもおいしくなじむことから「適応力」という花言葉もあります。

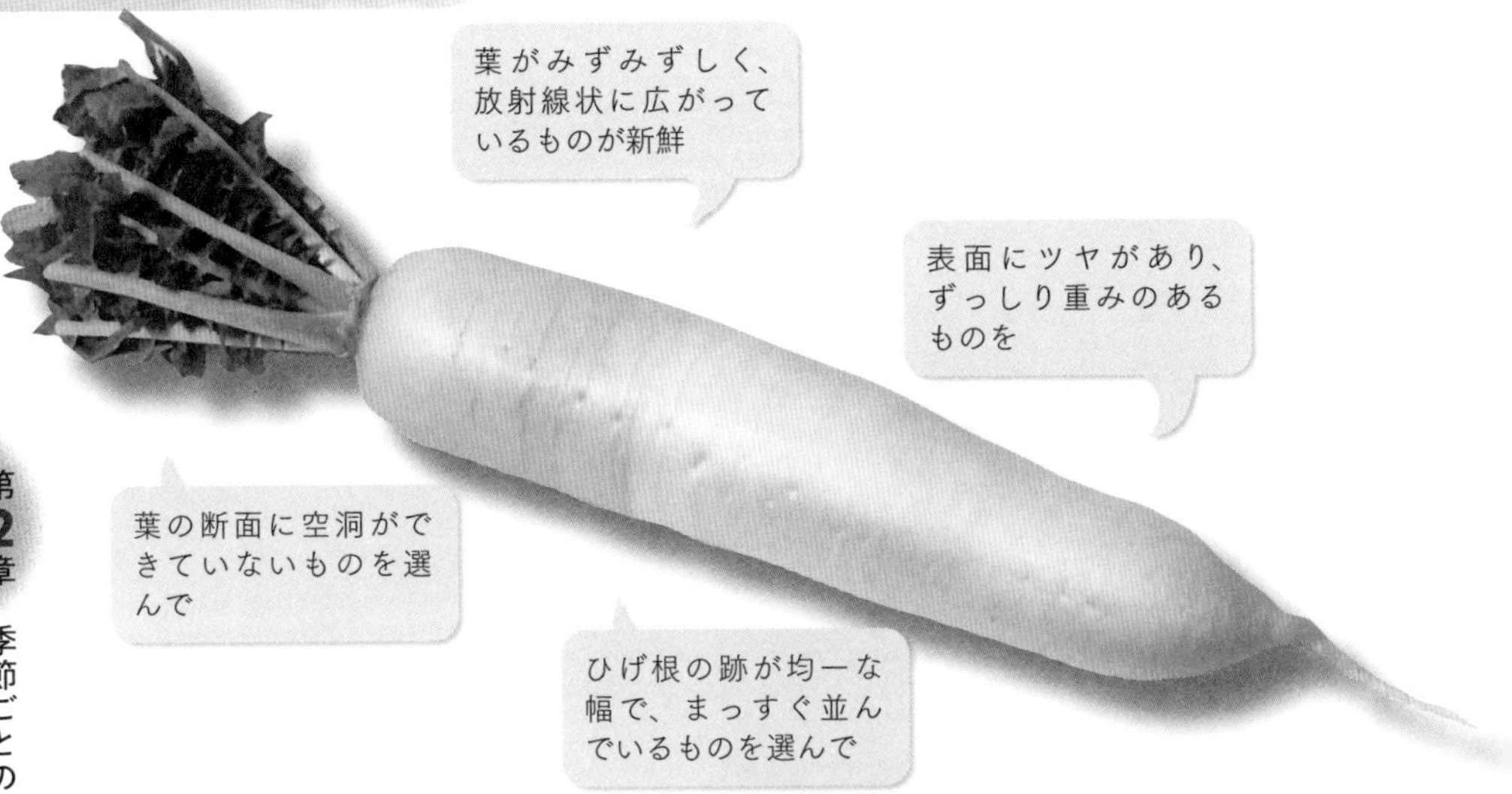
葉がみずみずしく、放射線状に広がっているものが新鮮
表面にツヤがあり、ずっしり重みのあるものを
葉の断面に空洞ができていないものを選んで
ひげ根の跡が均一な幅で、まっすぐ並んでいるものを選んで

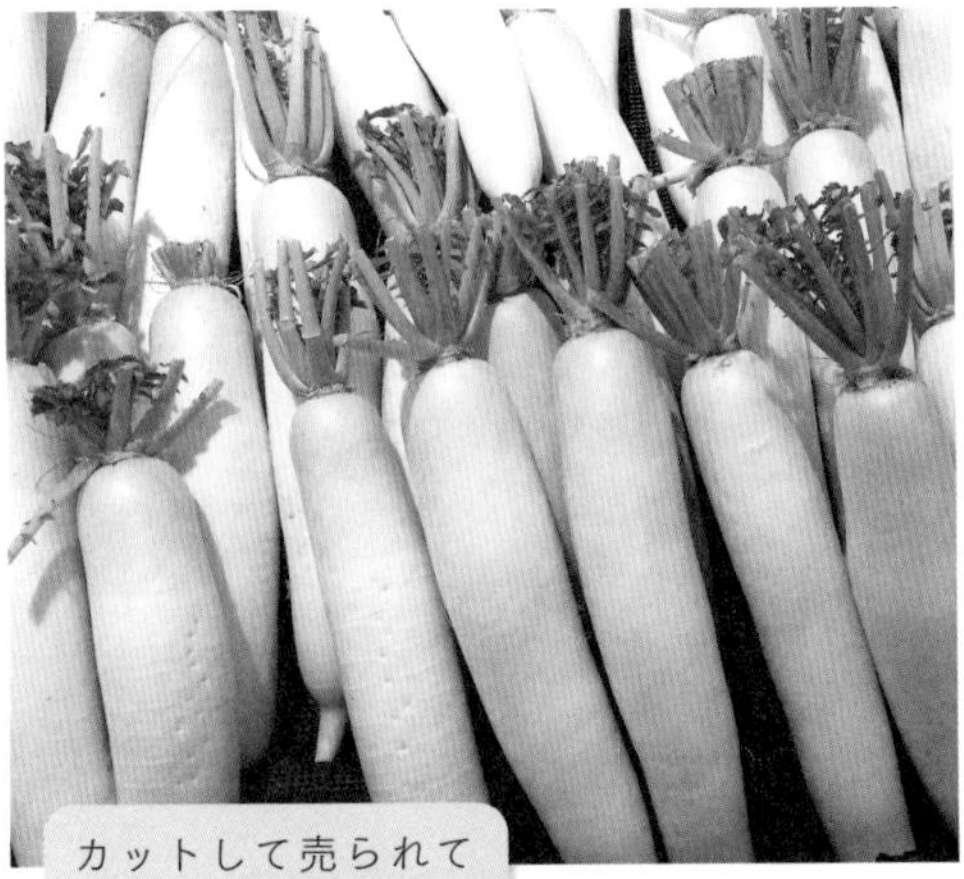

保存方法

葉を取り除き、ラップに包んで冷蔵庫の野菜室に。横に寝かさず、生えている向きに立てて保存しましょう。葉は湿った新聞紙かキッチンペーパーに包み、ポリ袋に入れて野菜室へ。すぐに食べない場合は、輪切りにして１カ月ほど干すと切干大根として長期保存できます。

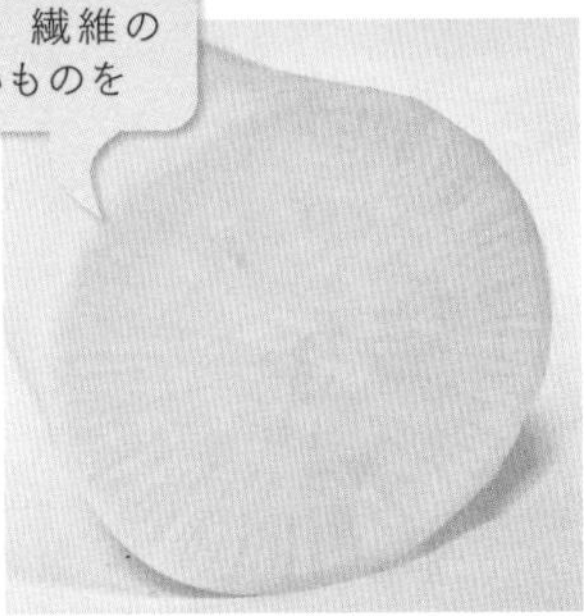
カットして売られているものは、繊維のキメが細かいものを

下ごしらえ＆ワンポイント

ダイコンは上部と下部で使い分けを。甘みがあるのは上部なので、サラダ、ダイコンおろしに向きます。かたくて辛い下部は煮物向き。

煮るときは、皮の内側の筋のところまで、厚めに皮をむくと味がよくしみます。むいた皮は千切りにしてきんぴらや塩もみに。

	1月	2月	3月	4月	5月	6月	7月	8月	9月	10月	11月	12月
ダイコン		旬										

薬膳帖

葉と根では含まれる栄養成分が異なるダイコン。葉にはβ-カロテン、ビタミンC、K、葉酸、カリウム、カルシウムが豊富です。根の部分は、消化酵素がたっぷり。でんぷんを分解するアミラーゼ、たんぱく質を分解するプロテアーゼ、脂肪を分解するリパーゼ、発がん性物質を解毒するオキシダーゼなどが含まれます。なるほど、胃腸が弱っているときにいいわけですね。

薬膳でも、ダイコンは消化を促す食材。さらに、肺のはたらきを順調に整えるので、咳《せき》止めにもおすすめの野菜です。日本では、からだを温めるイメージの強い野菜ですが、中国の古典には「涼」「温」どちらの記載もあり、五気の見解が分かれる食材のひとつです。

五気	六味	帰経
涼	辛・甘	肺、胃、脾

＊ダイコンの性質は古典によって記載が異なり、温性、辛味・苦味とするものもあります。

適応

消化不良／おなかの張り／吐き気／嘔吐《おうと》／下痢／便秘／熱性の咳／痰《たん》が多い／声がかれる／鼻血などの出血症状

こぼれ話

ダイコンの消化酵素は熱に弱いので、長く煮込むほど失われてしまいます。煮込んだダイコンは絶品ですが、消化を助けたいときは生で食べましょう。脂ののった刺身とダイコンの棲《つま》は、申し分のない組み合わせです。

また、のどを労わる民間療法で有名なのが「ダイコン飴」。皮をむき、角切りにしたダイコンを瓶に入れ、隠れるくらいハチミツを注ぎます。冷蔵庫でひと晩置くとエキスが染み出てくるので、それをティースプーンに1杯！毎日飲めばかぜの予防にもなります。

栄養成分表（100gあたり）

	根（皮付き・生）	葉（生）
たんぱく質 (g)	0.5	2.0
脂　質 (g)	0.1	0.2
炭水化物 (g)	4.1	3.3
食物繊維量 (g)	1.4	2.6
カリウム (mg)	230	340
カルシウム (mg)	24	170
マグネシウム (mg)	10	25
ビタミンC (mg)	12	130
β-カロテン (μg)	0	2300
葉　酸 (μg)	34	49

＊五気・六味・帰経については
p170-171を参照

ゆでダイコンのステーキ

材料（2人分）
・ダイコン　12㎝
・米のとぎ汁　適量
・サラダ油　小さじ2
・しょうゆ　大さじ1

作り方
① ダイコンは3㎝厚さに切り、皮を厚めにむく。米のとぎ汁とダイコンを鍋に入れて中火にかけ、竹串がスーッと通るまで煮る。
② フライパンにサラダ油を入れて火にかけ、①のダイコンを焼く。焼き色がついたら反対側も焼き、最後にしょうゆをジューっと回しかける。

米のとぎ汁でゆでると、ダイコンのえぐみが取れます。とぎ汁の代わりに米ぬかを入れてゆでてもOK。

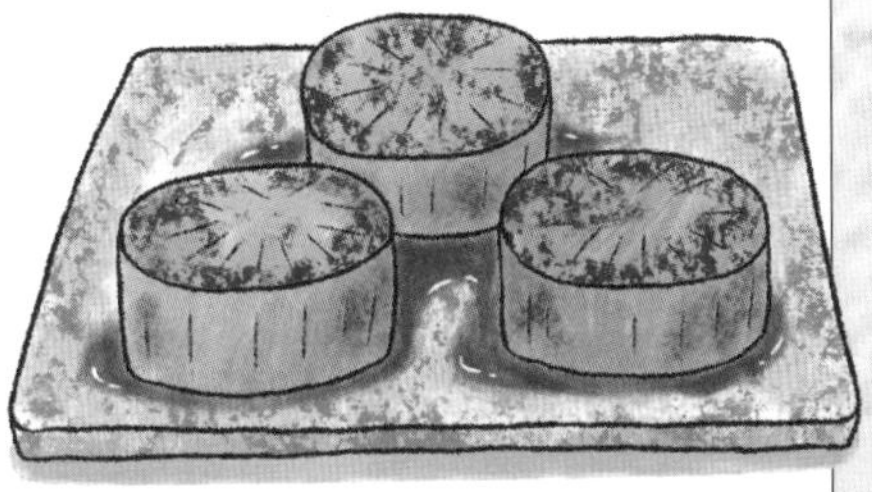

ダイコン葉のふりかけ

材料（2人分）
・ダイコンの葉　1本分
・ちくわ　1本
・鷹の爪（輪切り）　小さじ1
・しょうゆ　大さじ1
・みりん　小さじ1
・ごま油　小さじ1
・削り節　3g
・もみのり　適量

作り方
① ダイコンの葉とちくわは細かく刻む。
② フライパンにごま油、鷹の爪を入れて火にかけ、ダイコンの葉を炒める。しんなりしたらちくわを加えてさらに炒め、しょうゆ、みりんで味付けする。削り節、もみのりを加えてひと混ぜする。

定番のダイコンの葉活用法。作り置きしておけば、お弁当に、お酒のあてに活躍します。

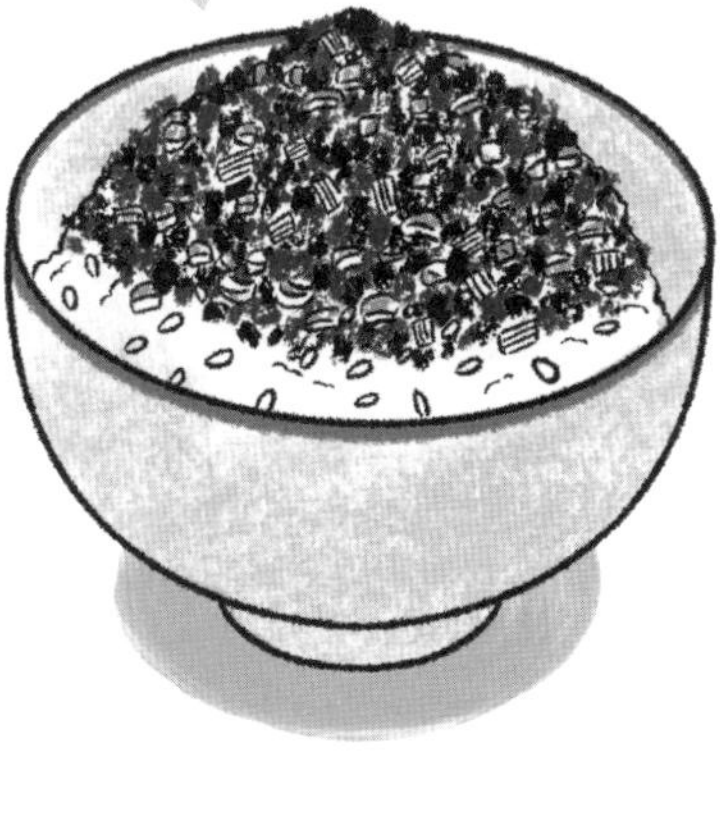

タマネギ（玉《たま》葱《ねぎ》）

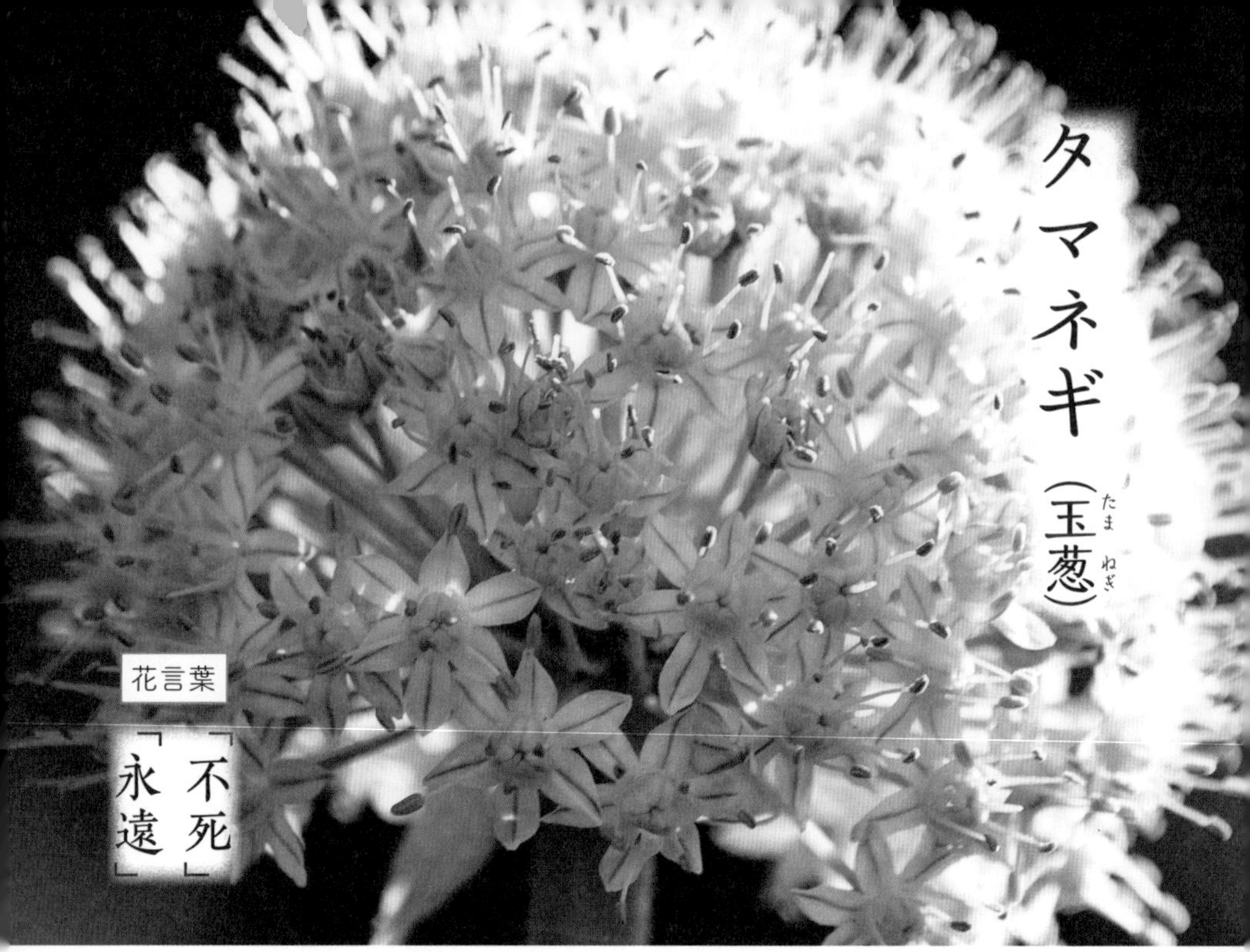

花言葉

「不死」
「永遠」

【科・属名】ヒガンバナ科・ネギ属
【原 産 地】中央アジア
【日本の産地】北海道・佐賀県・兵庫県

数ある野菜の中で、栽培の歴史が非常に古いことがわかっているタマネギ。古代エジプトですでに栽培されていたといわれています。ヨーロッパに渡ると、ニンニクとともに人々に好まれるようになり、その香りの強さから、悪霊、吸血鬼、さらにペストなどの怖い病を撃退すると信じられていたそうです。

茶色の皮に包まれた姿から、「根」と思うかもしれませんが、私たちが食べているのは茎の根元がふくらんだ「鱗茎《りんけい》」と呼ばれる部分で、葉の一部です。タマネギの仲間のニンニクやラッキョウも、同じく鱗茎を食べる野菜です。

タマネギの花は、ネギに似ています。薬効がある神秘的なイメージから「不死」、むいてもむいても実が出てくることから「永遠」の花言葉が付いています。

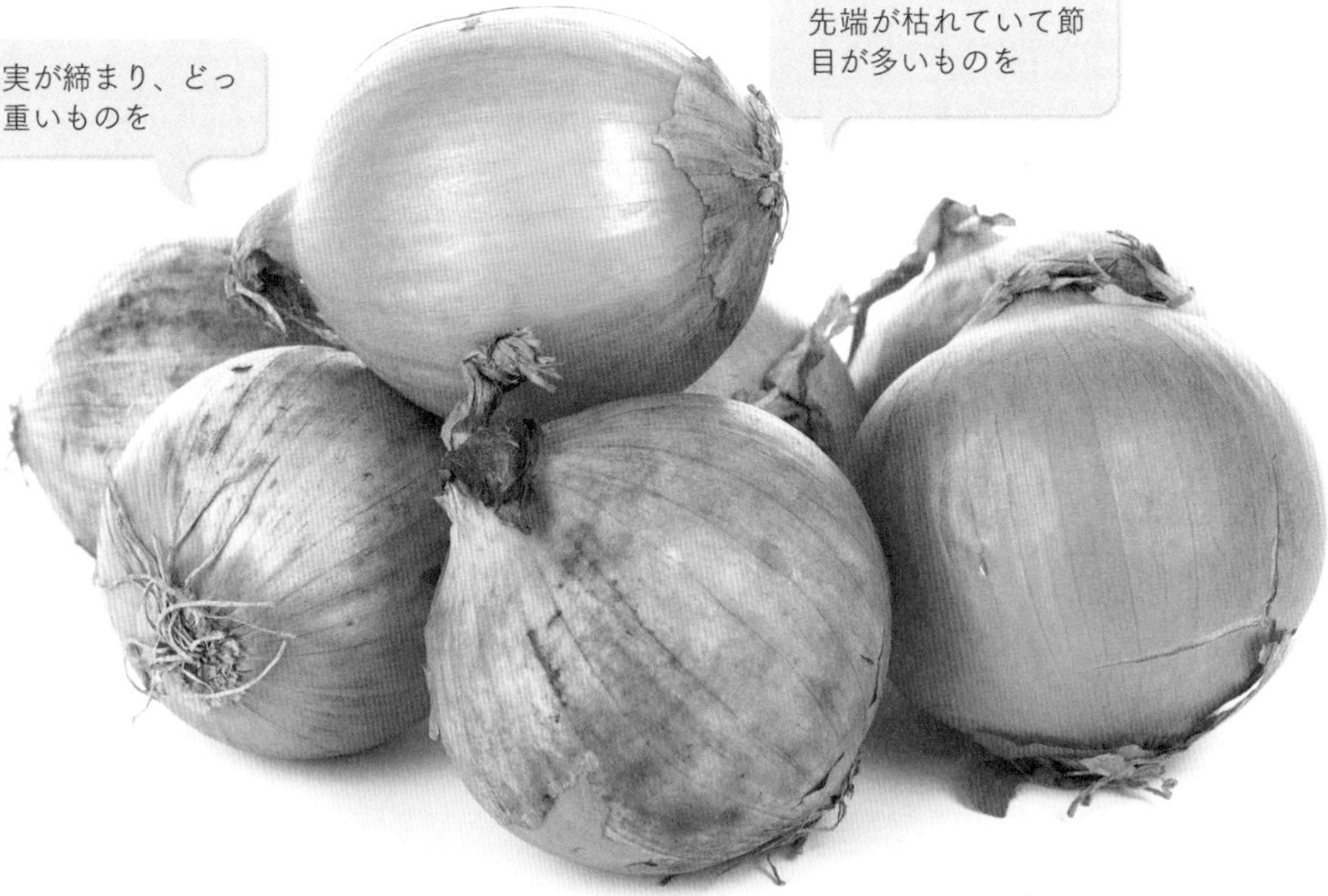
丸く実が締まり、どっしり重いものを
皮がよく乾き、皮の先端が枯れていて節目が多いものを

保存方法

風通しがよく日の当たらない場所で常温保存すれば数カ月持ちます。春先に出回る新タマネギは、傷みやすいのでポリ袋に入れて冷蔵庫の野菜室へ。できるだけ早く食べましょう。

下ごしらえ＆ワンポイント

スライスするときは、繊維に沿って切ると細胞が壊れず涙が出るのを防げます。角切りにする際は、内側と外側に分けて切ると大きさがそろいます。シチュー、肉じゃがなどで存在感を残したいときは、芯の部分を少し残したくし切りにするとバラバラになりません。

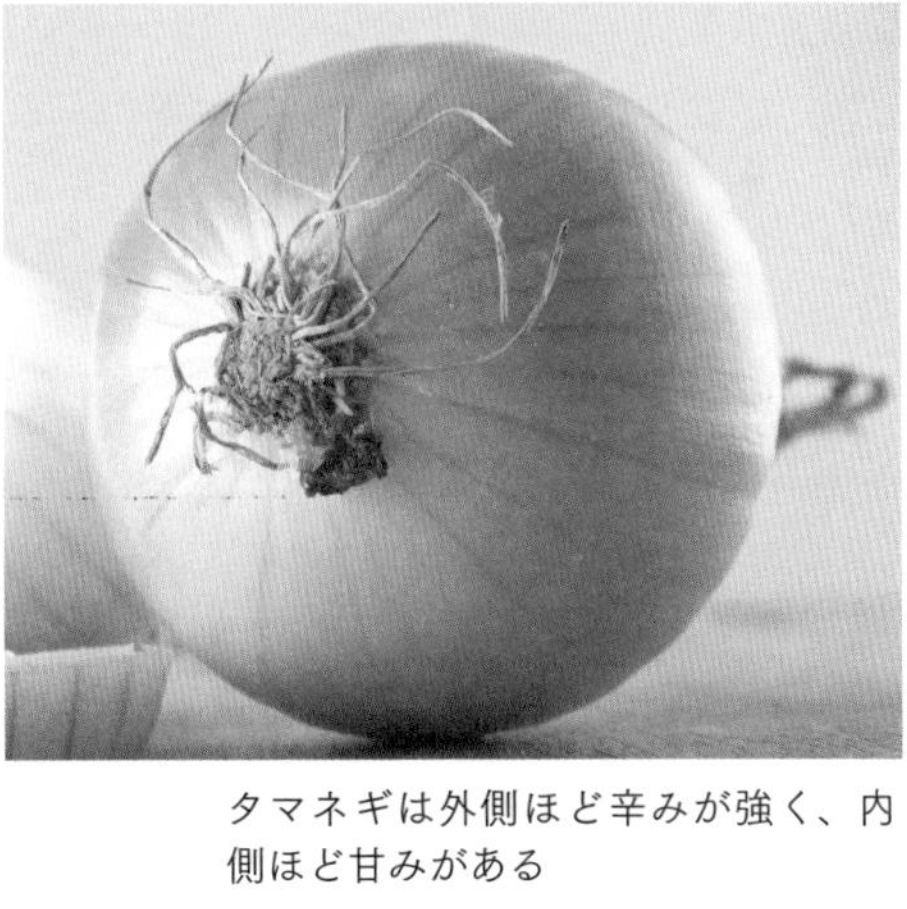
茶色い皮をむいて外側が緑色のものは、若く辛みが強い印

タマネギは外側ほど辛みが強く、内側ほど甘みがある

	1月	2月	3月	4月	5月	6月	7月	8月	9月	10月	11月	12月
新タマネギ				旬								
タマネギ										旬		

薬膳帖

タマネギの辛み、刺激のもとである硫化アリルには抗酸化作用があり、ビタミンB_1と結び付くと疲労回復効果が得られます。また、ポリフェノールの一種であるケルセチンには、血液凝固、悪玉コレステロール値の上昇を抑制する効果があります。ケルセチンは皮の茶色い部分に多く含まれ、水に溶けるのが特徴。スープを作る際、よく洗った皮を入れておくと、ケルセチンが染み出し、有効成分を余すところなく摂れるでしょう。

薬膳では、タマネギは気の巡りをよくする食材。特に消化不良やおなかが張る症状におすすめです。気の滞りは万病のもと。どんな料理にも合うタマネギは毎日の健康を支えます。

五気	六味	帰経
温	辛・甘	脾、胃、肺、心

適応

食欲不振／おなかの張り／下痢／胃もたれ／吐き気／げっぷ／かぜの初期の悪寒《おかん》・発熱／冷えによる腹痛

栄養成分表（100gあたり）

	生
たんぱく質 (g)	1.0
脂　質 (g)	0.1
炭水化物 (g)	8.8
食物繊維量 (g)	1.6
カリウム (mg)	150
カルシウム (mg)	21
マグネシウム (mg)	9
ビタミンC (mg)	1
β - カロテン (μg)	16
葉　酸 (μg)	8

こぼれ話

タマネギを切ると涙が出るのは、辛味成分の硫化アリルが目や鼻を刺激するからです。それを防ぐには、細胞を壊さないように切るのがカギ。❶繊維に沿って切る ❷切る前に冷やす ❸よく切れる包丁を使うなどの方法があります。

タマネギは、じっくり炒めることで辛み成分が揮発して甘みが際立ち、さらに炒めると、糖とアミノ酸が反応して飴色《あめいろ》に変化します。トロトロの飴色タマネギは、天然のうま味調味料。これだけでコクのあるだしになるのです。

＊五気・六味・帰経については p170-171 を参照

野菜が主役のレシピ

オニオングラタンスープ

材料（2人分）
- タマネギ　1個
- バター　20g
- 固形コンソメ　1個
- 塩　少々
- バケット（焼いたもの）　2枚
- とろけるチーズ　適量
- 乾燥パセリ　少々

作り方
① タマネギは繊維に沿ってスライスする。
② 鍋にバターを入れて火にかけ、とけたらタマネギを入れて中火で炒める。タマネギが透明から飴《あめ》色になるまでじっくり炒める。
③ 水300cc、固形コンソメ、塩を加えて5分ほど煮る。
④ 耐熱カップに③を注ぎ、バケットをのせ、とろけるチーズをのせてオーブントースターで10分焼く。焼き上がったら乾燥パセリを散らす。

濃い目の飴色《あめいろ》になるまで炒めると、タマネギの甘みとうま味が凝縮されます。
手間を惜しまず作りたい！

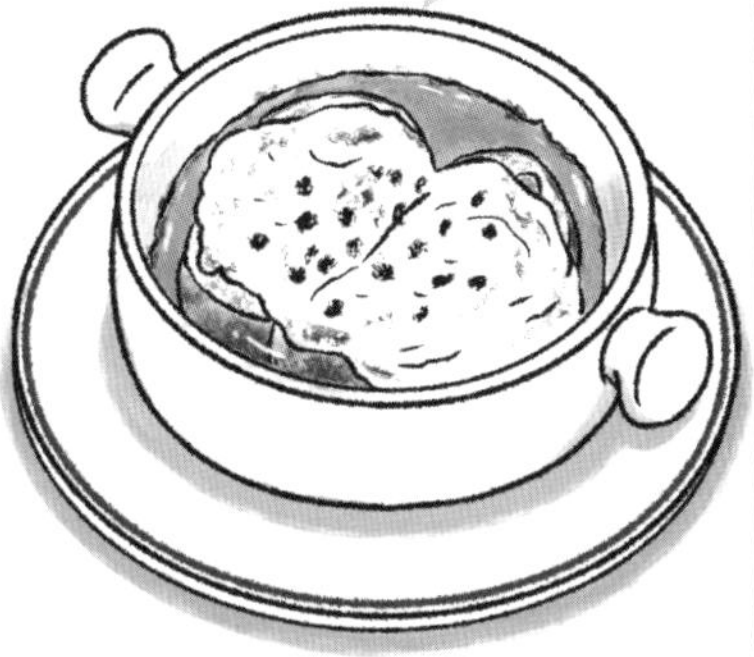

紫タマネギの冷しゃぶサラダ

材料（2人分）
- 紫タマネギ　1/2個
- サニーレタス　2枚
- 豚肉（しゃぶしゃぶ用）　200g

［A］
- しょうゆ　大さじ1
- ごま油　小さじ1
- 酢　小さじ1
- 砂糖　小さじ1/2

作り方
① 紫タマネギは繊維に逆らってスライスし、サッと水にさらして水気を絞る。サニーレタスは食べやすい大きさにちぎり、水で洗ってざるに上げる。
② 鍋に湯を沸かし、豚肉を1枚ずつ入れて色が変わったら冷水にとる。キッチンペーパーで水気をしっかり取る。
③ 皿に①,②を盛り、合わせておいた［A］をかける。

ボリューム満点のおかずサラダ。
彩り鮮やかな紫タマネギは、水にさらし過ぎないようにしましょう。

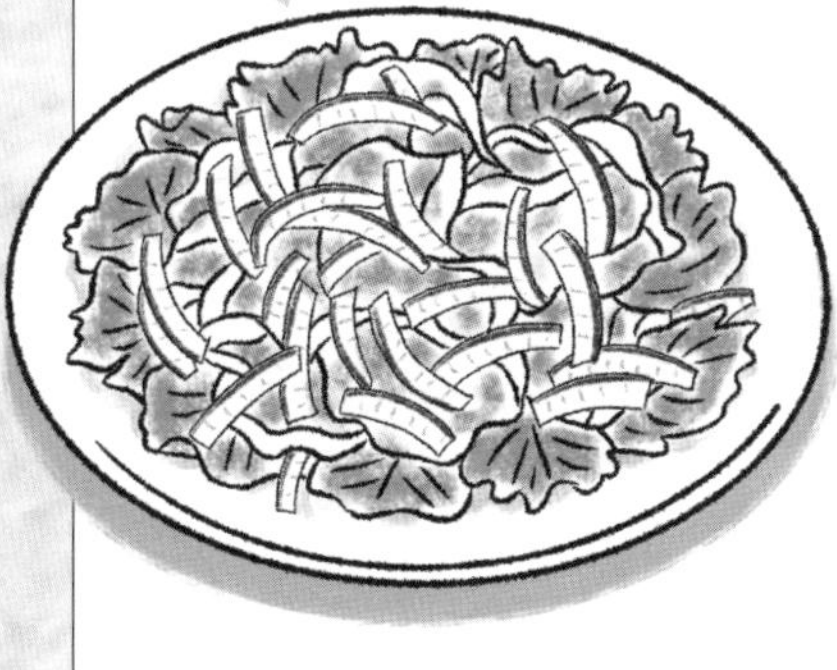

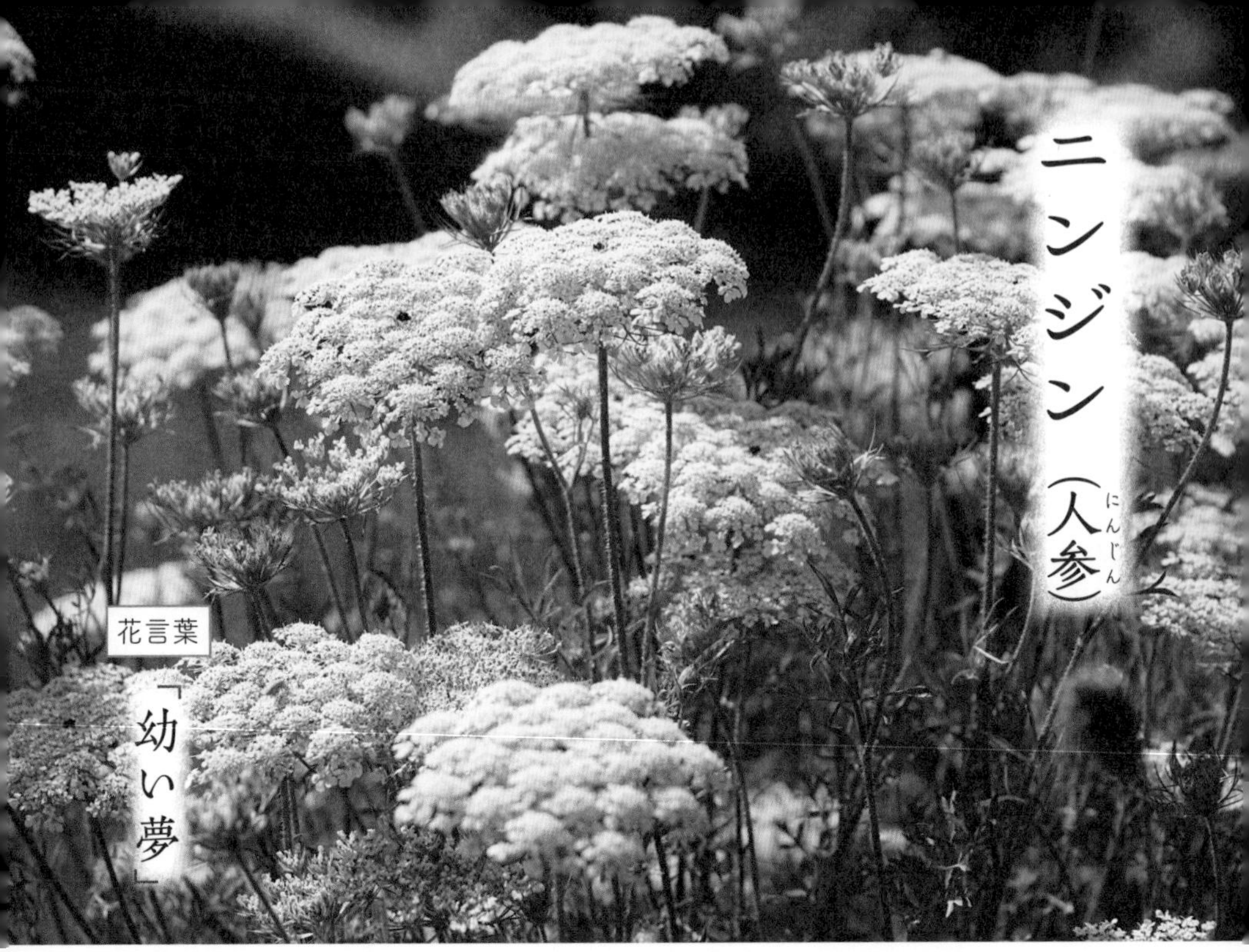

ニンジン（人参《にんじん》）

花言葉

「幼い夢」

【科・属名】セリ科・ニンジン属
【原　産　地】中央アジア
【日本の産地】北海道・千葉県・徳島県

中央アジア原産のニンジンには、トルコからヨーロッパに渡った西洋種と、アジアに伝わった東洋種があります。一般的なニンジンは西洋種で、金時ニンジンなど赤色が濃いのが東洋種。日本には、江戸時代に東洋種が伝わり、明治以降になって西洋種が入ってきました。

漢方薬に使われる生薬には、朝鮮人参、高麗《こうらい》人参がありますが、こちらはウコギ科で野菜のニンジンとはまったくの別物。日本に伝わったのは生薬の人参のほうが早く、野菜のニンジンはこれに形が似ていることから同じ名前で呼ばれるようになりました。

ニンジンの花は、レースのような可憐な花。その姿から「幼い夢」の花言葉があります。昔は子どもが苦手な野菜の代表格でしたが、品種改良により甘くクセのない野菜に。小さい子どもにも食べやすく進化しています。

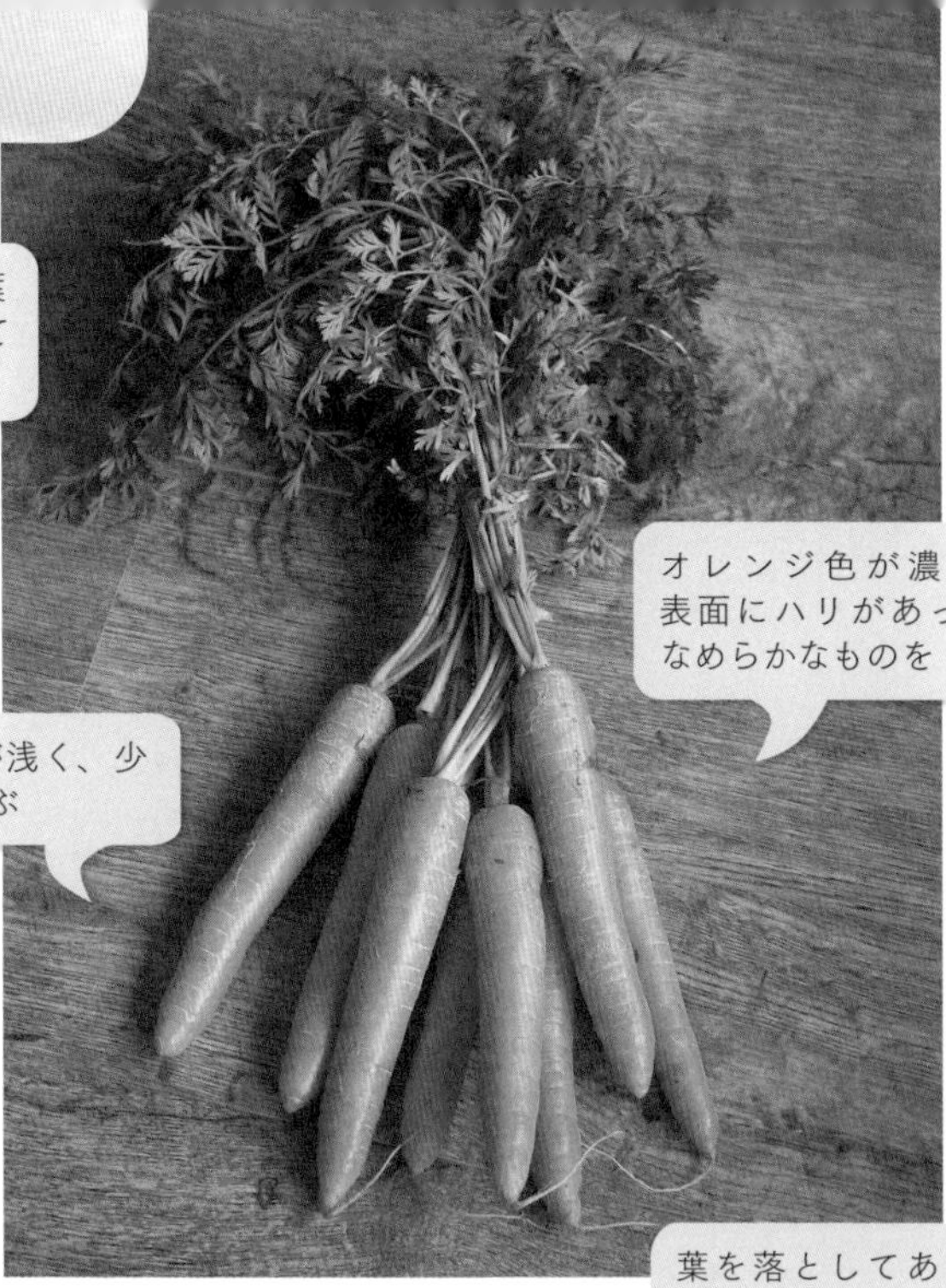
葉のついたものは、葉の緑が濃く、しおれていないのがポイント
オレンジ色が濃く、表面にハリがあってなめらかなものを
ひげ根の跡が浅く、少ないものを選ぶ

保存方法

葉がついていたらすぐに切り分け、新聞紙に包んでからをポリ袋に入れて冷蔵庫の野菜室へ。冬場なら常温保存できます。いずれも、土の中と同じように立てて保存しましょう。葉は日持ちしないので早めに食べてください。生のままカットし、保存袋に入れて冷凍保存もできます。

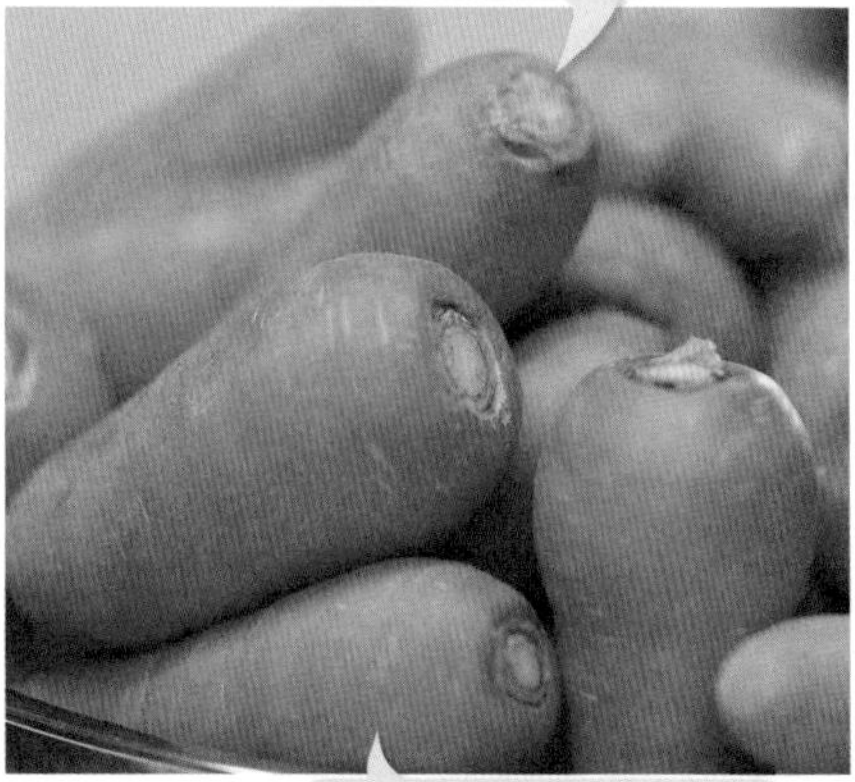
葉を落としてあるものは、葉のついていた部分が細いものを選ぶ
細いほどやわらかく、葉に養分を取られていないので栄養価が高い

下ごしらえ＆ワンポイント

ニンジンは皮の近くほどおいしいので、たわしでよく洗えば皮をむかなくてOK。気になるなら、ピーラーでごく薄くむきましょう。甘酢漬けやサラダにするときは、薄く切って塩もみしたり湯通ししたりすると、食べやすくなります。

	1月	2月	3月	4月	5月	6月	7月	8月	9月	10月	11月	12月
ニンジン	旬											

薬膳帖

ニンジンは、野菜の中でもβ-カロテン含有量がトップクラス。β-カロテンは、粘膜や皮膚、免疫機能を正常に保ったり、視力を維持するのに欠かせない栄養素です。また、強い抗酸化作用があるので、有害な活性酸素を抑制してからだを守ってくれます。

β-カロテンは脂溶性ビタミンなので、炒めたり、ドレッシングで和えたり、脂質の多い食材と組み合わせて食べるのがおすすめです。

薬膳では、血を補う食材に分類されるニンジン。呼吸器、消化器に作用するほか、ドライアイやかすみ目にいいとされます。パソコンやスマホで目を酷使しがちな現代人には、特に必要な野菜といえそうですね。

栄養成分表（100gあたり）

	根（皮付き・生）	葉（生）
たんぱく質 (g)	0.7	1.1
脂　質 (g)	0.2	0.2
炭水化物 (g)	9.3	3.7
食物繊維量 (g)	2.8	2.7
カリウム (mg)	300	510
カルシウム (mg)	28	92
マグネシウム (mg)	10	27
ビタミンC (mg)	6	22
β-カロテン (μg)	8600	1700
葉　酸 (μg)	21	73

五気	六味	帰経
平（微温）	甘	肺、脾、胃、肝

適　応

目の乾燥／かすみ目／視力低下／咳《せき》／痰《たん》が切れない／食欲不振／下痢／便秘

＊五気・六味・帰経については
p170-171を参照

こぼれ話

ニンジンは英語で「carrot（キャロット）」。からだの上部、頭、角を意味するギリシャ語の「karoton（キャロトン）」が語源で、ニンジンの根がとがった角の形に似ていることに由来します。栄養素のβ-カロテンの「カロテン（caroten）」は、この「carrot（キャロット）」が語源。ニンジンがカロテンの王様といわれるのも納得ですね。きれいなオレンジ色は、カロテンの色です。

ニンジンのカレーポタージュ

材料（2人分）

・ニンジン（小）	1/2本
・タマネギ	1/4個
・ニンニク	1/2片
・オリーブオイル	小さじ1
・固形コンソメ	1個
・冷ご飯	50g
・牛乳	200g
・塩・コショウ	少々
・カレー粉	少々

作り方

①ニンジン、タマネギ、ニンニクはスライスする。
②鍋にオリーブオイルを入れて火にかけ、①をしんなりするまで炒める。水200ccと固形コンソメ、ご飯を入れてやわらかくなるまで煮る。
③粗熱が取れたらミキサーにかけ、ペースト状にする。
④鍋に③、牛乳を入れて混ぜながら温め、塩・コショウで味を調える。
⑤器に盛り、カレー粉をふる。

とろみ付けに余った冷ご飯を使います。
栄養価が高く消化に負担のかからないスープは、お年寄りや発熱後の栄養補給にも。

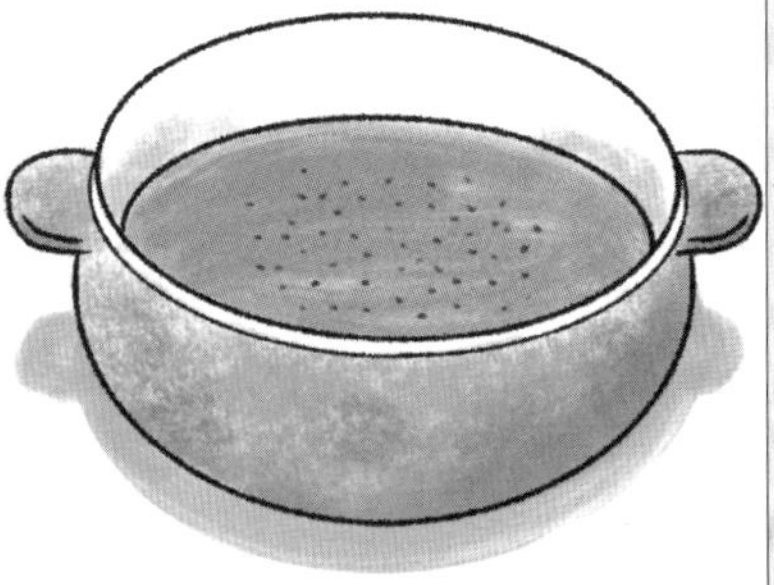

ニンジンのグラッセ

材料（作りやすい分量）

・ニンジン　2本

［A］

・バター	20g
・砂糖	大さじ1
・塩	少々

作り方

①ニンジンは皮をむいて1㎝厚さに切り、面取りする。
②鍋に①、［A］とひたひたの水を入れて火にかけ、煮立ったら弱火にしてニンジンがやわらかくなるまで煮る。

砂糖とバターでニンジンの甘さが倍増します。
冷蔵庫で5日ほど持つので、料理の付け合わせやお弁当に。

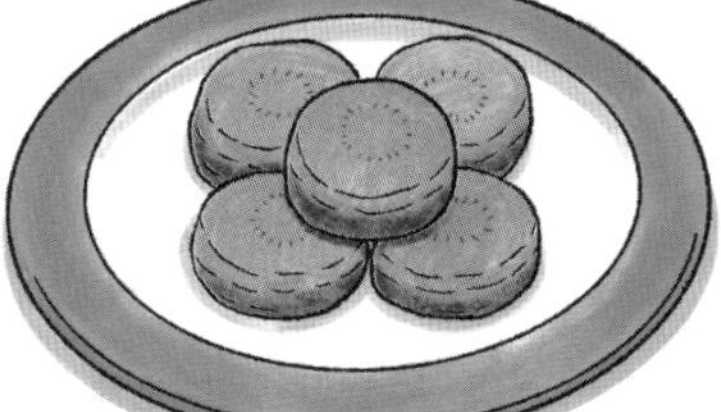

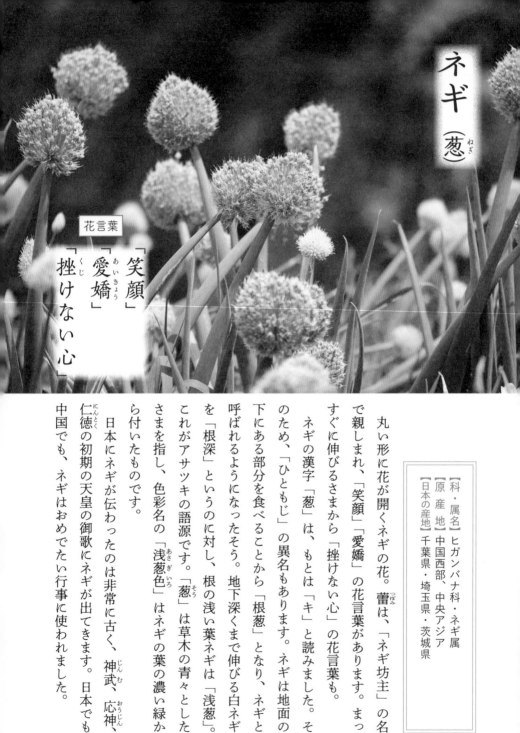

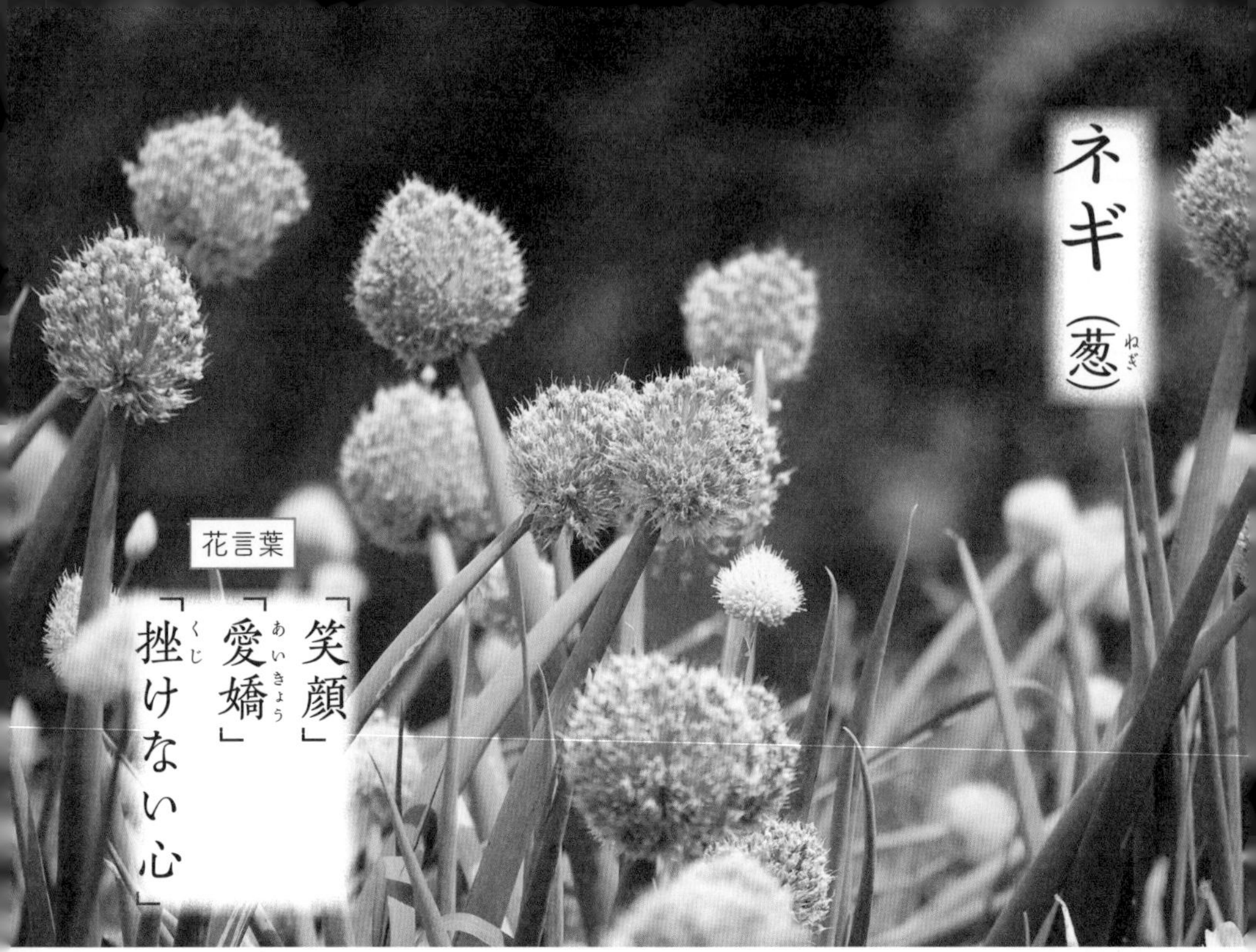

ネギ（葱《ねぎ》）

花言葉

「笑顔」「愛嬌《あいきょう》」「挫《くじ》けない心」

【科・属名】ヒガンバナ科・ネギ属
【原　産　地】中国西部、中央アジア
【日本の産地】千葉県・埼玉県・茨城県

丸い形に花が開くネギの花。蕾《つぼみ》は、「ネギ坊主」の名で親しまれ、「笑顔」「愛嬌」の花言葉があります。まっすぐに伸びるさまから「挫けない心」の花言葉も。

ネギの漢字「葱」は、もとは「キ」と読みました。そのため、「ひともじ」の異名もあります。ネギは地面の下にある部分を食べることから「根葱」となり、ネギと呼ばれるようになったそう。地下深くまで伸びる白ネギを「根深」というのに対し、根の浅い葉ネギは「浅葱」。これがアサツキの語源です。「葱《そう》」は草木の青々としたさまを指し、色彩名の「浅葱色《あさぎいろ》」はネギの葉の濃い緑から付いたものです。

日本にネギが伝わったのは非常に古く、神武《じんむ》、応神《おうじん》、仁徳《にんとく》の初期の天皇の御歌にネギが出てきます。日本でも中国でも、ネギはおめでたい行事に使われました。

葉の緑は濃過ぎず淡い色がよく、肉厚のものを
緑と白の境目を押したとき、かたくしまっているのが、巻きが強くおいしいネギの印
白い部分がみずみずしいものを選ぶ

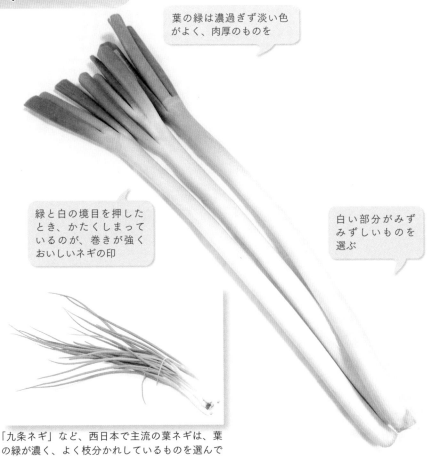

「九条ネギ」など、西日本で主流の葉ネギは、葉の緑が濃く、よく枝分かれしているものを選んで

保存方法

泥付きのほうが日持ちします。根深ネギは、新聞紙に包み、根に霧吹きで水をかけて涼しいところで保存。または、カットしてラップに包んで冷蔵庫の野菜室へ。葉ネギは新聞紙に包み、ポリ袋に入れて野菜室で保存します。

下ごしらえ＆ワンポイント

緑の葉は辛みが強く、根に近いほど甘みがあります。根深ネギの青い部分は、中のわたをとって刻み、薬味として使うのがおすすめ。繊維に沿って切ると甘く、繊維を断つように切ると辛みが際立つので、目的に合わせて、使う部位や切り方を工夫しましょう。

	1月	2月	3月	4月	5月	6月	7月	8月	9月	10月	11月	12月
ネギ		旬										

薬膳帖

ネギの栄養素は、緑の部分と白い部分で異なります。緑の葉は、β-カロテンを豊富に含む緑黄色野菜。丈夫な骨をつくるのに必要なカルシウム、造血作用のある葉酸も含んでいます。白い部分は淡色野菜で、特徴的なのは辛みのもとであるアリシンです。殺菌作用のある成分ですが、揮発性《きはっせい》があるため、切って時間が経つほど失われていきます。薬味にする場合は、食べる直前に刻むのがおすすめです。

薬膳では、ネギの白い部分を「葱《そう》白《はく》」といい、かぜのひき始めに用います。からだを温め発汗を促すので、ゾクゾクしたタイミングでたっぷり食べるのがおすすめ。〃おくすり食材〃として古くから親しまれてきました。

五気	六味	帰経
温	辛	肺、胃

適応

かぜのひき始め／冷え性／四肢《しし》の冷え／冷えによる腹痛／できもの／乳房が張って母乳が出ない

栄養成分表（100g あたり）

	軟白（生）	葉（生）
たんぱく質 (g)	1.4	1.9
脂　質 (g)	0.1	0.3
炭水化物 (g)	8.3	6.5
食物繊維量 (g)	2.5	3.2
カリウム (mg)	200	260
カルシウム (mg)	36	80
マグネシウム (mg)	13	19
ビタミンC (mg)	83	32
β-カロテン (μg)	72	1500
葉　酸 (μg)	14	100

こぼれ話

ネギとショウガは、かぜのひき始めの〃特効食材〃。悪寒《おかん》がして「かぜをひきそう」と思ったら、刻んだネギとショウガをたっぷり入れたみそ汁を飲み、布団にくるまって早寝することをおすすめします。夜中、汗をかいて目が覚めたら十分な水分補給を。さらに汗が出れば、翌朝にはスッキリ回復しています。ウイルスに直接効く薬が未だ発明されていないかぜには、自然治癒力を後押しする薬膳が効きます。

＊五気・六味・帰経については p170-171 を参照

野菜が主役のレシピ

長ネギのグラタン

トロトロ長ネギの甘みがたまらない！
深谷ネギなど、太めのネギがあれば、
ぜひ作ってみてください。

材料（2人分）

・長ねぎ	2本
・ベーコン	3枚
・バター	20g
・小麦粉	大さじ2
・牛乳	150cc
・生クリーム	50cc
・塩・コショウ	各少々
・とろけるチーズ	適量

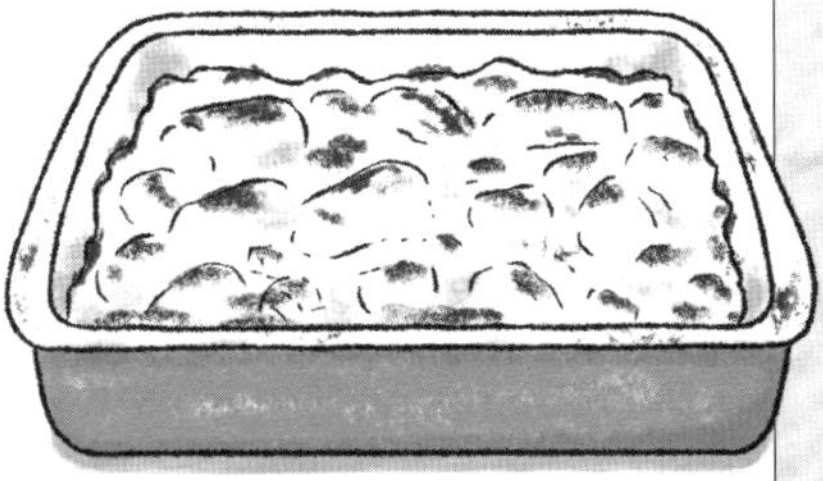

作り方

① 長ネギは2㎝長さに切る。ベーコンは2㎝幅の細切りにする。
② フライパンにバターを入れて火にかけ、ベーコンを炒める。ベーコンから油が出てきたら長ネギを入れ、しんなりするまで炒める。
③ 小麦粉を振り入れ、ダマができないようによく炒め、牛乳を加える。
④ ふつふつとしてきたら生クリームを加え、塩・コショウで味を調える。
⑤ 耐熱皿に入れ、とろけるチーズを全体にのせ、オーブントースターで12分程度焼く。

ネギとパクチーのサラダ

ネギもパクチーも薬膳では発散作用のある食材。
香味野菜にはイライラ解消効果も。

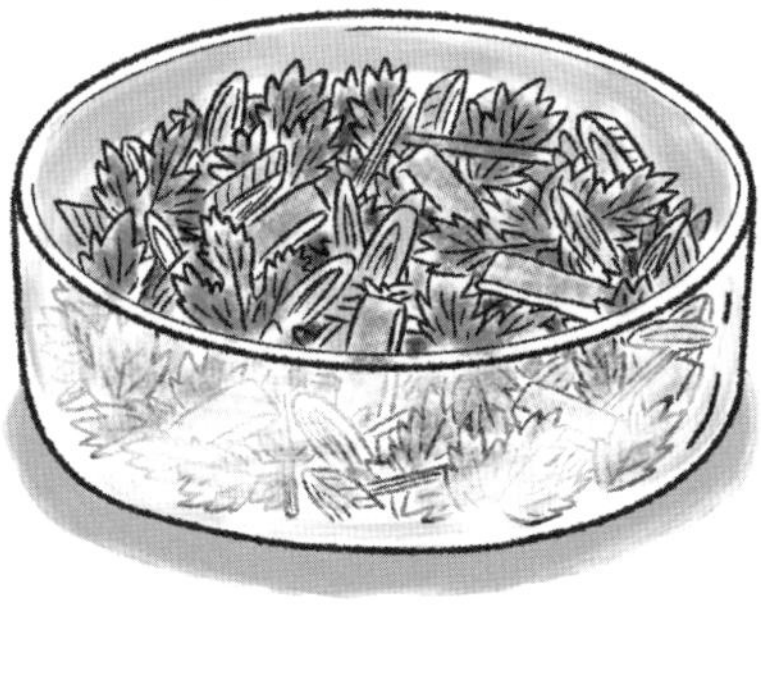

材料（2人分）

・長ネギ	1本
・パクチー	1束
・油揚げ	1枚

［A］

・ごま油	小さじ1
・塩	少々
・レモン汁	小さじ2
・黒粒コショウ	少々

作り方

① 長ネギは縦半分に切ってから斜め薄切りにし、冷水にさらしてざるに上げる。パクチーは葉をちぎる。
② 油揚げはフライパンで両面を焼き、縦半分に切って5㎜の細切りにする。
③ ボウルに［A］を入れて混ぜ、①、②を加えて和える。

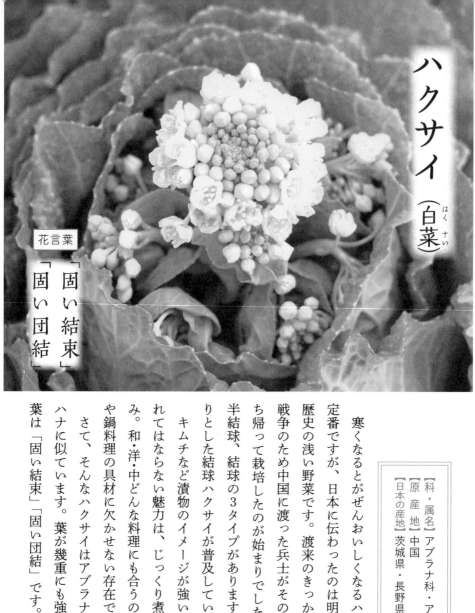

ハクサイ（白《はく》菜《さい》）

花言葉

「固い結束」「固い団結」

【科・属名】アブラナ科・アブラナ属
【原産地】中国
【日本の産地】茨城県・長野県

寒くなるとがぜんおいしくなるハクサイ。冬の漬物の定番ですが、日本に伝わったのは明治時代で、意外にも歴史の浅い野菜です。渡来のきっかけは日清・日露戦争。戦争のため中国に渡った兵士がその味を知り、種子を持ち帰って栽培したのが始まりでした。品種は、不結球、半結球、結球の3タイプがありますが、日本ではずっしりとした結球ハクサイが普及しています。

キムチなど漬物のイメージが強いハクサイですが、忘れてはならない魅力は、じっくり煮込んだときに出る甘み。和・洋・中どんな料理にも合うので、冬場はシチューや鍋料理の具材に欠かせない存在です。

さて、そんなハクサイはアブラナ科の植物。花はナノハナに似ています。葉が幾重にも強く巻く姿から、花言葉は「固い結束」「固い団結」です。

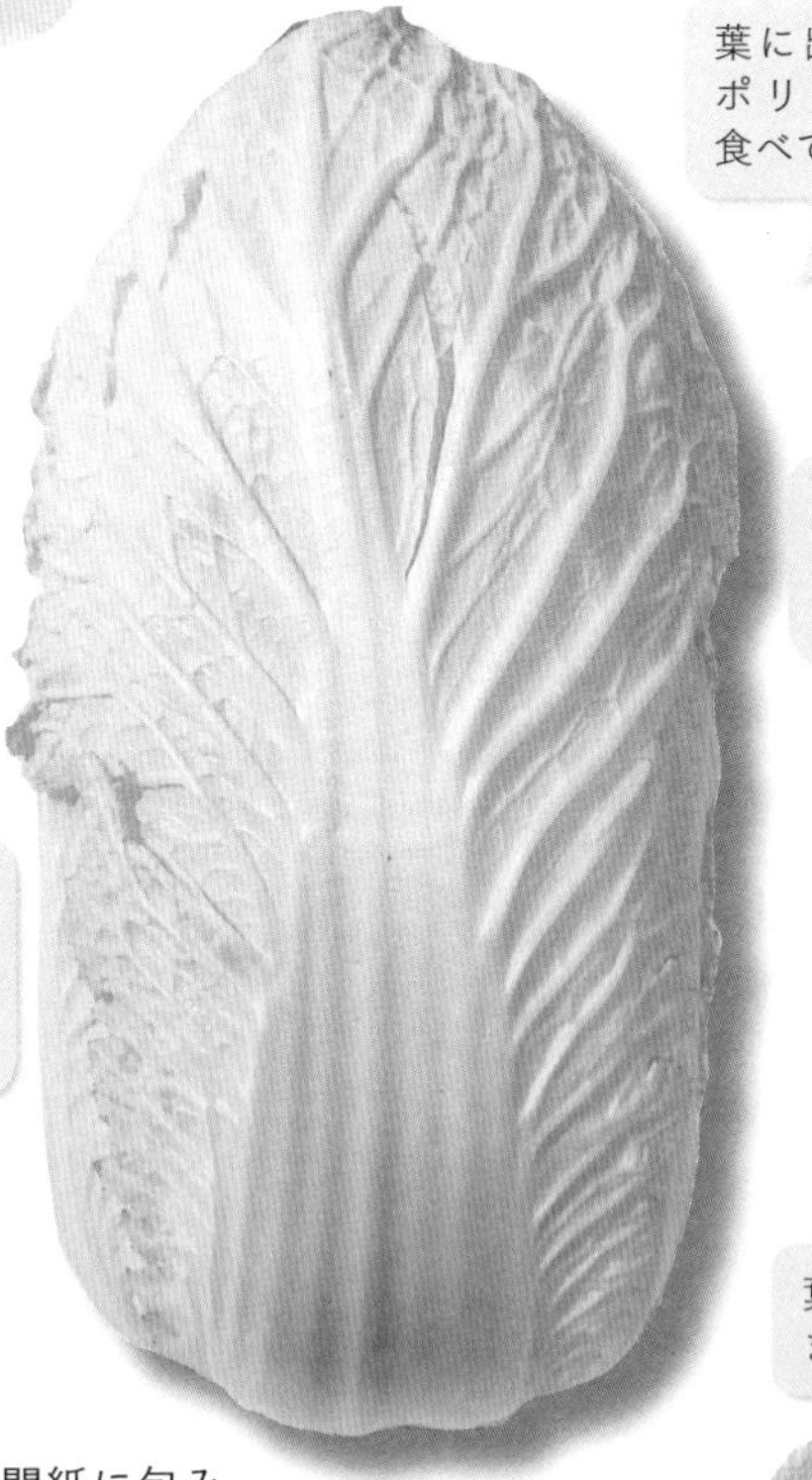

葉に出る黒い点々はポリフェノールで、食べても問題ない

ずっしり重く、葉の中央部の白いところが左右対称の2等辺三角形ものを

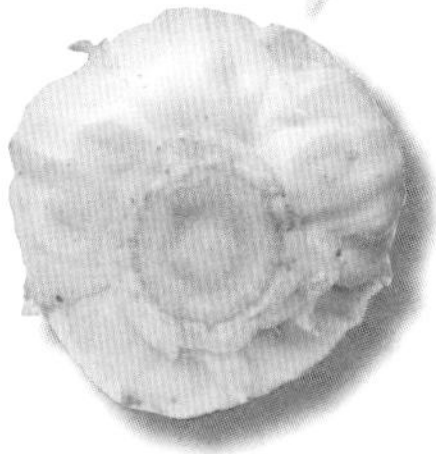

1個丸ごとの場合は、下から見て軸が真ん中にあるものを

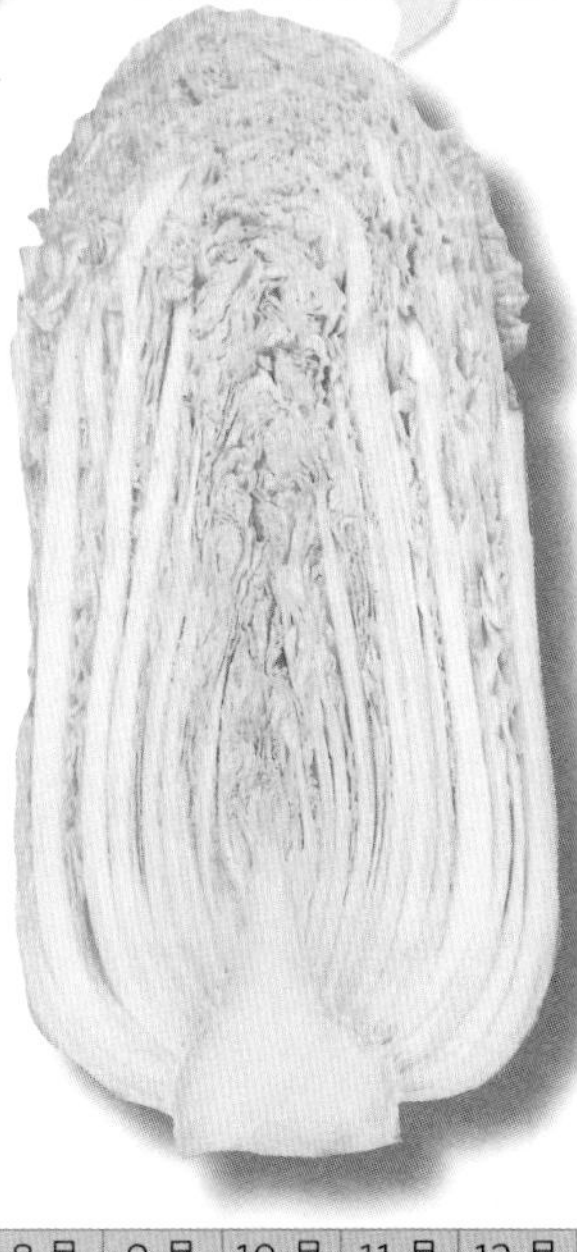

葉先までしっかり詰まったものを選ぶ

カット売りのものは、芯が大き過ぎず、葉と葉の間にすき間がないものを

保存方法

丸ごとの場合は、新聞紙に包み、涼しく風通しのよいところで常温保存。カット売りのものは、ラップで包んで冷蔵庫の野菜室へ。芯の部分に切れ目を入れておくと成長が止まり鮮度を保てます。

下ごしらえ & ワンポイント

ハクサイは、軽く干すと、うま味が増し、日持ちもします。買ったら芯の部分に包丁を入れて4～6分割に割き、ざるに並べて1時間ほど天日に干してください。鍋料理や炒め物にする際は芯と葉を切り分け、かたい芯はそぎ切りに。葉はざく切りにしましょう。

	1月	2月	3月	4月	5月	6月	7月	8月	9月	10月	11月	12月
ハクサイ		旬										

薬膳帖

芯が肉厚でシャキシャキとしたハクサイは、水分の多い野菜。栄養素では、抗酸化作用や免疫力を高めるはたらきのあるビタミンC、余分なナトリウムの排出を促すカリウムなどを含みます。また、アブラナ科の野菜に共通するアリルイソチオシアネートも含み、抗菌、抗カビ、抗ガン作用が期待できます。うま味成分のグルタミン酸が豊富ですから、煮込んでおいしくなるのも納得です。

薬膳では熱を冷ます食材に分類されます。胸に熱がこもってモヤモヤするときや、発熱後に陥りやすい便秘の際の助けになるでしょう。食材自体の性質は「平性」。冷やし過ぎないという特徴も魅力のひとつです。

五気	六味	帰経
平	甘	胃、大腸

適　応

胸苦しさ／熱性の咳《せき》／糖尿病／熱性便秘／おなかの張り

栄養成分表（100gあたり）

	生	ゆで
たんぱく質 (g)	0.8	0.9
脂　質 (g)	0.1	0.1
炭水化物 (g)	3.2	2.9
食物繊維量 (g)	1.3	1.4
カリウム (mg)	200	160
カルシウム (mg)	43	43
マグネシウム (mg)	10	9
ビタミンC (mg)	19	10
β-カロテン (μg)	99	130
葉　酸 (μg)	61	42

こぼれ話

台湾国立故宮《こきゅう》博物館が保有する「翠玉白菜《すいぎょくはくさい》」をご存じですか？ 緑と白の翡翠《ひすい》の原石で作られた美しい工芸品で、皇帝の妃の寝室に置かれていたものだそうです。中国や台湾では、ハクサイは縁起物とされています。理由は「白菜《ハクサイ》」が「百財《ヒャクザイ》」につながるから。1枚1枚、葉が巻いて成長するハクサイの置物は、財運アップのシンボルとして、家やお店の玄関に飾られます。

＊五気・六味・帰経については
p170-171を参照

ハクサイと豚肉のショウガ煮

材料（2人分）

・ハクサイ　1/6個　　・豚バラ肉　150g

［A］

・酒	小さじ2	・塩	少々
・ショウガ	1片	・サラダ油	小さじ1
・だし汁	150cc	・酒	大さじ1

・片栗粉　小さじ2　　・水　小さじ4

20分以上煮るのがポイント。くたくたになるほど、ハクサイのうま味が出ます。

作り方

①ハクサイは葉と芯を切り分け、芯はそぎ切りに、葉は大きめのざく切りにする。豚肉は4㎝長さに切って［A］で下味をつける。ショウガは皮をむいて千切りに。

②鍋にサラダ油を入れて火にかけ、ショウガ、豚肉を炒める。ハクサイの芯、葉を順に入れてさらに炒める。

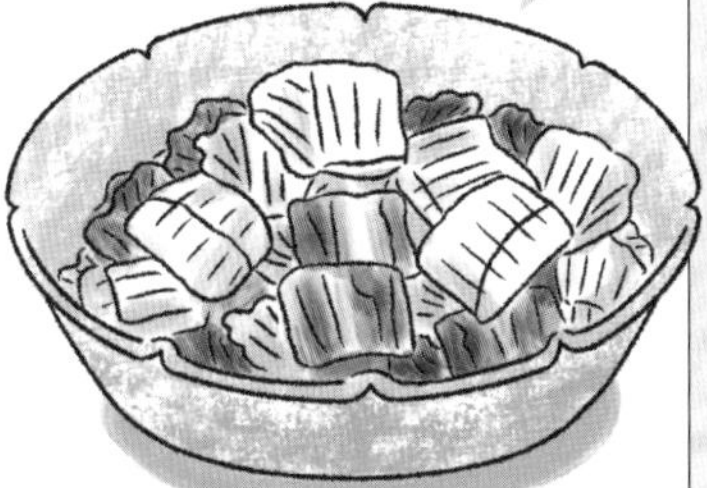

③しんなりしたらだし汁、酒を入れ、フタをして弱火で20分ほど煮る。塩で味を調え、水で溶いた片栗粉を少しずつ入れとろみをつける。

ハクサイとアサリのチャウダー

材料（2人分）

・ハクサイ　4枚
・アサリのむき身　100g
・タマネギ　1/4個
・ニンニク　1/2片
・バター　15g
・小麦粉　大さじ1と1/2
・固形コンソメ　1個
・牛乳　250cc
・塩・コショウ　各少々
・乾燥パセリ　少々

牛乳は少しずつ加え、小麦粉がダマにならないようにしっかり木べらで混ぜてください。

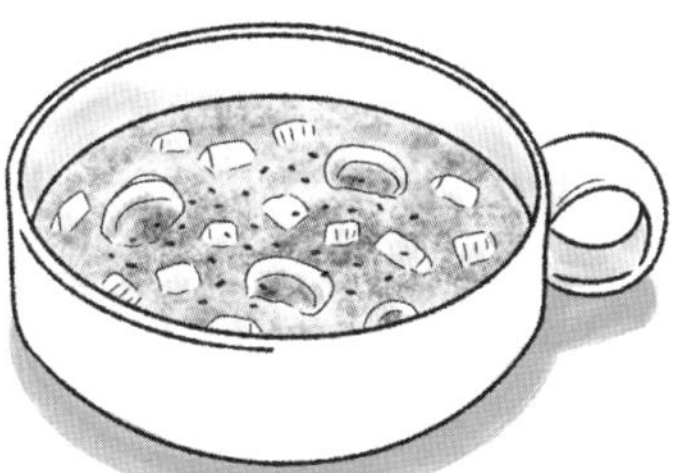

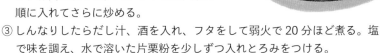

作り方

①ハクサイは葉と芯を切り分け、葉は小さめのざく切りに、芯は2㎝角に切る。タマネギは1㎝角に切る。ニンニクはみじん切りに。

②鍋にバター、ニンニクを入れて火にかけ、香りがたったらタマネギを炒める。透きとおったらハクサイの芯、葉を順に入れ、しんなりしたら小麦粉を加えてさらに炒める。

③牛乳を少しずつ加えて混ぜ、水350cc、固形コンソメを加えて20分煮たら、塩・コショウで味を調える。

④器に注ぎ、乾燥パセリを散らす。

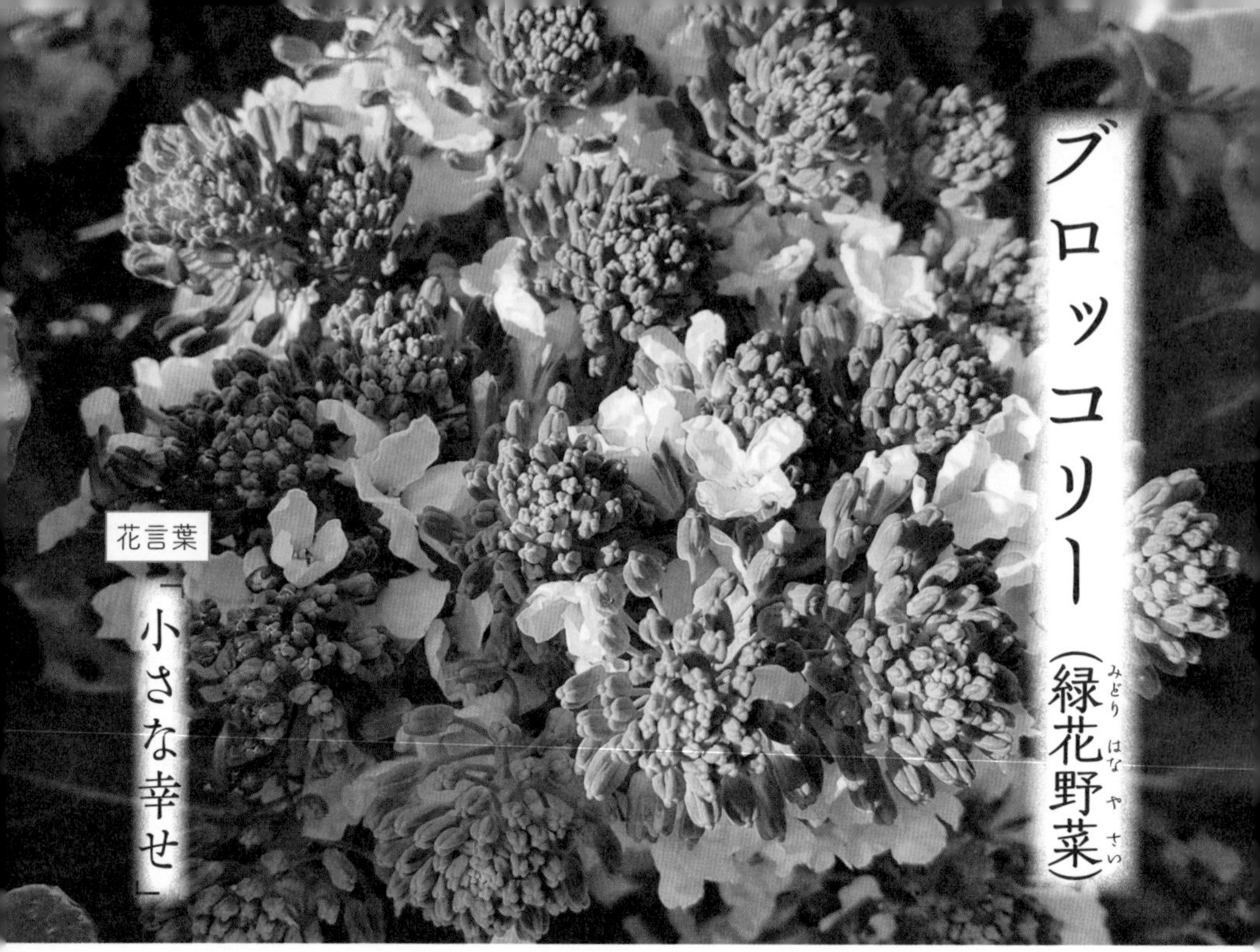

【科・属名】アブラナ科・アブラナ属
【原産地】地中海沿岸
【日本の産地】北海道・愛知県・香川県

非常にポピュラーな野菜のひとつであるブロッコリーの原産地は地中海沿岸。キャベツの変種のカリフラワーを品種改良して作られた野菜で、日本に伝わったのはカリフラワーのほうが先です。

ブロッコリーの本格生産が始まったのは１９８０年代。歴史は浅いものの、栽培エリアは一気に広がり、今ではほぼ一年中出回っています。兄弟のような関係のカリフラワーとブロッコリーですが、栄養価では緑黄色野菜のブロッコリーに軍配が。優れた栄養価も人気が広がるポイントとなりました。

私たちが食べているのは蕾《つぼみ》の部分。黄色く愛らしいこの花の花言葉は「小さな幸せ」です。最近では、結婚式のブーケトスの代わりに投げられることも。健康野菜のブロッコリーは、祝福のシンボルにもなっています。

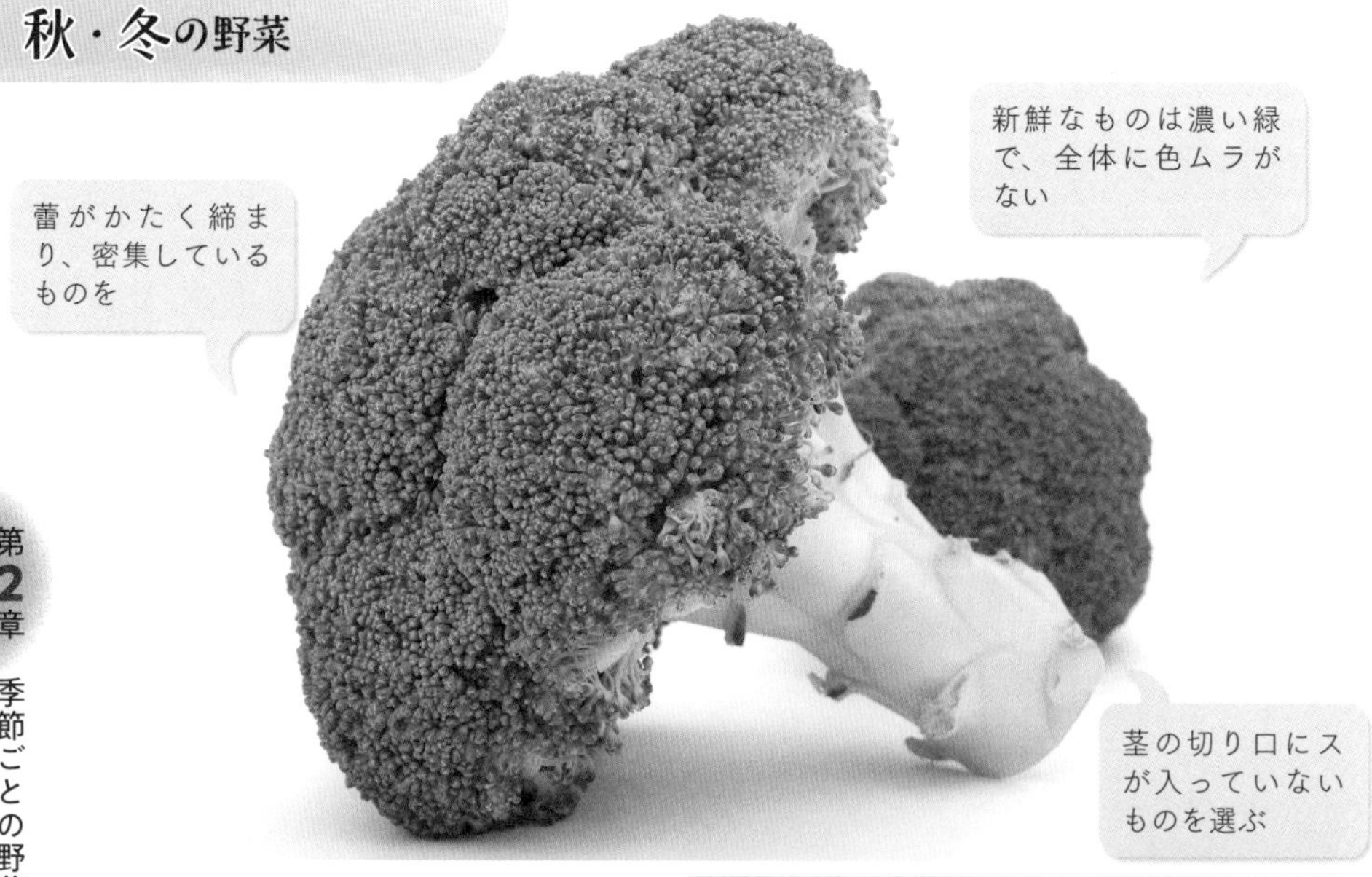
蕾がかたく締まり、密集しているものを
新鮮なものは濃い緑で、全体に色ムラがない
茎の切り口にスが入っていないものを選ぶ

保存方法

ポリ袋に入れて冷蔵庫の野菜室で保存します。鮮度落ちが早いので、3～4日で食べきること。

下ごしらえ＆ワンポイント

茎と蕾を切り分けます。蕾は枝分かれした茎の根元に包丁を入れ、手で割くのがコツ。ゆでるときは沸騰させず弱火で。ゆで上がったらざるに広げて冷まします。茎は、外側のかたい部分を包丁で取り除き、繊維に沿って短冊切り、千切りに。茎は甘みがあるので、きんぴらなどの炒め物に使いましょう。

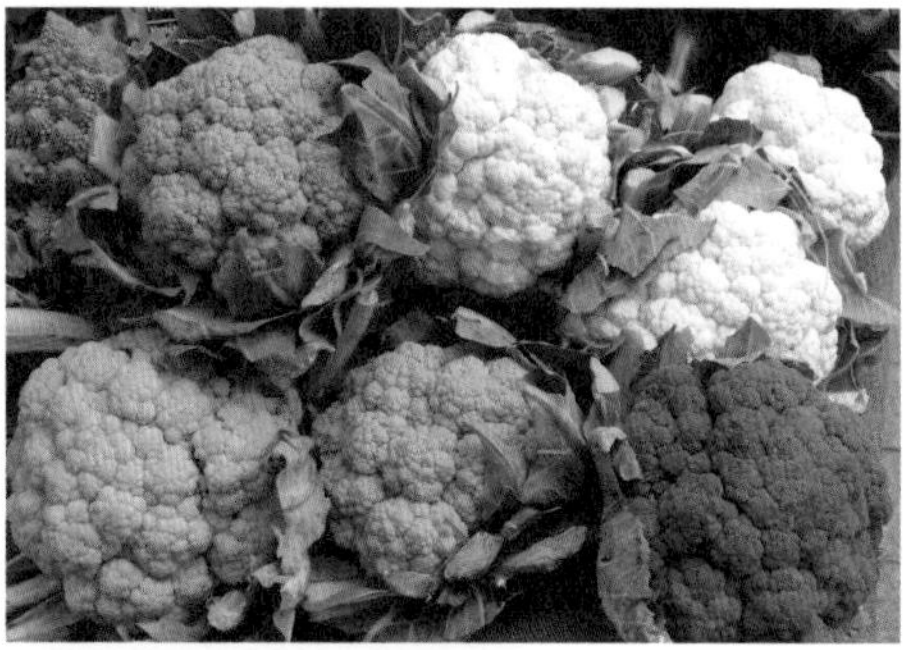
カラフルなカリフラワーは抗酸化作用のあるポリフェノールを含みます。

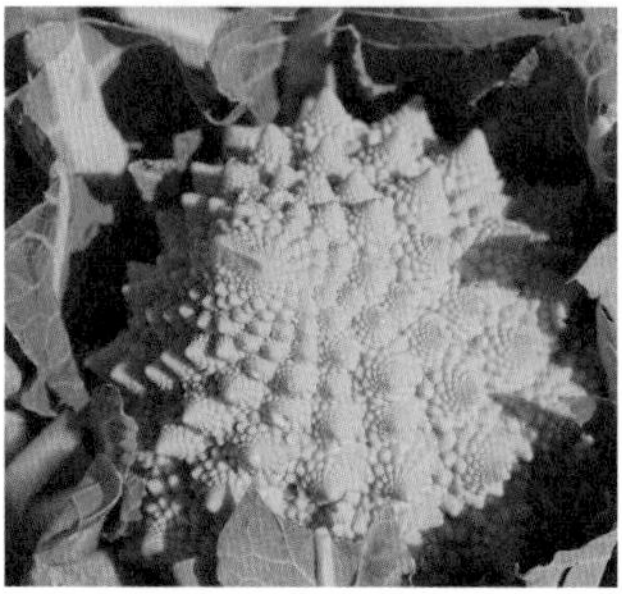
先のとがった「ロマネスコ」は、カリフラワーとブロッコリーの交配種。

	1月	2月	3月	4月	5月	6月	7月	8月	9月	10月	11月	12月
ブロッコリー		旬										

薬膳帖

高い栄養価を誇る緑黄色野菜のブロッコリー。なかでも注目されるのが、辛み成分のスルフォラファンです。アブラナ科の野菜に含まれるイソチオシアネートの一種で、抗がん作用や殺菌作用があることがわかっています。さらにブロッコリーは、抗酸化作用のあるβ-カロテンや、免疫力アップや美肌づくりに役立つビタミンCも豊富。健康志向が高まるなか、その機能性が注目されています。

薬膳では、ブロッコリーもカリフラワーも「気」を補う食材。消化機能を助けるほか、成長や老化に関わる五臓の「腎」を助けます。加齢にともなう生命活動の低下を防ぐ力に優れた薬膳食材といえるでしょう。

五気	六味	帰経
平	甘	腎、脾、胃

適　応

消化機能の虚弱／疲労／胸やけ／胃痛／耳鳴り／健忘／発育が悪い

栄養成分表（100gあたり）

	生	ゆで
たんぱく質 (g)	4.3	3.5
脂　質 (g)	0.5	0.4
炭水化物 (g)	5.2	4.3
食物繊維量 (g)	4.4	3.7
カリウム (mg)	360	180
カルシウム (mg)	38	33
マグネシウム (mg)	26	17
ビタミンC (mg)	120	54
β-カロテン (μg)	810	770
葉　酸 (μg)	210	120

＊五気・六味・帰経については
p170-171 を参照

こぼれ話

血糖値が高く、糖質制限が必要な人の間では、ご飯の代用品に野菜を摂る「ベジライス」が推奨されています。ベジライスに使われる野菜の代表が、ブロッコリーとカリフラワー。白いご飯をこれに置き換えると、糖質もカロリーも格段に抑えられ、さらに野菜の栄養もしっかり摂れます。米粒サイズに加工されたものは、手軽な冷凍食品としても売られています。血糖値が気になる人、ダイエット中の人は、試してみてはいかがでしょう。

野菜が主役のレシピ

ブロッコリーのリゾット

材料（2 人分）
- ・ブロッコリー（蕾《つぼみ》の部分） 1/2 個
- ・タマネギ 1/4 個
- ・米（洗わない） 1 合
- ・オリーブオイル 大さじ 1
- ・鶏ガラスープの素 小さじ 2
- ・塩・コショウ 各少々
- ・パルメザンチーズ（粉） 適量

作り方

①ブロッコリーは小房に分けてゆでておく。タマネギはみじん切りに。鶏ガラスープの素は熱湯 3 カップに溶かしておく。

②鍋にオリーブオイルを入れて火にかけ、玉ねぎを炒める。透きとおったら米を入れ、全体に油が回ったらスープを 1/2 カップほど入れる。

③こげないように混ぜながら、スープが減ったら注ぐ。

④スープを 5 回入れたところでブロッコリーを加え、残りのスープを入れて煮る。

⑤米の硬さを確認し、塩・コショウで味を調え、パルメザンチーズをたっぷり入れて混ぜる。

ブロッコリーがスプーンで崩れるくらいやわらかく煮ます。米は少し芯が残る程度のアルデンテに。

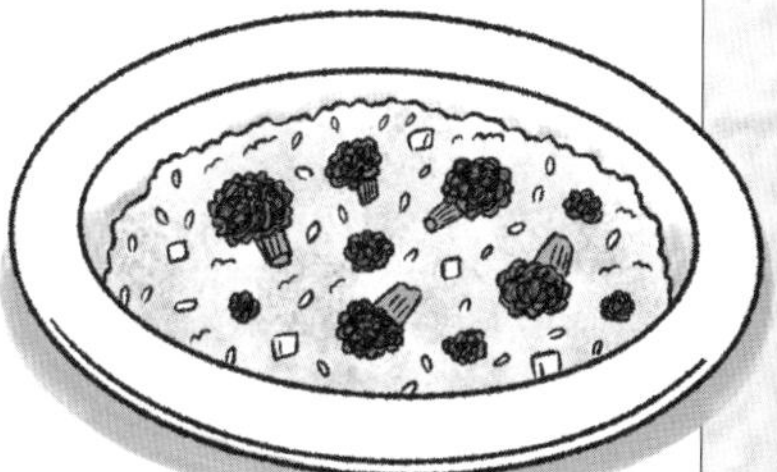

ブロッコリー茎のフリット

米粉と炭酸水で衣を作ると、サクッと軽い仕上がりに。茎が細い場合は蕾も加えてください。

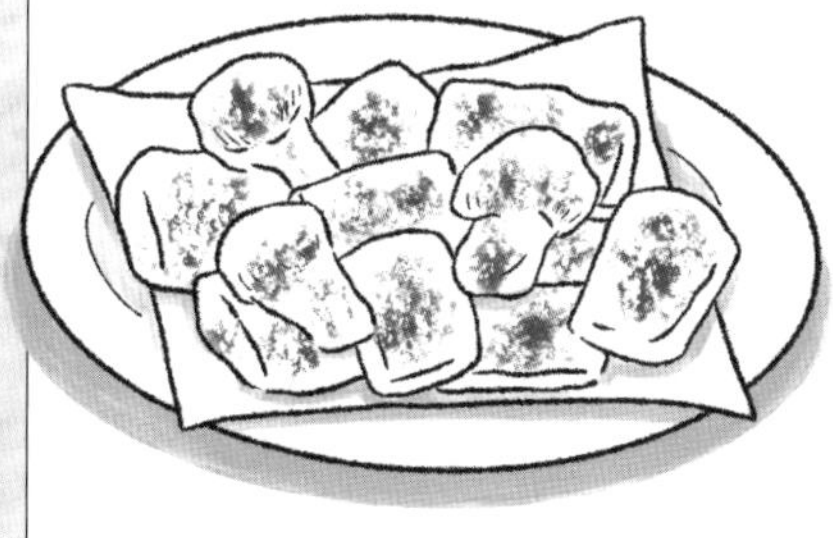

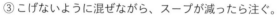

材料（2 人分）
- ・ブロッコリーの茎 1 個分
- ・米粉 40g
- ・炭酸水 50cc
- ・揚げ油 適量
- ・塩 適量

作り方

①ブロッコリーの茎は外側のかたい部分を切り落とし、5㎜厚さの短冊切りにする。

②米粉に炭酸水を加えてよく混ぜ、衣を作る。

③鍋に揚げ油を熱し、②をくぐらせた①を 170℃でサクッと揚げる。

④塩をふって出来上がり。

ホウレンソウ（法蓮草《ほうれんそう》）

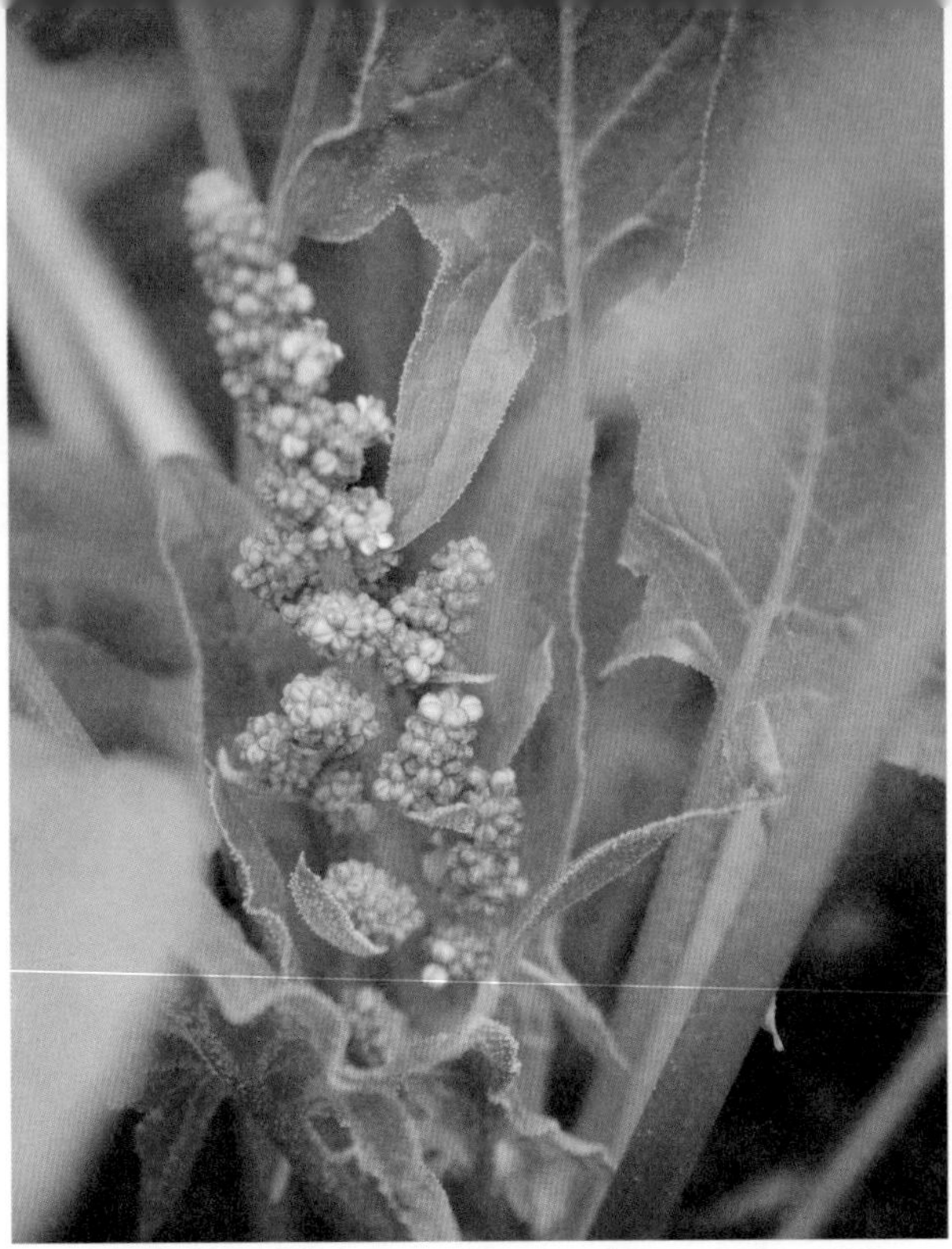

花言葉

「健康」「活力」

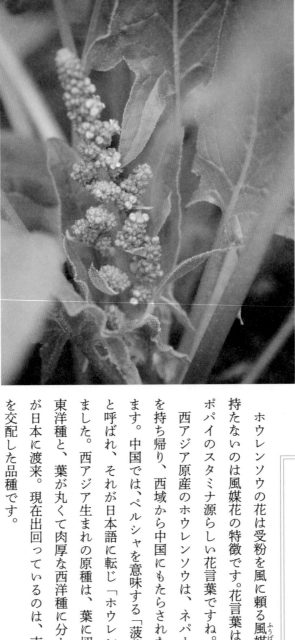

【科・属名】アカザ科・ホウレンソウ属
【原産地】中央アジア・西アジア
【日本の産地】千葉県・埼玉県・群馬県

ホウレンソウの花は受粉を風に頼る風媒花《ふうばいか》。花びらを持たないのは風媒花の特徴です。花言葉は「健康」「活力」。ポパイのスタミナ源らしい花言葉ですね。

西アジア原産のホウレンソウは、ネパールの僧が種子を持ち帰り、西域から中国にもたらされたといわれています。中国では、ペルシャを意味する「菠薐（ポーリン）」と呼ばれ、それが日本語に転じ「ホウレンソウ」となりました。西アジア生まれの原種は、葉に切れ込みがある東洋種と、葉が丸くて肉厚な西洋種に分かれ、それぞれが日本に渡来。現在出回っているのは、東洋種と西洋種を交配した品種です。

特有のえぐみがある野菜ですが、最近はアクが少なく生でも食べられる品種が普及。おひたしやごま和えだけでなく、サラダでおいしい野菜に進化しています。

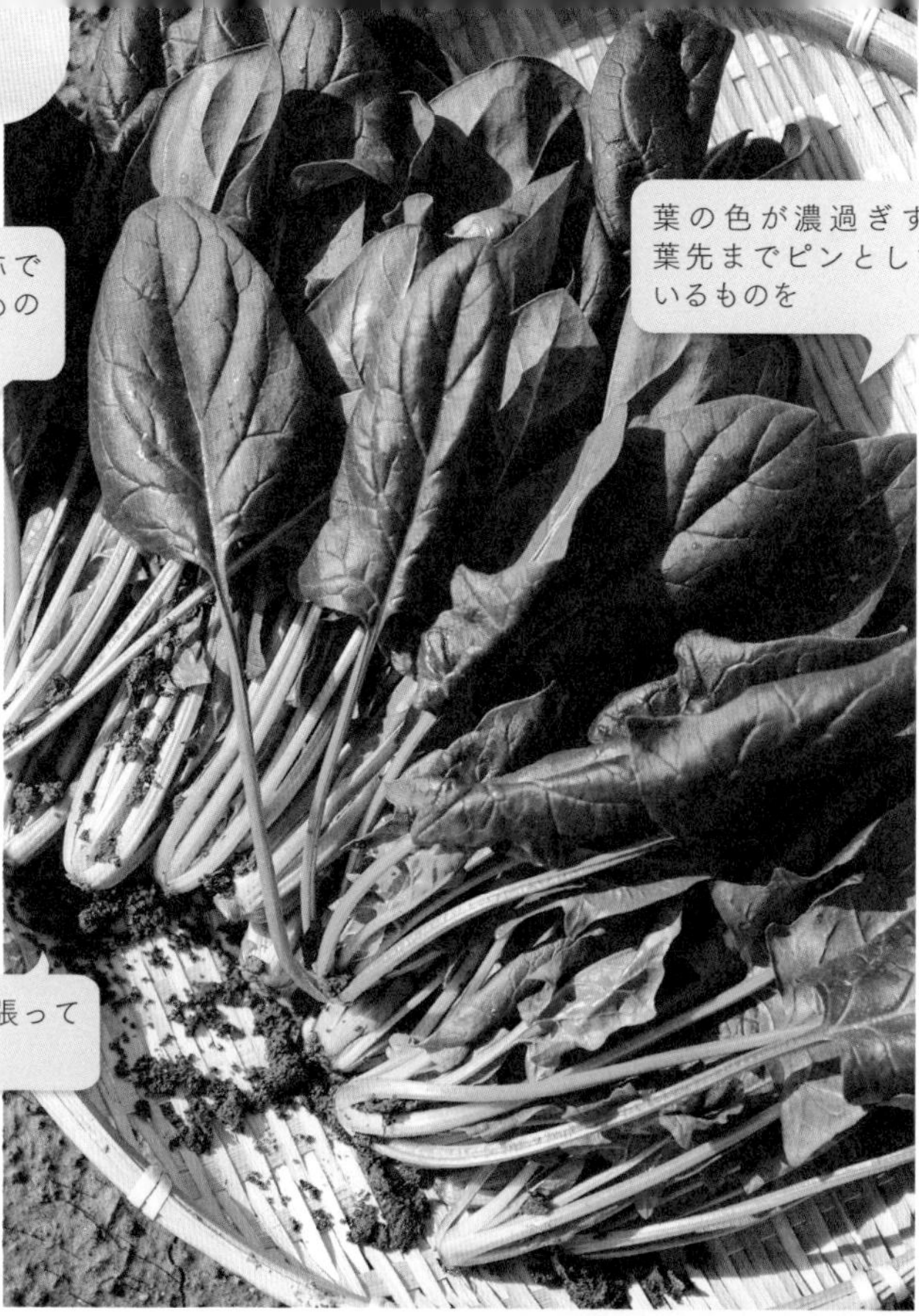
葉脈が左右対称でくっきりとしたものを選ぶ
葉の色が濃過ぎず、葉先までピンとしているものを
軸の部分が太く張っているものが良品

保存方法

湿らせた新聞紙に包み、ポリ袋に入れて冷蔵庫の野菜室へ。ゆでたものは保存容器に入れて冷蔵庫で2～3日持ちます。

下ごしらえ＆ワンポイント

全体をよく洗ったら、根元を15～30分水に浸すとシャキッとします。ゆでる際は、ぐらぐら沸いたお湯にまず根元を入れ、茎がしんなりしたら全体を入れます。ゆで時間は全体を入れて30秒でOK。すぐに水にとり、ざるに上げてからやさしく水気を絞ります。

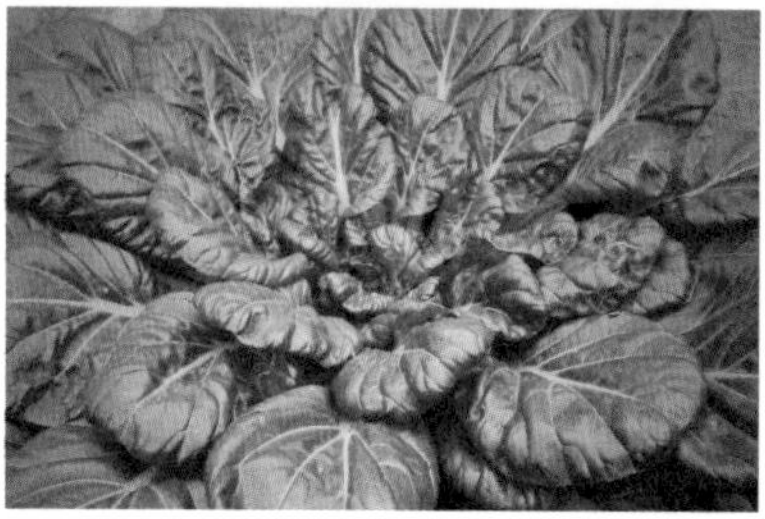

寒い時期に出回るチヂミホウレンソウは、収穫前に寒さにさらしたもの。低温ストレスを与えると、糖度が増し、ビタミン類の濃度もアップします。冬の時期にぜひ食べたい！

	1月	2月	3月	4月	5月	6月	7月	8月	9月	10月	11月	12月
ホウレンソウ	旬											

薬膳帖

栄養価が非常に高いホウレンソウ。抗酸化ビタミンのβ-カロテン、ビタミンCに加え、機能性成分として注目されるクロロフィルを豊富に含みます。さらに赤血球を増やし貧血を予防する鉄、骨や歯を丈夫にするカルシウム、神経伝達に重要なマグネシウムなど、ミネラルも豊富です。

独特のえぐみの正体はシュウ酸。多量に摂るとカルシウムや鉄の吸収を妨げますが、ゆでてから水にとれば減らすことができます。

薬膳では、からだを冷やす涼性の野菜。「血」を補うはたらきがあり、乾燥による便秘にもおすすめです。鉄分豊富なホウレンソウは、古くから貧血予防に効く野菜でした。

五気	六味	帰経
涼	甘・渋	胃、大腸、膀胱《ぼうこう》

適応

貧血／出血症状／夜《や》盲症《もうしょう》／糖尿病／便秘／痔《ぢ》

栄養成分表（100gあたり）

	生	ゆで
たんぱく質 (g)	2.2	2.6
脂　質 (g)	0.4	0.5
炭水化物 (g)	3.1	4.0
食物繊維量 (g)	2.8	3.6
カリウム (mg)	690	490
カルシウム (mg)	49	69
マグネシウム (mg)	69	40
ビタミンC (mg)	35	19
β-カロテン (μg)	4200	5400
葉　酸 (μg)	210	110

こぼれ話

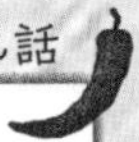

栄養豊富なホウレンソウですが、尿路結石などがある人は要注意です。結石の正体は、腎臓などで形成されるシュウ酸カルシウムやリン酸カルシウム。ホウレンソウに含まれるシュウ酸を多く摂ると、結石ができるリスクが高まるのです。ゆでてから水にさらすと減少するので、結石のある方は調理法を工夫し、量は控えめにしてください。シュウ酸は、ブロッコリー、レタス、タケノコなどにも含まれます。

＊五気・六味・帰経については
p170-171を参照

ホウレンソウと卵のサンド

材料（2人分）
- ・ホウレンソウ　1/2束
- ・卵　2個
- ・マヨネーズ　大さじ2
- ・塩・コショウ　各少々
- ・サラダ油　大さじ1と1/2
- ・8枚切り食パン　4枚
- ・バター　適量

作り方

①ホウレンソウは2cm長さに切る。卵はボウルに割りほぐし、マヨネーズ、塩、コショウを加えて混ぜる。

②フライパンにサラダ油大さじ1/2を入れて火にかけ、ホウレンソウを炒めて上げる。

③フライパンを軽く拭き取り、残りのバターを入れて溶かす。十分熱したら卵液を一気に入れ、大きく混ぜてふんわり焼き上げる。

④パンにバターを塗り、②と③をはさみ、食べやすくカットする。

マヨネーズを入れたふわふわ卵とホウレンソウの名コンビ。トーストしたパンでもおいしい！

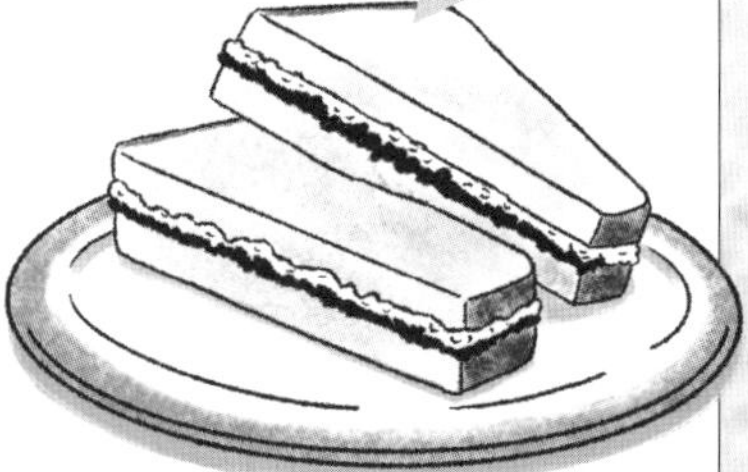

ホウレンソウのピーナッツ和え

味付けはピーナッツバターと塩昆布だけ。
ピーナッツも「血」を補う薬膳食材です。

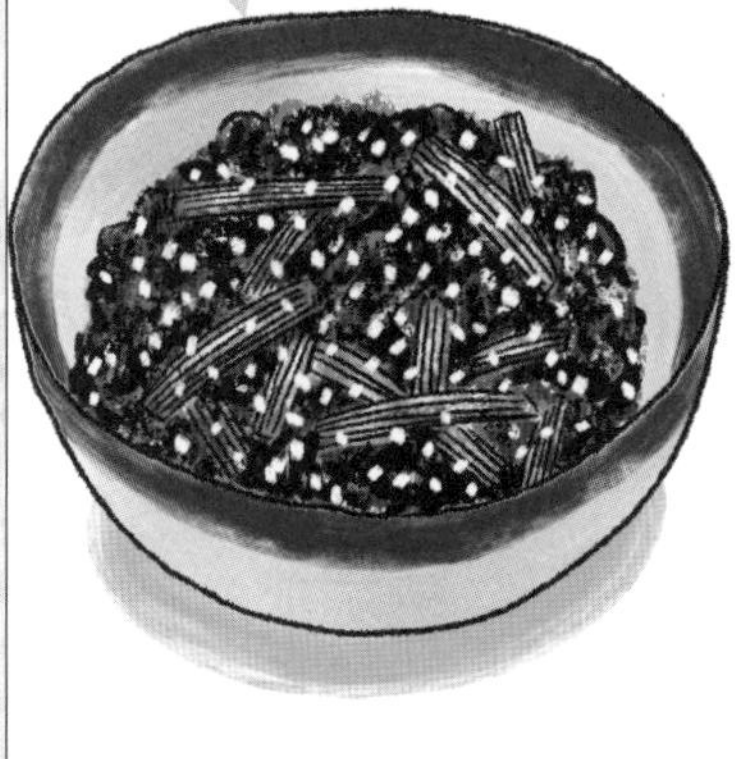

材料（2人分）
- ・ホウレンソウ　1束
- ・ピーナッツバター（加糖）　大さじ2
- ・塩昆布　大さじ1
- ・砕いたピーナッツ　適量

作り方

①鍋に塩少々（分量外）を加えた湯を沸かし、ホウレンソウをゆでる。冷水にとり、水気をしっかり絞って、4cm長さに切る。

②ボウルにピーナッツバターと塩昆布を入れて混ぜ、①、ピーナッツを加えて和える。

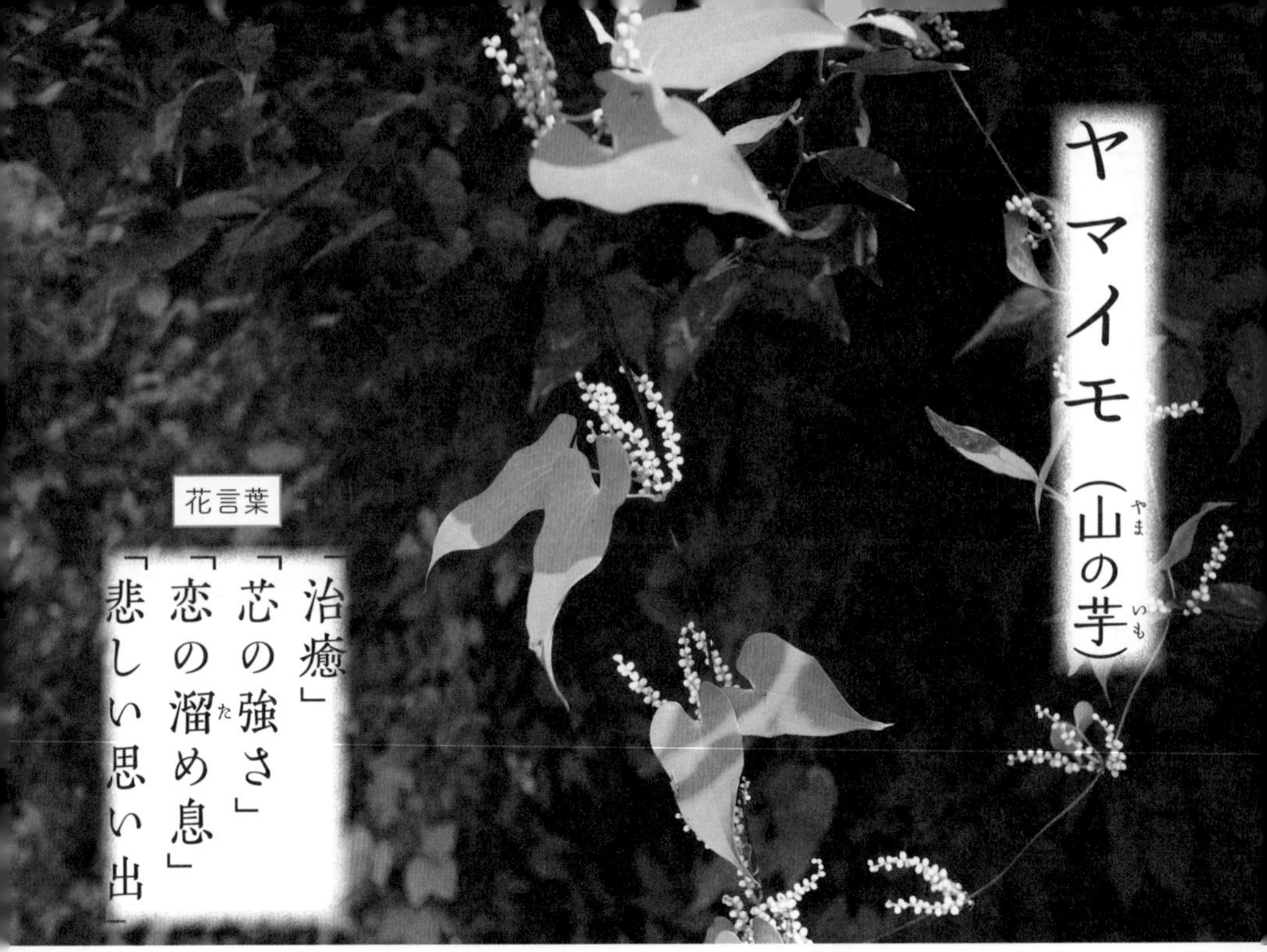

ヤマイモ（山《やま》の芋《いも》）

花言葉

「治癒」「芯の強さ」「恋の溜《た》め息」「悲しい思い出」

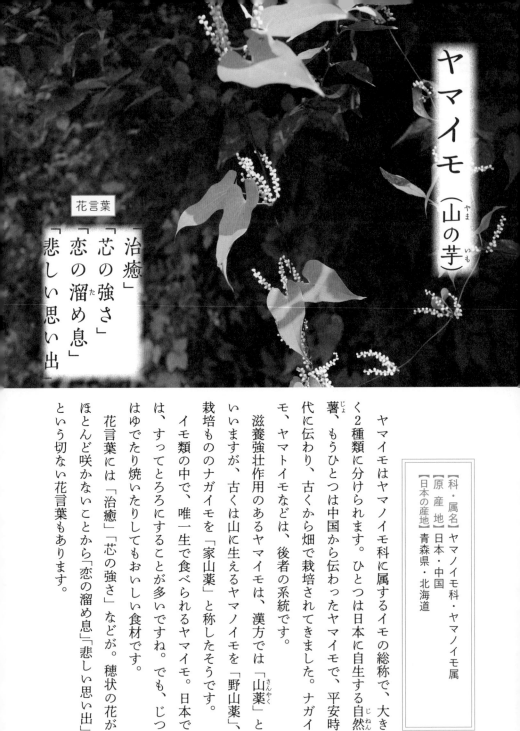

【科・属名】ヤマノイモ科・ヤマノイモ属
【原産地】日本・中国
【日本の産地】青森県・北海道

ヤマイモはヤマノイモ科に属するイモの総称で、大きく2種類に分けられます。ひとつは日本に自生する自然《じねん》薯《じょ》、もうひとつは中国から伝わったヤマイモで、平安時代に伝わり、古くから畑で栽培されてきました。ナガイモ、ヤマトイモなどは、後者の系統です。

滋養強壮作用のあるヤマイモは、漢方では「山薬《さんやく》」といいますが、古くは山に生えるヤマノイモを「野山薬」、栽培もののナガイモを「家山薬」と称したそうです。

イモ類の中で、唯一生で食べられるヤマイモ。日本では、すってとろろにすることが多いですね。でも、じつはゆでたり焼いたりしてもおいしい食材です。

花言葉には「治癒」「芯の強さ」などが。穂状の花がほとんど咲かないことから「恋の溜め息」「悲しい思い出」という切ない花言葉もあります。

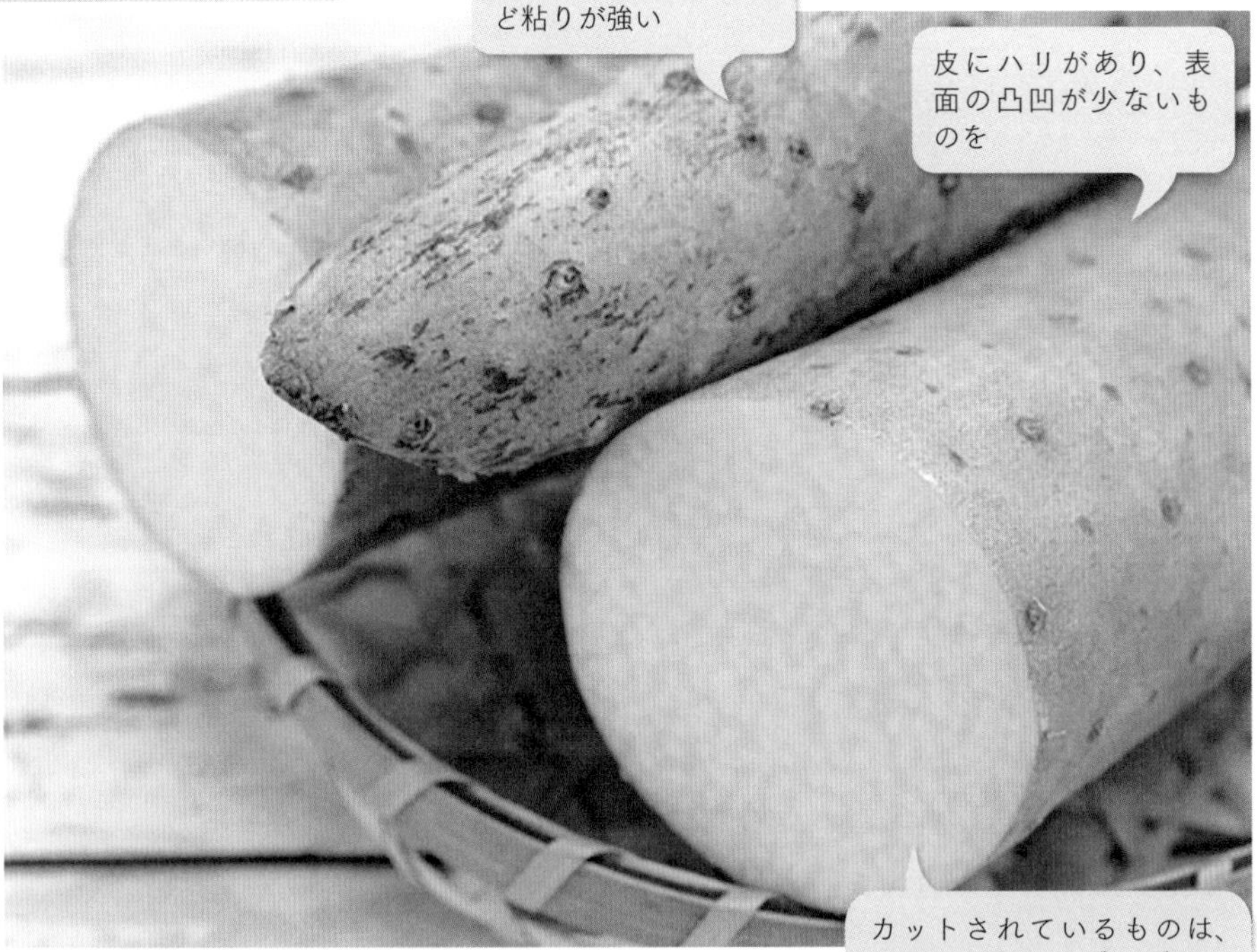
ヒゲ根が多いものほど粘りが強い
皮にハリがあり、表面の凸凹が少ないものを
カットされているものは、切り口が白くみずみずしいものを
＊できるだけ漂白されていないものを選ぶ

保存方法

カットされていないものは、新聞紙に包んで常温保存で約１カ月持ちます。おがくずに入っていれば約３カ月は持ちます。カットされたものは、切り口にラップをしっかり密着させるようにして全体を包み、冷蔵庫の野菜室へ。

下ごしらえ＆ワンポイント

「手がかゆくなる」と敬遠する人もいるヤマイモですが、手を酢水につけるとかゆみ防止になります。すりおろす際は、使うぶんだけ皮をむき、皮のついた部分を持てば、かゆみもぬめりも気になりません。

生で食べるときは繊維に沿って切るとシャキシャキに、加熱調理では輪切りにすると甘みが増します。

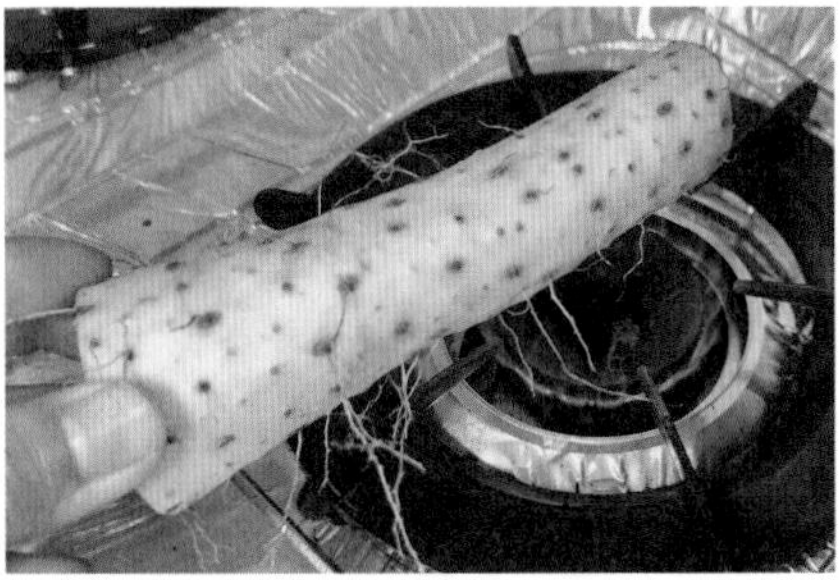

ヤマイモは皮ごと使うこともできます。その際は、皮を洗ってから直火にかけ、モゾモゾするヒゲ根を焼いておくのがおすすめ。

	1月	2月	3月	4月	5月	6月	7月	8月	9月	10月	11月	12月
ヤマイモ											旬	

薬膳帖

昔から精の付く野菜として知られるヤマイモは、疲労回復効果のあるアルギニンや、体内のナトリウム濃度を調整するカリウムが豊富。特有の粘り成分には、粘膜を保護するはたらきがあります。また、消化酵素のアミラーゼが豊富で、消化機能を助ける効果もあります。アミラーゼは熱に弱いので、栄養価を保つには加熱せずに生で食べるのがおすすめです。

薬膳では、ヤマイモは消化機能をつかさどる「脾・胃」に加え、生命力の源である「腎」の力を補うのが特徴。漢方では「山薬」と呼ばれ、滋養強壮の薬に用いられています。疲労回復、体力増強、免疫力アップにとパワフルに健康を支える〝お薬食材〟です。

五気	六味	帰経
平	甘	脾、肺、腎

適応

食欲不振／おなかの張り／泥状便《どろじょうべん》／慢性の咳《せき》／喘息《ぜんそく》／精液の漏れ／頻尿《ひんにょう》／おりもの

こぼれ話

ヤマイモに含まれる植物ステロールのジオスゲニンが、今、美容や抗老化の分野で注目されています。ジオスゲニンは、性ホルモンなどの前々駆体で、摂取することで減少したホルモン量を増やすはたらきがあることがわかっています。また、アルツハイマー型認知症の原因物質とされるアミロイドβが、ジオスゲニン摂取によって減少するという研究結果も。人生100年時代、若さを保つヤマイモの力に期待したいですね。

栄養成分表（100gあたり）

	生
たんぱく質 (g)	2.2
脂　質 (g)	0.3
炭水化物 (g)	13.9
食物繊維量 (g)	1.0
カリウム (mg)	430
カルシウム (mg)	17
マグネシウム (mg)	17
ビタミンC (mg)	6
β-カロテン (μg)	0
葉　酸 (μg)	8

＊五気・六味・帰経についてはp170-171を参照

ヤマイモのネバトロうどん

材料（2人分）
- ナガイモ　150g
- オクラ　2本
- メカブ　1パック
- ひきわり納豆　1パック
- ダイコンおろし　適量
- うどん　2玉
- めんつゆ　適量

作り方

① ナガイモは皮をむいてすりおろす。オクラはゆでて冷水にとり、水気を切って小口切りにする。

② うどんをゆでて冷水にとってよく洗い、皿に盛る。

③ ②に①、メカブ、ひきわり納豆、ダイコンおろしをのせ、めんつゆをかける。

胃に優しいネバトロ食材は、消化機能がお疲れのときにおすすめ。
ご飯にかけてもイケます！

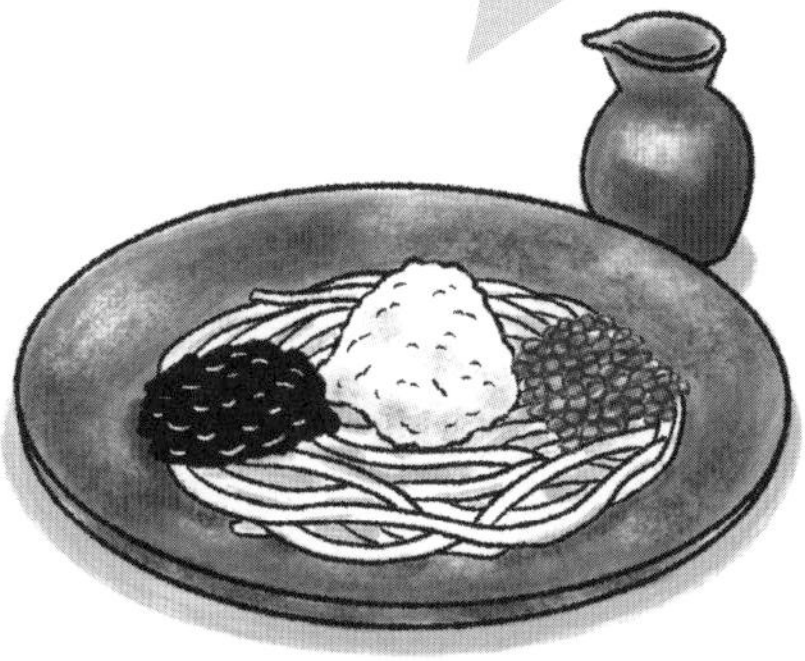

ヤマイモとインゲンのサラダ

ナガイモとインゲンは「気」を補う食材。
からだを冷やす作用のあるキュウリは、あえて入れないのがポイント。

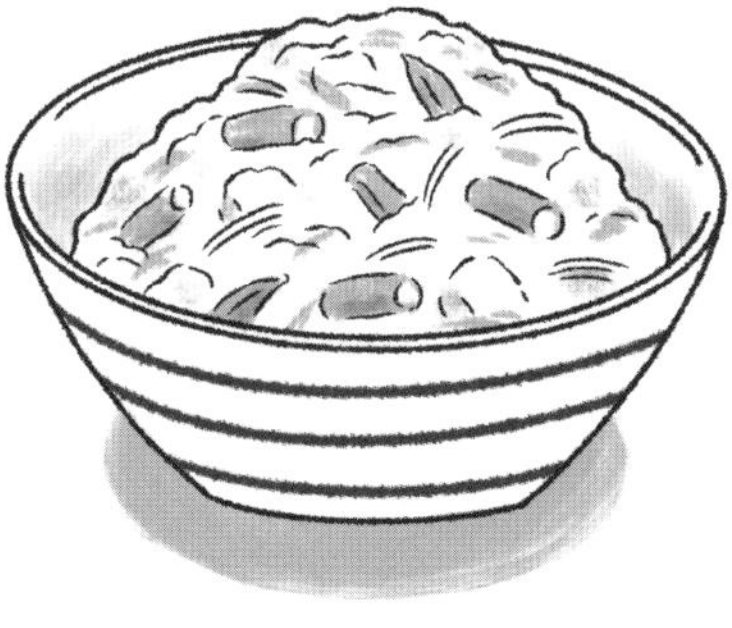

材料（2人分）
- ナガイモ　250g
- タマネギ　1/4個
- サヤインゲン　3本

［A］
- ヨーグルト　大さじ2
- オリーブオイル　小さじ1
- ハチミツ　小さじ1/2
- マヨネーズ　大さじ1
- 塩・コショウ　各少々

作り方

① ナガイモは皮をむき、2㎝厚さに切る。タマネギは繊維に逆らってスライスし、軽くさらす。サヤインゲンは塩ゆでして冷水にとり、2㎝長さに切る。

② ［A］の材料をボウルに合わせておく。

③ 鍋に湯を沸かし、ナガイモをゆでる。やわらかくゆで上がったらマッシャーで粗くつぶし、熱いうちに②のボウルへ。タマネギ、サヤインゲンも加えて和える。

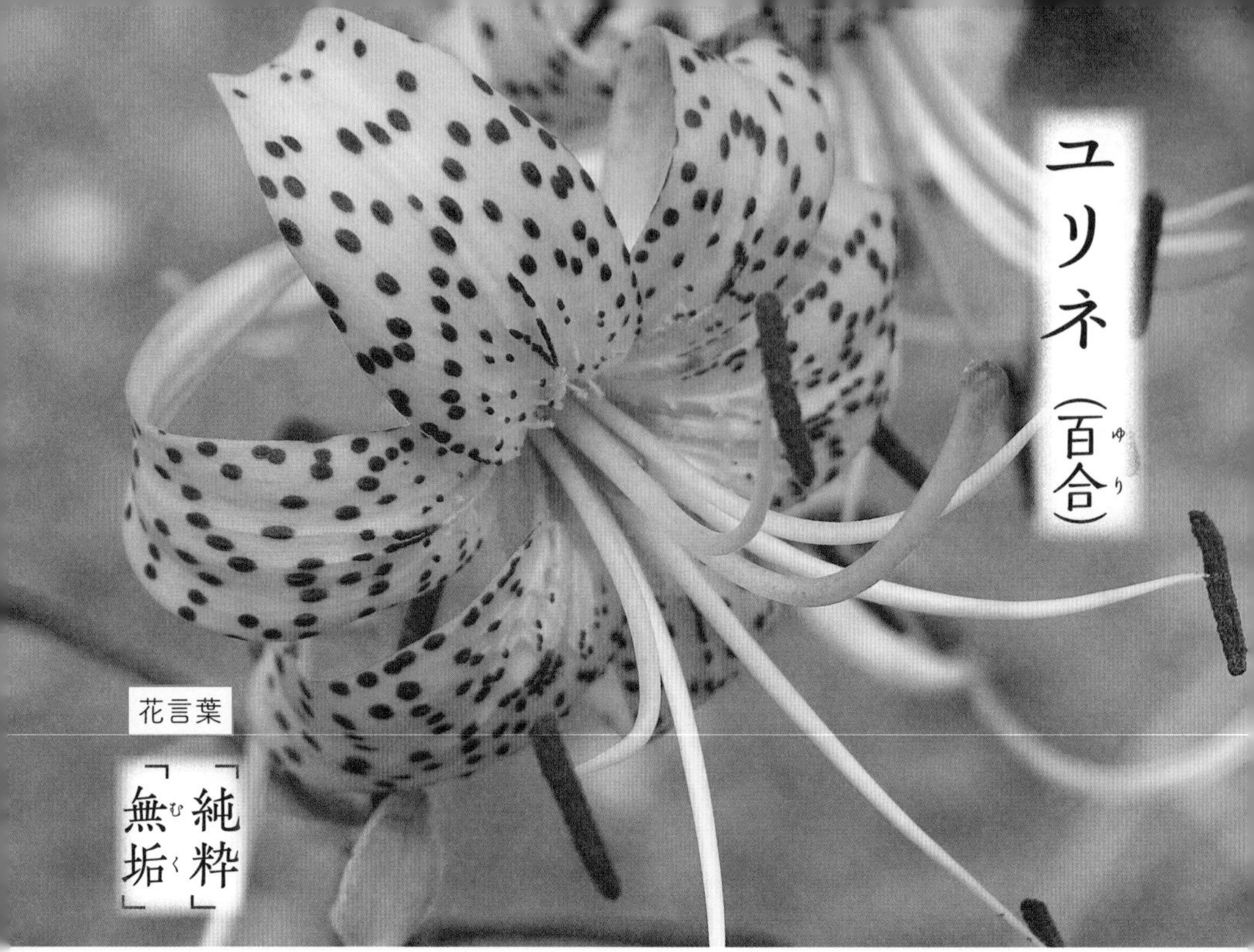

ユリネ（百合《ゆり》）

花言葉

「純粋」「無垢《むく》」

【科・属名】ユリ科・ユリ属
【原産地】アジア・ヨーロッパ・アメリカ
【日本の産地】北海道

ホクホクとした食感がおいしいユリネは、コオニユリやヤマユリの球根部分です。球根は、何枚もの鱗《うろこ》が重なった形をしていて「鱗茎《りんけい》」と呼ばれています。幾重にも重なり合う形から、「歳を重ねる」「仲がいい」「子孫繁栄」をもたらす縁起物とされてきました。ユリの漢字表記「百合」も、鱗片が数多く重なることから当てられたということです。

世界中に分布するユリですが、根を食べるのは日本と中国だけです。食用のユリネは、種球から栽培して食べられるようになるまでに6年もかかるそうですから、それだけ養分をたっぷり蓄えていることがわかりますね。

ユリの花言葉は、「純粋」「無垢」。キリスト教では白百合はマドンナリリーと呼ばれ、聖母マリアに捧げられました。まさに純粋を象徴する花なのです。

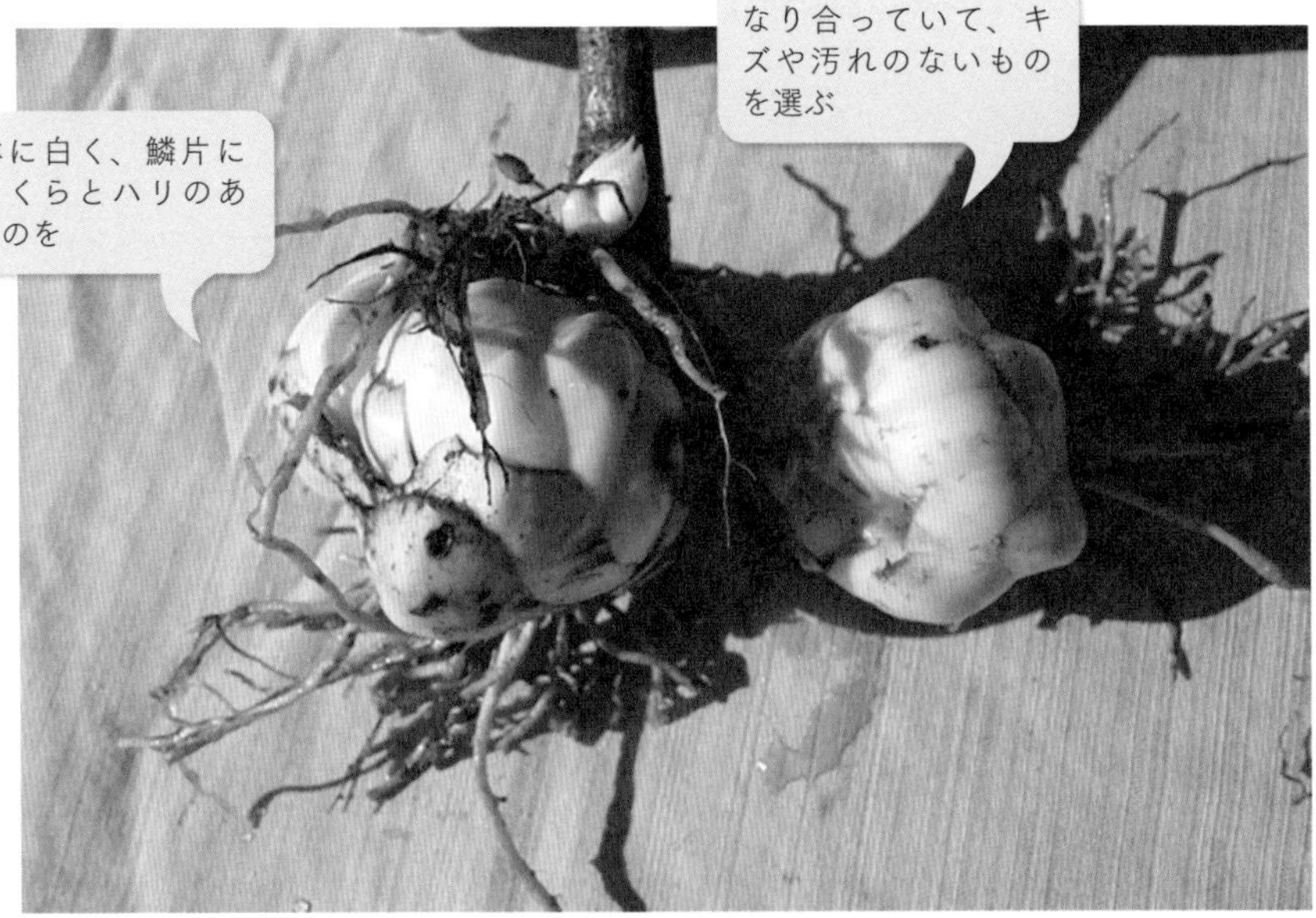
全体がしっかりと重なり合っていて、キズや汚れのないものを選ぶ
全体に白く、鱗片にふっくらとハリのあるものを

保存方法

おがくずと一緒にパックされたものは、そのまま冷蔵庫の野菜室へ。1カ月程度もちます。おがくずがない場合は、乾いた新聞紙に包んで冷蔵庫へ。

下ごしらえ＆ワンポイント

おがくずがついているものは、水で洗い落し、鱗片《りんぺん》を1枚ずつはずします。汚れた部分は包丁で取り除きます。ゆでる場合は、沸騰させた湯に塩を少々加え、1～2分ゆでましょう。

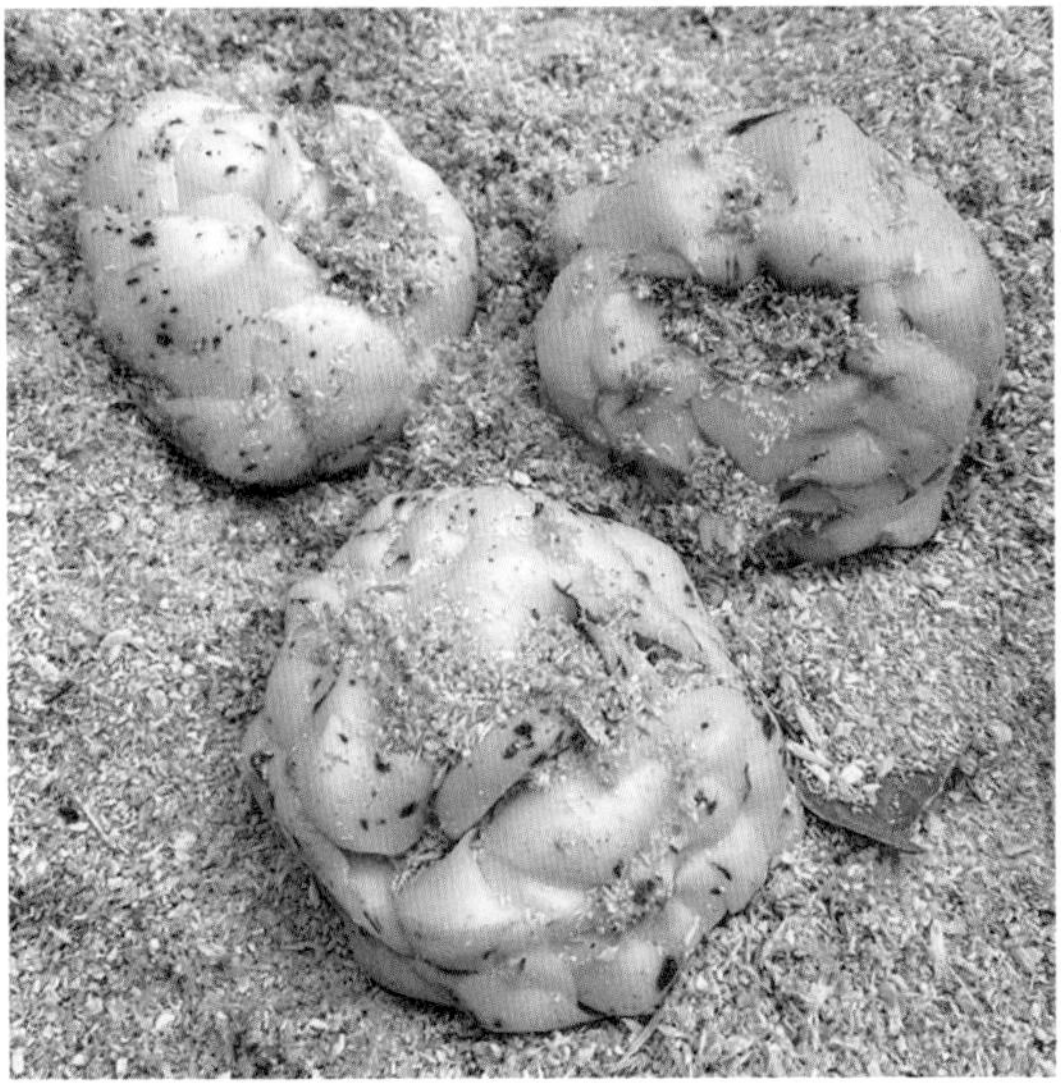
鱗片を1枚ずつはがしたものより、丸のままおがくずと一緒に詰められたもののほうが新鮮で鮮度を保てます。

	1月	2月	3月	4月	5月	6月	7月	8月	9月	10月	11月	12月
ユリネ											旬	

薬膳帖

ユリネは炭水化物が豊富。さらに、体内のナトリウム濃度を調節するカリウムも多く含みます。一般的に、カリウムはゆでると流出してしまいますが、ユリネのカリウムは加熱調理でも損失が少ないのが特徴。むくみやすい人にはおすすめです。

乾燥したユリネは、漢方生薬の「百《びゃく》合《ごう》」。薬膳では、肺の潤い不足による咳や、イライラ、不安、不眠などの精神不安に用います。中国医学の古典には、「百合病《びゃくごうびょう》」という病気が登場しますが、これは今でいう神経症のような病気のこと。治療に用いる生薬名が病の名前になりました。何かとストレスを抱える現代人にも、ユリネの精神安定効果は役に立ちそうですね。

五気	六味	帰経
微寒	甘	肺、心、胃

＊ユリネの性質は古典によって記載が異なり、温性、辛味とするものもあります。

適応

乾燥による空咳《からぜき》／痰《たん》が少ない／喀血《かっけつ》／動悸《どうき》／不眠／夢が多い／精神不安／イライラ

こぼれ話

ユリネの「五気」は微寒で、からだを少し冷やす性質があります。冷やすと聞くと女性にはよくないと思われがちですが、一概にそうとは限りません。からだには本来、冷えたら温める、熱をもったら冷ます力が備わっています。しかし、加齢やストレスなどにより、前者と後者のバランスが崩れることも。女性の更年期には、ほてり、のぼせ、イライラなどの症状が出ますが、これは〝冷ます力〟が虚弱になっているのが原因なのです。精神的な症状も、からだ全体を整えることで改善に向けていく。ユリネの効能から、そんな東洋医学的発想を理解することができます。

栄養成分表（100g あたり）

	生	ゆで
たんぱく質 (g)	3.8	3.4
脂　質 (g)	0.1	0.1
炭水化物 (g)	28.3	28.7
食物繊維量 (g)	5.4	6.0
カリウム (mg)	740	690
カルシウム (mg)	10	10
マグネシウム (mg)	25	24
ビタミンC (mg)	9	8
β - カロテン (μg)	0	0
葉　酸 (μg)	77	92

＊五気・六味・帰経については p170-171 を参照

ユリネのアヒージョ

白ワインによく合う一品。
ベーコンの代りにアンチョビを使ってもおいしくできます。

材料（2人分）
・ユリネ　1個
・マッシュルーム　4～6個

[A]
・ニンニク（みじん切り）　1片分
・ベーコン（粗みじん切り）　1枚
・オリーブオイル　大さじ3

[B]
・白ワイン　大さじ1
・パセリ（みじん切り）　適量
・塩　少々

・バケット　適量

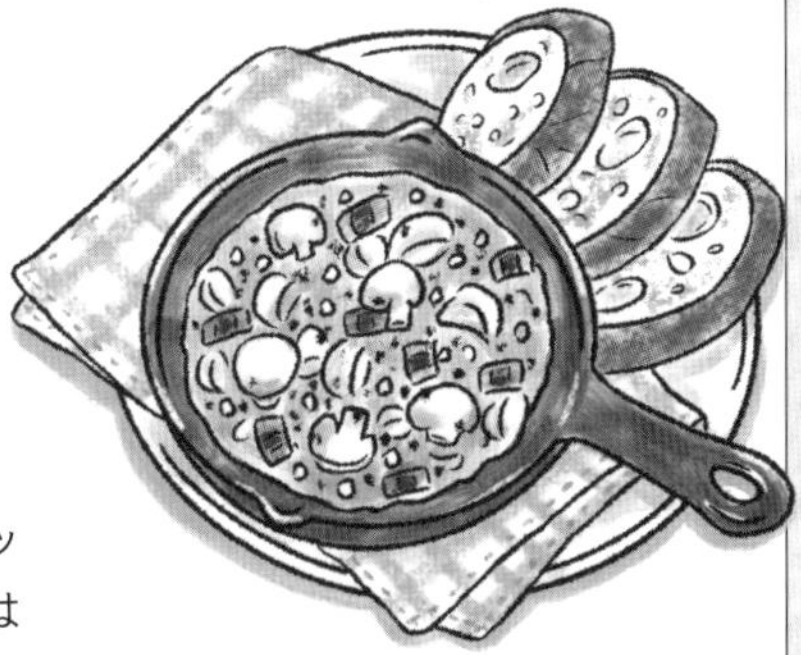

作り方
① ユリネは鱗片を1枚ずつはがす。マッシュルームは軸を落とす（大きいものは半分に切る）。
② 直火にかけられる器に［A］を入れて弱火にかけ、香りがたったら①を加えて油をからめる
③ ［B］を加えて全体に油をからめながら煮る。ユリネがやわらかくなったら塩で味を調える。バケットを添えて。

蜜ユリネ

肺を潤すユリネとハチミツ。
ほんのり甘いスイーツは、精神安定効果も狙える薬膳です。

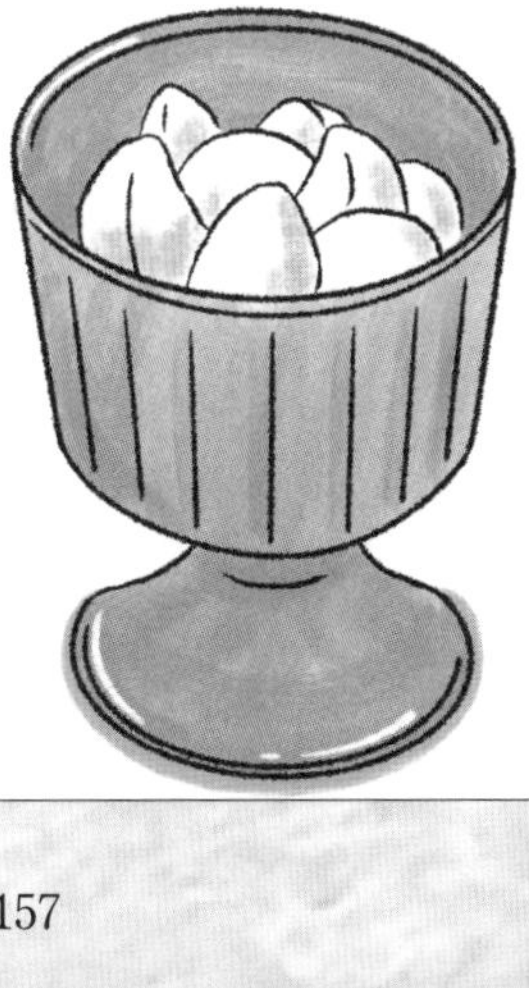

材料（2人分）
・ユリネ　1個
・ハチミツ　大さじ2

作り方
① ユリネは鱗片を1枚ずつ取る。たっぷりの湯を沸かし、ユリネを2分ほど煮てざるに上げる。
② 鍋に100ccの水とハチミツ、①を入れて火にかけ、弱火で5分ほど煮る。ユリネがやわらかくなったら煮汁ごと冷ます。

レンコン（蓮《れん》根《こん》・藕《ぐう》）

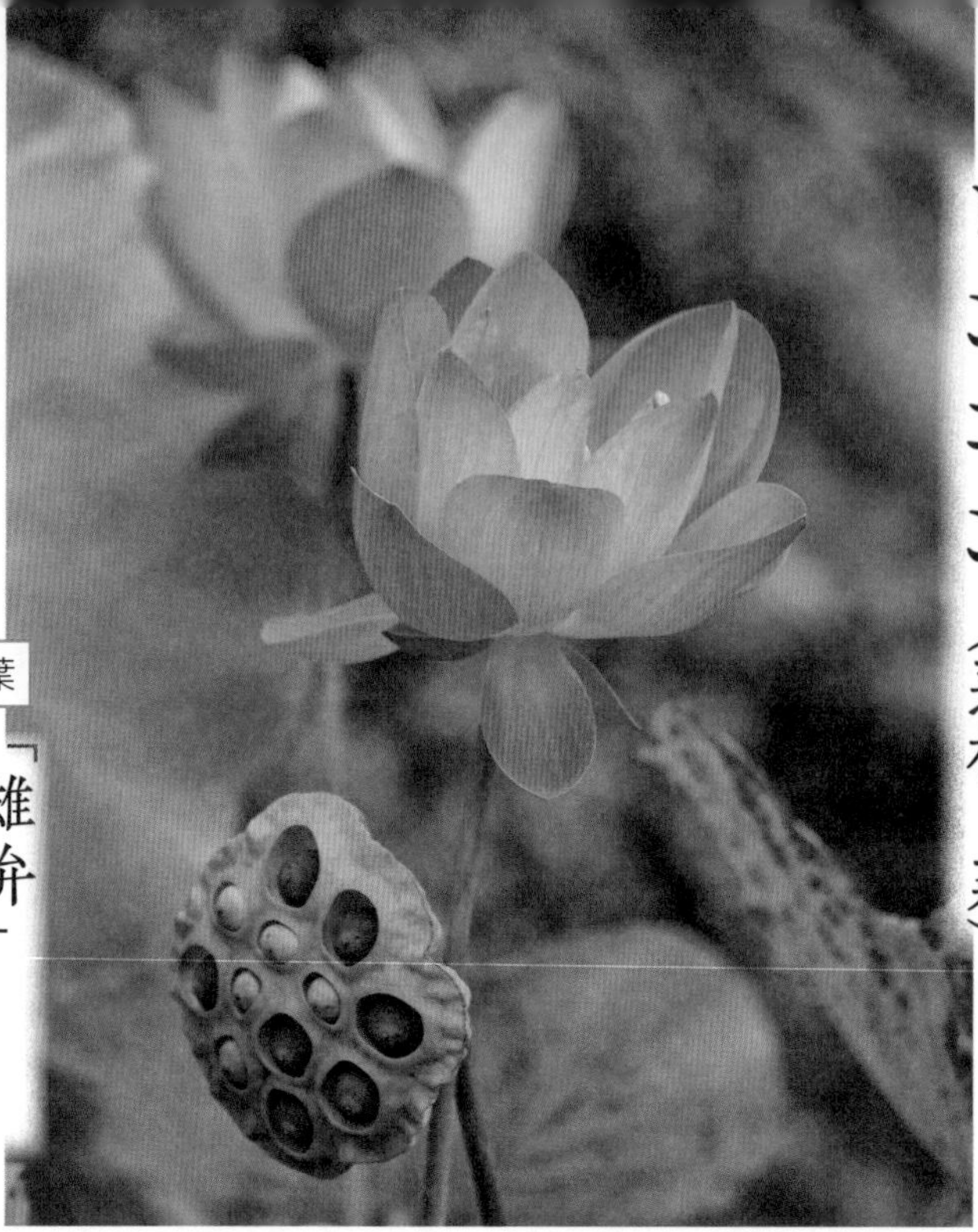

花言葉

「雄弁」

「清らかな心」

【科・属名】ハス科・ハス属
【原産地】インド
【日本の産地】茨城県・徳島県・佐賀県

夏に開花のピークを迎える蓮の花。池一面に開いた花々の美しさは圧巻で、仏教では極楽浄土の花とされてきました。エジプト神話では、蓮の花は雄弁な神オシリスに捧げられました。それにちなみ、蓮の花には「雄弁」の花言葉が付きました。「清らかな心」は、泥水の中から出て美しい花を咲かせる姿に由来します。

レンコンは、この蓮の地下茎が肥大したもの。穴があいているのは、水上の葉とつながり酸素を取り入れるためです。穴が端まで貫通しているので、「先を見通す」縁起物とされ、慶事の料理によく使われます。

「蓮」の漢字は、花と実が連なって出ることからできた字で、蓮の実を指します。地下茎のレンコンは、もとは「藕《ぐう》」と書き、「蓮根」という言葉は、日本で作られた呼び名だそうです。

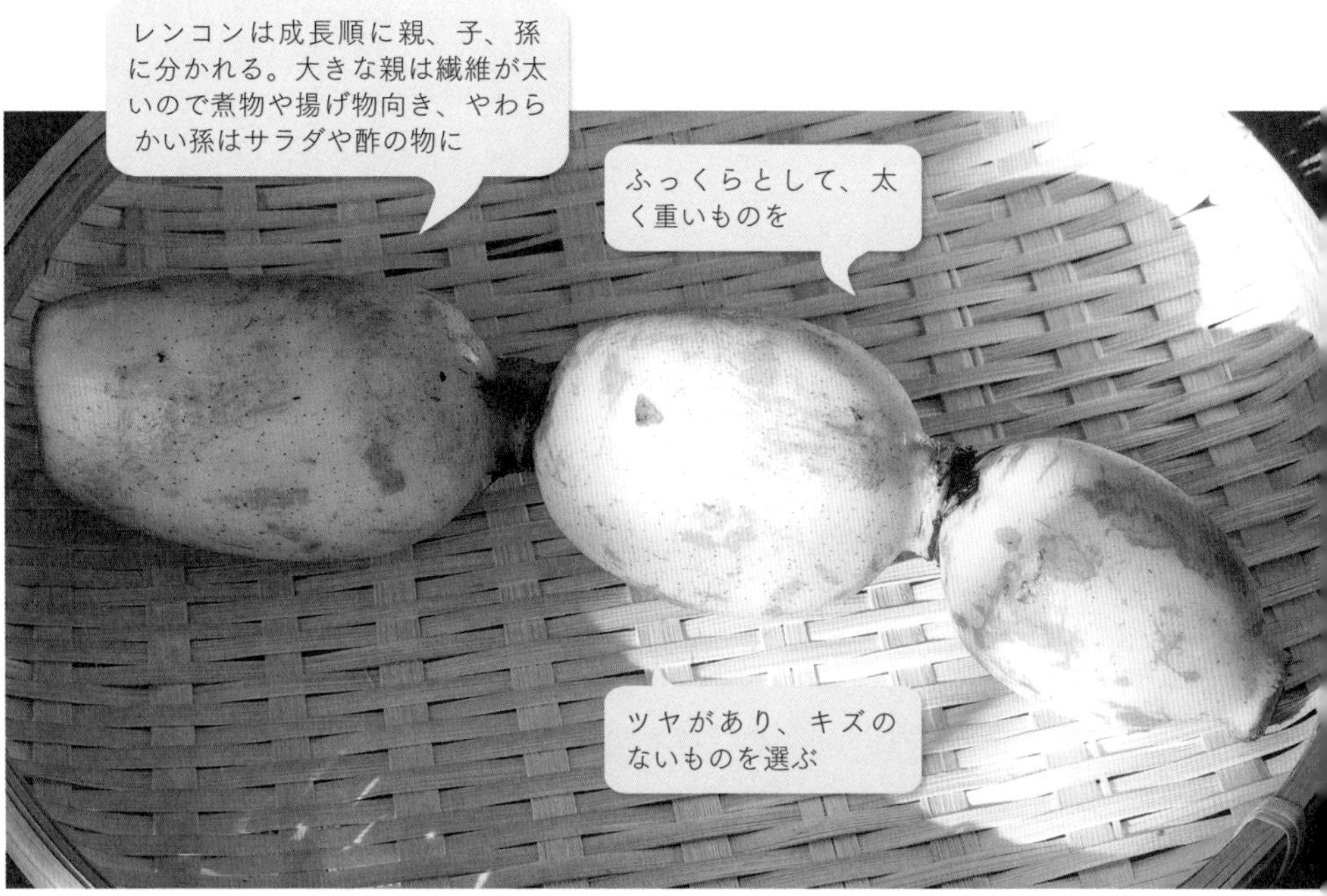
レンコンは成長順に親、子、孫に分かれる。大きな親は繊維が太いので煮物や揚げ物向き、やわらかい孫はサラダや酢の物に
ふっくらとして、太く重いものを
ツヤがあり、キズのないものを選ぶ

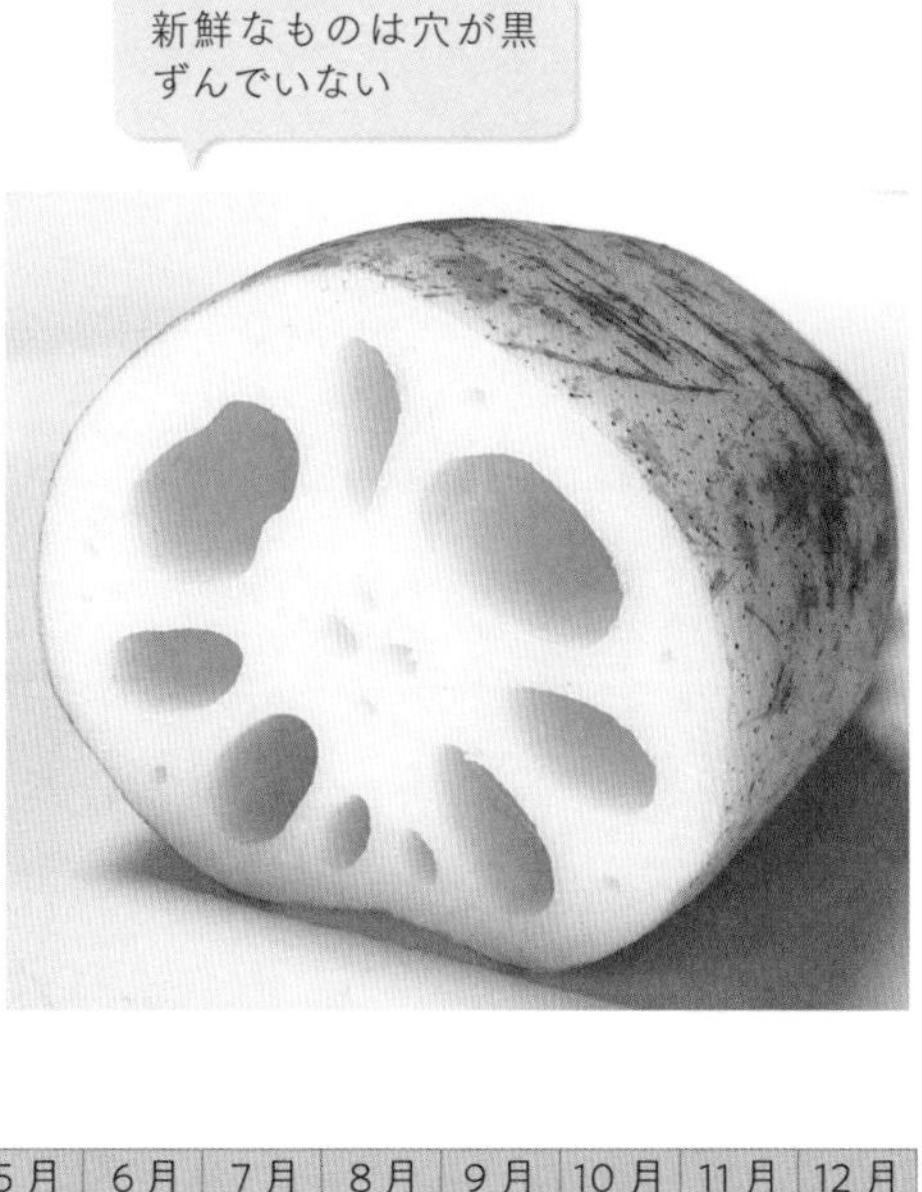
新鮮なものは穴が黒ずんでいない

保存方法

切ってないものは新聞紙に包んで常温保存。カットされたものはラップに包んで冷蔵庫の野菜室へ。

下ごしらえ & ワンポイント

旬の走りのレンコンは、皮が薄いので皮つきのまま調理するのがおすすめ。空気に触れると黒くなるので、酢バスなど白く仕上げたい料理の際は、薄い酢水に5分ほどさらしましょう。

	1月	2月	3月	4月	5月	6月	7月	8月	9月	10月	11月	12月
レンコン											旬	

薬膳帖

レンコンはビタミンCと食物繊維が豊富。粘質成分は、消化器や呼吸器の粘膜を保護するので、胃腸の調子を整えたり、かぜを予防する効果が期待できます。アクはポリフェノールのタンニンで、活性酸素を抑えます。水溶性の物質なので、アク抜きは短時間にするのがおすすめです。

薬膳では止血効果のある食材とされ、出血症状に生のレンコンを用います。じっくり加熱したレンコンは機能が変化し、胃を健やかに保ち、美肌を育てる食材に。美と健康のために積極的に摂りたいですね。また、レンコンの節の部分は「藕節《ぐうせつ》」と呼ばれる止血薬。乾燥させたものを煎じて、出血を止める薬として用いられました。

五気	六味	帰経
寒	甘	心、脾、胃

適 応

生　：高熱による出血／鼻血／下血／吐血／目の充血・痛み

加熱：疲労／食欲不振／下痢／貧血／肌の乾燥

栄養成分表（100gあたり）

	生	ゆで
たんぱく質 (g)	1.9	1.3
脂　質 (g)	0.1	0.1
炭水化物 (g)	15.5	16.1
食物繊維量 (g)	2.0	2.3
カリウム (mg)	440	240
カルシウム (mg)	20	20
マグネシウム (mg)	16	13
ビタミンC (mg)	48	18
β-カロテン (μg)	3	3
葉　酸 (μg)	14	8

こぼれ話

ハスは葉や実も重要な薬膳食材です。蓮の葉は「荷葉《かよう》」といい、熱を冷ます性質が。蓮の葉のお茶はかぜの発熱や夏の熱中症対策になります。蓮の実は、「蓮子《れんし》」といい、尿漏れや不正出血などの〝漏れる〟症状を止める効果が。また、精神を安定させるので、不眠や動悸《どうき》にも有効です。ハスの実を入れたお粥《かゆ》は、流産や早産の予防になるとして妊婦にすすめられています。

＊五気・六味・帰経についてはp170-171を参照

揚げレンコンの中華風

材料（2人分）

・レンコン	250g
・黒キクラゲ（乾燥）	3g
・赤パプリカ	1/4個
［A］	
・オイスターソース	大さじ1
・砂糖	大さじ1
・しょうゆ	大さじ1と1/2
・酢	小さじ2
・ラー油	少々
・片栗粉	大さじ1
・揚げ油	適量

衣を付けて揚げ焼きにすることで、お肉なしでも食べ応え十分！　黒キクラゲにも止血作用があります。

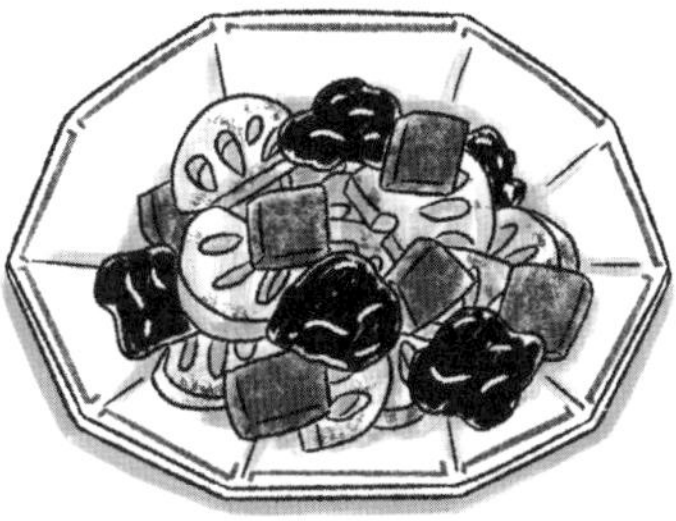

作り方

①レンコンは皮をむき、1㎝厚さの半月切りに。黒きくらげは水でもどしかたい部分を取る。赤パプリカは2㎝角に切る。

②ボウルに［A］の材料を入れて合わせておく。

③フライパンに油を入れて火にかけ、180℃に熱したら、黒キクラゲと赤パプリカをサッと揚げて取り出す。レンコンに片栗粉をまぶし、同じ油で揚げ焼きにする。

④裏返しながらこんがり揚げ焼きにし、油をしっかり切ったら、黒キクラゲ、赤パプリカとともに②に入れ、たれをからめる。

レンコンのすり流しスープ

レンコンのエキスを凝縮した滋養スープ。
とろみ成分が粘膜を守ってくれるので、かぜや咳の予防になります。

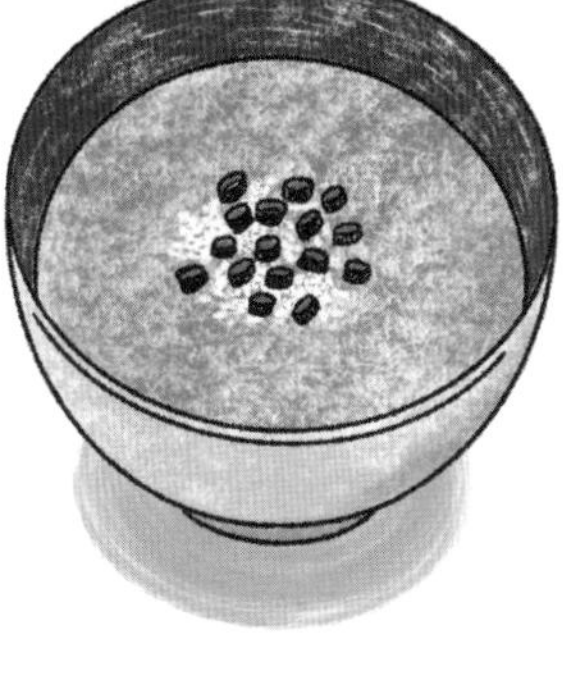

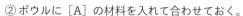

材料（2人分）

・レンコン	200g
・だし汁	400cc
・酒	小さじ2
・薄口しょうゆ	小さじ1
・塩	少々
・ショウガ	1片
・青ネギ	適量

作り方

①ショウガは皮をむいてすりおろし、青ネギは小口切りにする。

②鍋にだし汁、酒、薄口しょうゆを入れて火にかける。皮をむいてすりおろしたレンコンを入れ、とろみがつくまで煮たら、塩で味を調える。

③お椀に注ぎ、①をのせる。

機能性に注目！「効く野菜」

キクイモ

「天然のインスリン」とも呼ばれる水溶性食物繊維のイヌリンが豊富。糖尿病予防や腸内環境の改善効果が狙えます。乾燥させることで機能性が高まります。

●**こんな人に！**

便秘、下痢、高血糖、コレステロール・中性脂肪が高い、肥満

●**食べ方**

煮込めばホクホク食感に。スライスしてから天日に当て、乾燥させたものを揚げるのもおいしい。水につけてアク抜きすれば、生でも食べられます。

ケール

キャベツの仲間のスーパー野菜。β - カロテンや、色素成分のルテインを含むことから、粘膜や皮膚を保護して免疫力を高める、目を守るなどのはたらきが期待できます。

●**こんな人に！**

肌老化が気になる、かぜをひきやすい、目が疲れる、骨や歯が弱い

●**食べ方**

リンゴなどと一緒にスムージーにしたり、塩とオリーブオイルをふってオーブン焼きに。最近は、サラダに向くえぐみの少ない品種も登場しています。

ビーツ（ビート）

鮮やかな赤色が特徴のビーツは栄養成分の塊。赤い色素のベタシアニンには非常に強い抗酸化作用があります。鉄分やミネラルが豊富なことから「食べる血液」の異名も。

●**こんな人に！**

疲れやすい、ストレスが多い、高血圧、貧血、むくみ

●**食べ方**

ビーツといえばボルシチ。独特のえぐみがあるので、下ゆでしてから加えるのがポイントです。ゆでる際は、栄養が流れ出ないように皮つきのままゆでましょう。

モロヘイヤ

不治の病で苦しむ王様がモロヘイヤのスープで元気になったとの逸話から「王様の野菜」の別名が。β - カロテンなどの抗酸化成分やミネラル類が、飛びぬけて豊富です。

●**こんな人に！**

肌老化が気になる、かぜをひきやすい、高血圧、高血糖、中性脂肪・コレステロールが高い

●**食べ方**

ゆでてから包丁でたたき、納豆、メカブなどのネバネバ食材と合わせてスープやみそ汁に入れてもおいしい！

ラッキョウ

タマネギと同じ辛み成分の硫化アリルを含むラッキョウ。抗菌、抗酸化作用のほか、血栓予防のはたらきも期待できます。漢方では「薤白《がいはく》」という生薬です。

●**こんな人に！**

疲れやすい、高血圧、中性脂肪・コレステロールが高い

●**食べ方**

甘酢漬けがポピュラーですが、生を刻んで薬味として食べられます。塩水に漬けて「塩らっきょう」にすれば長期保存も可能に。塩抜きして炒め物などに活用できます。

ルバーブ

食物繊維、カリウム、カルシウムが豊富。瀉下《しゃげ》作用のある成分を含むので便秘改善に有効です。漢方便秘薬に配合される「大黄《だいおう》」はルバーブの近縁種。

●**こんな人に！**

便秘、肌荒れ、むくみ、高血圧、中性脂肪・コレステロールが高い

●**食べ方**

独特の酸味が特徴のルバーブは、甘く煮てジャムにするのが一般的。煮ると、鮮やかなピンク色になります。

第3章

おいしく効かせる野菜の薬膳

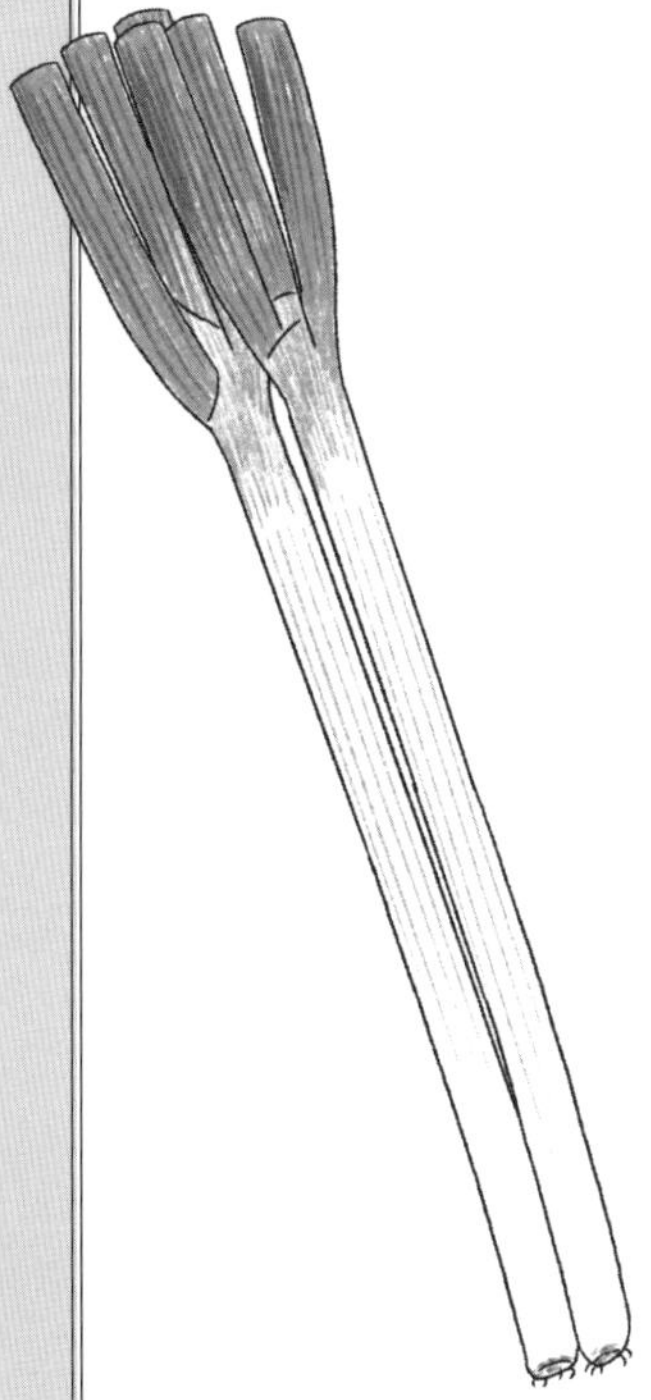

賢くおいしく！「野菜の調理法」総まとめ

野菜の味（や栄養価）は調理法によっても大きく変わってきます。野菜をよりおいしく賢く食べるための基本的な調理のコツを紹介します。

生で

野菜に含まれる栄養素の中には、熱に弱いもの、調理すると壊れてしまうものがあります。生で食べれば、それらの栄養を損なうことなく摂取できます。定番のサラダが３倍おいしくなる“ひと手間”を覚えておきましょう。

●パリッとおいしいサラダのコツ

レタス、シュンギクなどの葉もの野菜は、このひと手間で葉がパリッとしておいしくなります。

① 葉を１枚ずつ大きめにちぎり、水をはったボウルに入れて10分ほどおく。
② ざるに上げ、キッチンペーパーなどで水気をよく拭き取る。
③ キッチンペーパーを敷いた保存容器に入れて冷蔵庫に入れておく。
④ 食べる量を出し、食べやすい大きさにちぎってサラダに。食べる直前にドレッシングで和える。

〈基本のフレンチドレッシング〉

・塩	小さじ1/2
・コショウ	少々
・酢	大さじ１
・オリーブオイル	大さじ１

大きめのボウルにドレッシングの材料を入れて混ぜ、パリッとさせたレタスなどの野菜、砕いたナッツなどを入れてサッと和える。

漬ける

ぬか漬け、ピクルス、甘酢漬けなどで生の野菜を保存食に。漬けることで、野菜のおいしさがさらにふくらみます。

〈基本のピクルス液〉

・水	100cc	・ワインビネガー	100cc
・砂糖	大さじ１と1/2	・塩	少々
・鷹の爪	１本		

・黒粒コショウ、ローリエ　各適量

鍋にピクルス液の材料を入れて火にかけ、砂糖が溶けたら火を止めて冷ます。保存容器に野菜を入れ、ピクルス液を注いで２時間ほどおけば食べられる。好みで、ディルやタイムなど生のハーブを加えても。

蒸す

ゆでたり煮たりすると、水溶性の栄養成分が溶け出してしまいますが、蒸し野菜ならその心配がありません。蒸気に当たって加熱されるので、野菜の水分が保たれ、しっとりおいしく仕上がります。

● 蒸すのがおすすめの野菜

カボチャ、サツマイモ、サトイモ、カリフラワーなど

ゆでる

青菜やアクの強い野菜は、ゆでることでアク抜きができます。水からゆでるか、湯でゆでるかなど、基本の法則を覚えておきましょう。

水からゆでる	湯でゆでる
土の中で育つ野菜。じわじわ加熱することで、でんぷん質の甘みが増す。 [代表的な野菜] ダイコン、カブ、ジャガイモ、ゴボウなど ＊カボチャは土の外で育つが、水からゆでるほうがおいしい。	土の外で育った葉もの野菜は湯でさっとゆでることで色よく仕上がる。 ・緑の濃い野菜はゆで上がったら水にとる ・キャベツ、ハクサイなどは水にとらなくてよい [代表的な野菜] コマツナ、ホウレンソウ、カリフラワー、アスパラガスなど

● 葉もの野菜の下準備

コマツナやホウレンソウは、収穫後にどんどん水分が抜けていきます。ゆでる前に、ボウルに入れた冷水に根元を15～30分つけると、全体がシャキッとみずみずしい状態に。この状態でゆでれば、短時間で色鮮やかにおいしくゆで上がります。

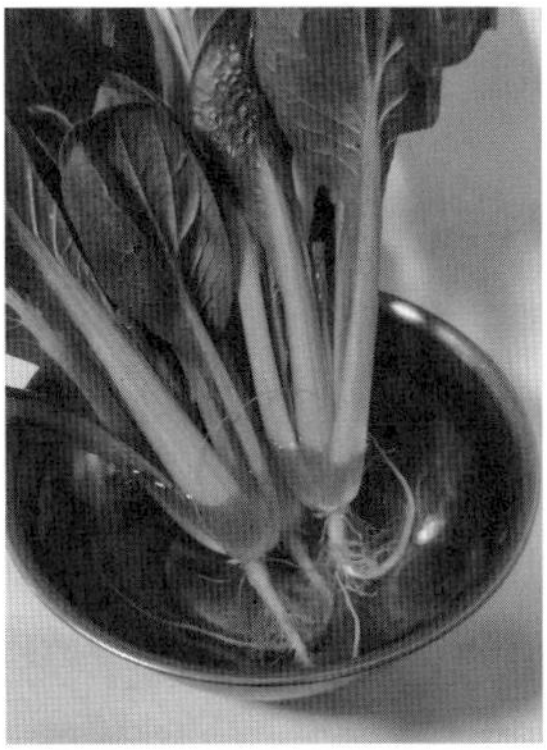

煮る

野菜の煮方には、スープや鍋ものなどの「じっくり煮」と、短時間加熱する「サッと煮」があります。

● じっくり煮

代表は鍋料理、シチュー。時間をかけて煮るので、野菜のだしが効いた味わい深いスープができます。水溶性の成分も溶け出すので、スープまで残さず楽しみたい！
じっくり煮では煮崩れが起きるので、煮る順番を意識しましょう。

- 先に入れるもの → ダイコン、ゴボウなど火の通りにくい根菜類から先に。ハクサイやキャベツなどは芯の部分から。
- 中間に入れるもの → ジャガイモなど煮崩れやすいもの。
- 最後に入れるもの → 火の通りやすい葉もの野菜は最後に。

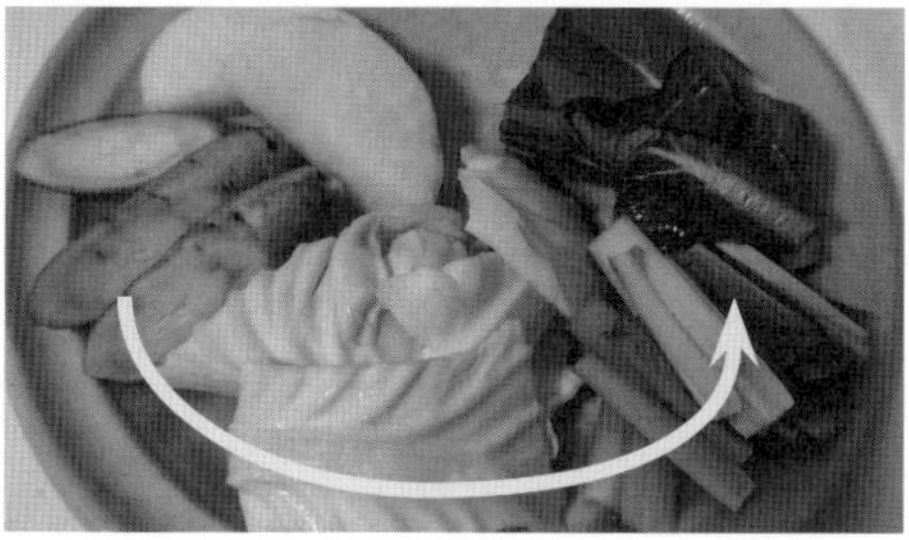

● サッと煮

コマツナやハクサイなどの葉もの野菜や、カブ、ダイコンなどを薄く切って短時間煮ます。だしになる具材を一緒に入れることで、手軽でおいしい一品に。

[基本のサッと煮]

① 煮汁（めんつゆなどを利用してもOK）を鍋に入れて火にかけ、煮立ったところに野菜、だしになる具材を入れる。

② フタをして5～6分煮れば出来上がり。

[だしになるおすすめの具材]

油揚げ、桜エビ、ホタテの缶詰、ベーコン、塩こんぶなど

炒める、焼く

油やバターを使った調理法。高熱で火を通すので短時間でできるのが魅力です。β-カロテンなど油溶性のビタミンは、油とともに摂ることで吸収がよくなります。

● 野菜炒めのコツ

家で作る野菜炒めがベチャっとするのは、食べるまでに野菜の水分が出てしまうから。次のコツを押さえればシャキシャキおいしい野菜炒めに。

① 野菜は大きさを揃えてカットし、しっかり水をきる。
② 調味料はあらかじめ混ぜておく。
③ ニンジン、キャベツや葉もの野菜のかたい部分など、火の通りにくいものから炒める。
④ モヤシなど、水の出る野菜は最後に投入する。
⑤ 調味料は最後にサッと加え、鍋をふって手早く全体になじませる。
⑥ 皿に盛ったら出来立てを食べる。

揚げる

素揚げや天ぷらにすると、野菜にコクがプラスされます。カリッと揚げた香ばしい揚げ野菜はスナック感覚で食べられ、おやつやビールのおつまみにも最適です。

〈基本のフライドポテト〉

・ジャガイモ　3～4個
・小麦粉　大さじ3
・揚げ油　適量
・塩　適量

① ジャガイモ（皮つきでもOK）はくし切りにし、1時間ほど水にさらす。
② しっかり水を拭き取り、全体に小麦粉をまぶす。
③ 揚げ油を鍋に入れ、160℃の低温で3～4分揚げ、一度上げる。
④ 油を高温（180℃以上）にして2度揚げする。
⑤ 油を切って、塩をふる。

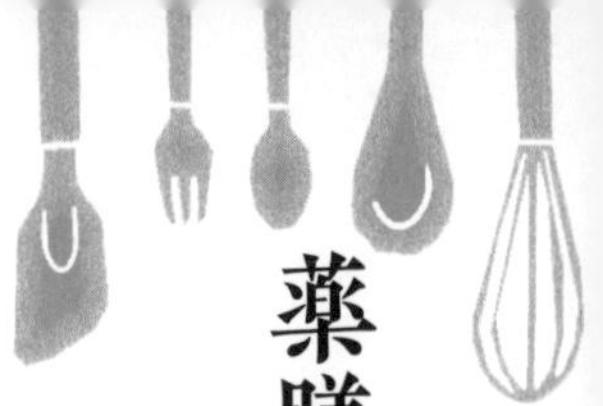

薬膳の基本① 中医学の考え方

薬膳は、漢方、鍼灸と並ぶ東洋医学の一分野。中医学（中国医学）の考え方に基づいて、からだや心の状態に合わせて食材を選び、食事でからだのバランスを整えていきます。基本的に食べてはいけない食材はなく、からだの状態に合わせて適切に食材を組み合わせるのが重要です。

大切なのは陰陽のバランスと気《き》・血《けつ》・津液《しんえき》のバランス

中医学では、バランスのとれた健康な状態を「中庸《ちゅうよう》」といいます。まず重要なのは陰陽のバランス。陰は熱を冷ます力、陽は温める力。冷ます力が不足している暑がりの人は冷ます食材を、温める力が不足している冷え症の人は温める食材を摂るとバランスが整います。

また、中医学では、気・血・津液が生命を維持するために必要な物質と考えます。それぞれが不足すれば補う作用のある食材を、停滞すれば巡らせたり排出を促したりする作用のある食材を選ぶとバランスが整います。

バランスをとることが、日々の養生の目的なのです。

気

生命活動のエネルギー源で、活動を推進する重要な作用をもつ。気が不足したり、停滞したりすると臓腑《ぞうふ》の活動や、血、津液の生成、運行が失調する。

血

全身の器官に栄養と潤いを与える。精神活動を支える存在でもあり、精神を落ち着かせるはたらきも担う。血が十分に巡ればからだは温まり、精神が安定する。

津液

体内に存在する血以外の液体成分のことで、臓腑に潤いを与える。からだを万物から守り、関節をなめらかに動かしたり、骨髄《こつずい》、脳髄《のうずい》を潤したりする。

季節に合わせる

人間も自然界の一部と考えれば、当然、季節の変化の影響を受けます。季節の特徴に合わせて食べるものを工夫することは、薬膳を実践するうえでの基本です。

春

自然界が芽生える春は、伸びやかに発散する季節。暖かな陽気をたっぷり取り入れることが大切です。苦みのある春野菜は、冬にため込んだ老廃物をデトックスするのに役立ちます。いっぽう、収斂作用のある酸味は、伸びやかな気を引き締めるので、注意して摂る必要があります。

夏

暑さと湿気の季節。キュウリやトマトなどの夏野菜には、からだを冷やす性質があります。同時に、湿度の高さやエアコンによる冷えでからだに余分な水が停滞しやすくなる時季でもあります。トウモロコシ、エダマメなどには水分代謝を促す作用があるので、からだの水はけを助けます。

秋

秋が深まるにつれ、乾燥が進みます。皮膚の乾燥のほか、粘膜が乾いてかぜをひきやすくなったり、大腸の潤い不足で便秘に陥ったりすることも。ヤマイモ、ユリネ、コマツナなどには潤いを与える力があります。梨や柿など秋に旬を迎える果物も潤い補給におすすめです。

冬

寒い冬になると、生き物は活動をやめて閉じこもります。温める性質のあるショウガ、ネギ、ニラなどは冬に摂りたい野菜です。からだを冷やす性質のある野菜は、鍋やスープなどで加熱調理をして食べたり、辛味のあるスパイスなどと一緒にとったりすると冷やす性質が緩和されます。

体質に合わせる

寒がり、暑がり、むくみやすい、乾燥しやすいなど、人にはそれぞれ体質があります。体質も、薬膳の食材選びでは重要なポイント。体質は、時間とともに定着しますが、生活環境、年齢などによって変化します。

体調に合わせる

体調はそのときどきで変化します。かぜのひき始めならネギやショウガなど邪気を発散させる作用のあるものを、食べ過ぎてしまったらダイコンやカブなど消化を促すものを、疲れて元気のないときはイモ類やキャベツなど気を補うものを。体調に合わせて食材を工夫することで、不調を予防し、健康を維持できます。

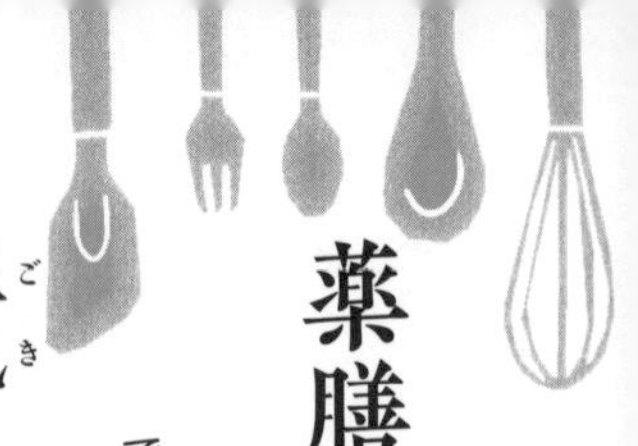

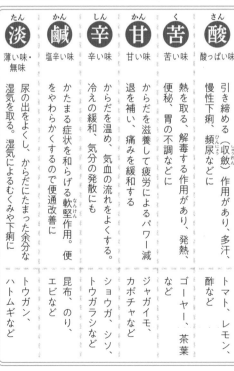

薬膳の基本② 食材の性質

薬膳を実践するには、食材ひとつひとつの性質を知ることが重要。その基本をご紹介します。第2章の「薬膳帖」でご紹介している五気・六味・帰経は、ここで解説する食材の性質や機能を表すものです。

五気《ごき》（五性《ごしょう》）

温めるか冷やすか、食材がからだにどんな影響を与えるかを示します。

寒	からだを冷やす力が強い食材	ゴーヤー、タケノコなど
冷	からだを冷やす食材	キュウリ、ホウレンソウなど
平	冷やしも温めもしない食材	ジャガイモ、トウモロコシなど
温	からだを温める食材	ニラ、ネギなど
熱	からだを温める力が強い食材	トウガラシなど

六味《ろくみ》

食材がもつ味のことで、それぞれの味にも機能があると考えます。

酸《さん》	酸っぱい味	引き締める（収斂《しゅうれん》）作用があり、多汗、慢性下痢、頻尿《ひんにょう》などに	トマト、レモン、酢など
苦《く》	苦い味	熱を取る、解毒する作用があり、発熱、便秘、胃の不調などに	ゴーヤー、茶葉など
甘《かん》	甘い味	からだを滋養して疲労によるパワー減退を補い、痛みを緩和する	ジャガイモ、カボチャなど
辛《しん》	辛い味	からだを温め、気血の流れをよくする。冷えの緩和、気分の発散にも	ショウガ、シソ、トウガラシなど
鹹《かん》	塩辛い味	かたまる症状を和らげる軟堅《なんけん》作用。便をやわらかくするので便通改善に	昆布、のり、エビなど
淡《たん》	薄い味・無味	尿の出をよくし、からだにたまった余分な湿気を取る。湿気によるむくみや下痢に	トウガン、ハトムギなど

帰経《きけい》

東洋医学では、からだの機能を五臓六腑《ごぞうろっぷ》に配当させて考えます。帰経とは、食材がからだのどこに作用するかを指します。現代医学のように、臓器そのものを指すのではなく、それぞれが幅広い機能を果たしていると考えます。

五臓

体の機能の基本をなす臓器。現代医学より幅広い機能をもち、各臓器は互いに関連し合ってはたらく。

肝《かん》

現代医学の肝臓。血（血液）を貯蔵し、体内を循環する血液の量を調節する。全身の気を調節する機能をもち、気のスムーズな巡りを促すことで血や臓腑のはたらきを正常にする。「怒り」の感情により肝の機能が変動する。不調になると目や爪に変化が現れる。**【肝に作用する野菜】** トマト、ニンジンなど

心《しん》

現代医学の心臓で、循環器系の機能を指す。肝に貯蔵された血を全身に循環させるポンプの役割をもち、栄養分をからだのすみずみに送り出す。精神をコントロールする作用もあり、思考、記憶、意思などを統制している。不安や不眠は心の不調のサイン。**【心に作用する野菜】** ゴーヤー、ピーマン、レンコンなど

脾《ひ》

現代医学の脾臓、膵臓に該当する。飲食物を消化吸収する機能を果たすほか、血管を守って血液が漏《も》れ出すのを防ぐ作用（統血《とうけつ》作用）や、内臓を持ち上げて下垂を防ぐ作用（昇提《しょうてい》作用）ももつ。口内炎や味覚の異常は脾の不調と関係がある。**【脾に作用する野菜】** カボチャ、タマネギ、エダマメなど

肺《はい》

現代医学の肺で、呼吸により新鮮な空気をとり入れ、汚れた空気を吐き出す。水分の代謝にも関わり、からだに必要な水分は肺が全身に散布するとされる。皮膚や粘膜は肺と関係があり、外邪《がいじゃ》の侵入を防ぐ役割も担う。不調になると皮膚の乾燥や鼻の症状が現れる。**【肺に作用する野菜】** ネギ、ショウガなど

腎《じん》

現代医学の腎臓で、水分代謝を調整する。生命エネルギーの源は腎に貯蔵されていて、成長、発育、生殖機能は腎と深く関わる。耳、髪の毛、骨、歯などと関連があり、不調になると耳鳴り、白髪、骨や歯がもろくなるといった変化が現れる。**【腎に作用する野菜】** ヤマイモ、ニラ、キャベツなど

六腑《ろっぷ》

五臓と対になって機能する存在。中身は空洞で、食べ物や代謝物が送られてきたときだけ充ちる。

胆《たん》

胆汁《たんじゅう》を貯蔵、排出し、脾、胃の消化を助ける。「肝」と対になる。

小腸《しょうちょう》

胃から送られたものを必要なものと不要なものに分別する。「心」と対になる。

胃《い》

飲食物の消化・吸収を行い、ゆっくりと小腸に降ろす。「脾」と対になる。

大腸《だいちょう》

小腸から送られた飲食物のカスから便をつくり、下に降ろす。「肺」と対になる。

膀胱《ぼうこう》

尿を貯蔵し、排尿を行う。「腎」と対になる。

三焦《さんしょう》

全身の水液・気の輸送路と考えられている。対になる五臓はない。

パワーの源「野菜の栄養」総まとめ

野菜にはからだに有用なさまざまな栄養素、機能性成分が含まれています。そのはたらきや性質をまとめます。

おもなビタミン

脂溶性ビタミン	
ビタミンA（β-カロテン）	皮膚や粘膜を健康に保つ。夜間の視力の維持。β-カロテンには抗酸化作用がある。
ビタミンD	カルシウムとリンの吸収を促し、骨や歯の形成に役立つ。日光に当たることで体内でもつくられる。ビタミンKとともに骨粗鬆《こつそしょう》症《しょう》の予防に。
ビタミンE	脂質の酸化を防ぎ、コレステロールを減らして動脈硬化を防ぐ。末梢血管の血行を促進。性ホルモンの生成にも関与。抗酸化ビタミン。
ビタミンK	血液凝固因子《けつえきぎょうこいんし》を活性化、出血を止める止血作用がある。カルシウムの骨への沈着を助け、骨格の形成に関与する。

水溶性ビタミン	
ビタミンB1	炭水化物をエネルギーに換えるのに必要。脳にエネルギーを供給するようにはたらき、神経機能を維持。疲労回復にも役立つ。
ビタミンB2	3大栄養素（炭水化物、脂質、たんぱく質）がエネルギーに換わるのをサポート。皮膚や粘膜を守る。過酸化脂質の分解に役立つ。
ナイアシン	3大栄養素の代謝を促進。多くの栄養素の補酵素としてさまざまな代謝に関わる。アルコールの代謝も促進。
ビタミンB6	たんぱく質の分解、合成に関与する。神経伝達物質を合成したり、赤血球を合成したり、さまざまなはたらきがある。
ビタミンB12	ヘモグロビンの合成に補酵素として関与し、貧血を防ぐ。核酸の合成を促進、神経系の機能維持にはたらく。
葉酸	遺伝情報をもつDNAの合成に関わり、細胞の新生に重要なはたらきをする。胎児の発育や造血に不可欠で、妊婦に重要。
ビタミンC	コラーゲンの合成に不可欠。ホルモンの合成を促し、鉄の吸収を助ける。メラニン色素の沈着を防ぐはたらきも。強い抗酸化作用がある。

おもなミネラル

カリウム	細胞内の水分量の維持・調節の役割を果たす。筋肉のはたらきをコントロールしたり、血圧の上昇を抑えるはたらきも。
カルシウム	骨や歯を形成。心臓や筋肉の収縮、弛緩《しかん》を調整。体内の情報伝達に重要な役割を果たす。ホルモンや酵素を活性化する。
マグネシウム	骨格の形成に役立つ。カルシウムとともに筋肉のはたらきを調整。酵素反応や神経伝達など多くの生命活動に関与する。
鉄	赤血球中のヘモグロビンの構成成分で、酸素の供給、二酸化炭素の回収を担う。エネルギー産生に重要なＡＴＰの生成に関与。また、酵素の成分としても重要。

食物繊維

水溶性食物繊維	消化速度を抑え、血糖値の急上昇を防ぐ。コレステロールの吸収や、血圧上昇を抑制するので、生活習慣病予防効果が期待できる。
不溶性食物繊維	腸の蠕動《ぜんどう》運動を促進し、腸内環境を整える。食事の満足感を高め、腹持ちをよくする。有害物質の排泄《はいせつ》を助けるはたらきも。

その他の機能性成分（フィトケミカル）

ポリフェノール 植物に含まれる色素やアク、渋味・苦味の成分で強い抗酸化力をもち、老化や病気の原因となる活性酸素を抑える。数千ともいわれるほど非常に種類が多い。	**【アントシアニン】** 赤や紫色の水溶性色素成分。抗酸化作用、視力を守るはたらきが期待できる。 ▼ブルーベリー、ブドウ、赤ジソなど **【ケルセチン】** 抗酸化作用、抗アレルギー作用などがあるとされ、血液凝固の抑制、悪玉コレステロール値の上昇抑制、動脈硬化の予防効果に注目が。 ▼タマネギ、ソバ、柑橘《かんきつ》類など **【クロロゲン酸】** 苦み成分のタンニンの一種。抗酸化作用のほか、血糖値の上昇や脂肪の蓄積を抑えるはたらきが期待できる。 ▼ゴボウ、コーヒーなど **【イソフラボン】** 女性ホルモンのエストロゲンに似たはたらきがあり、骨粗鬆症《こつそしょうしょう》、更年期障害に有効。ただし、サプリメントなどによる大量摂取には注意が必要。 ▼大豆、大豆製品
カロテノイド 植物に含まれる黄、オレンジ、赤などの色素成分。抗酸化作用のほか、老化予防、がん予防の効果があるとされる。	**【リコピン】** 植物の赤い色素でカロテン類の一種。ビタミンAとしてのはたらきはないが、抗酸化作用がある。 ▼トマト、柿など **【カプサンチン】** 赤い色素成分。リコピンと同様、ビタミンAとしてのはたらきはもたないが、抗酸化作用がある。 ▼赤トウガラシ、赤ピーマンなど **【ルテイン】** 体内の、特に眼底の網膜や水晶体、皮膚、乳房、大腸などに存在。白内障のリスク軽減やシミ、くすみの予防効果が期待できる。 ▼トウモロコシ、緑黄色野菜など

含硫《がんりゅう》化合物

イオウを含む化合物で、さまざまな種類がある。抗酸化作用をはじめとするさまざまな機能が期待でき、注目されている。

【硫化アリル】 ニンニクやネギ類の香り成分。抗酸化作用、抗がん作用、抗菌作用が期待される。
▼ニンニク、タマネギ、ネギ、ニラなど

【イソチオシアネート】 アブラナ科の野菜に含まれる揮発性の辛味成分。抗菌、抗カビ作用のほか、抗がん作用が期待されている。
▼キャベツ、ブロッコリー、ナノハナなど

【スルフォラファン】 イソチオシアネートの一種で解毒作用のある酵素を活性化する。体内の発がん物質を解毒するはたらきがあるとされる。
▼ブロッコリー、ブロッコリースプラウトなど

[参考文献一覧]

『おいしく健康をつくる あたらしい栄養学』（監修：吉田企世子・松田早苗／高橋書店）
『内田悟のやさい塾 旬野菜の調理技のすべて 保存版 春夏』（著：内田悟／メディアファクトリー）
『内田悟のやさい塾 旬野菜の調理技のすべて 保存版 秋冬』（著：内田悟／メディアファクトリー）
『おいしく食べる食材の手帖』（著者：野﨑洋光／池田書店）
『からだにおいしい野菜の便利帳』（監修：板木利隆／高橋書店）
『からだのための食材大全』（監修：池上文雄・加藤光敏・河野博・三浦理代・山本謙治／NHK出版）
『台所漢方 元気回復に身近な材料を活かす』（監修：著 根本幸夫　著：金森養斉　古尾谷不二／緒方出版）
『生薬単 語源から覚える植物学・生薬学名単語集』（監修：伊藤美千穂・北山隆 著：原島広至／NTS）
『たべもの語源辞典』（編：清水桂一／東京堂出版）
『薬膳素材辞典　健康に役立つ食薬の知識』（編：辰巳 洋主／源草社）

おわりに

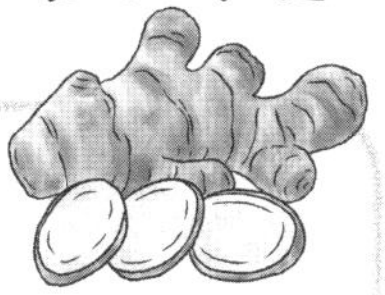

奥が深い食養生

「人生100年時代」を迎え、人々の健康意識がますます高まっています。野菜の栄養や機能性についての情報も広く浸透。健やかな食生活に、野菜の存在は欠かせません。

野菜の本を作り終え、ひとつ気づいたことがあります。それは、食養生がいかに幅広く、奥深いかということ。野菜を買い求め、賢く保存し、おいしく調理して食べる。それによって、私たちは単に栄養を摂取するだけでなく、生きている植物の力に目を向け、食べ物を大事にすることの大切さを知るのです。

この本では、野菜ひとつひとつの魅力を存分に味わえるよう、料理は主役の野菜を中心にしたシンプルなレシピにこだわりました。ほとんどが、簡単に作れるものなので、日々の食事に活用していただけたらうれしいです。また、野菜が日本に伝わった歴史や、野菜にまつわる豆知識、そして可愛らしい野菜の花の姿に触れることで、日ごろあまり食べなかった野菜との距離感がグッと縮まったのではないかと思います。私自身、野菜の花言葉を調べながら、素敵な花言葉をもつ野菜をいくつも見つけました。お気に入りは「カブ」の花言葉。みなさんは、どの野菜が気になりましたか？

最後に、貴重な出版の機会を作ってくださった（株）法研の岡 日出夫様、企画・編集に大きなご尽力をいただいたオフィスミィの橋詰恵美様、森 貴美様、温かみあふれるイラストを描いてくださったナカミサコ様に心より感謝申し上げます。ありがとうございました。

今日もおいしく食べて、笑顔あふれる明日が訪れますように。

岡尾知子

●著者
岡尾 知子（おかお ともこ）
国際薬膳師、国際中医師、はり師・きゅう師。美容・健康エディターとして長年、出版の世界で仕事をするなか、東洋医学に関心をもつ。本草薬膳学院で薬膳と中医薬を学び、東洋鍼灸専門学校で鍼灸の専門教育を受ける。鍼灸師として臨床にあたりながら、「ロータス薬膳教室」を主宰。「つぼみ堂はりきゅう院」院長。雑誌、新聞、WEBなどで、東洋医学を中心にした健康情報を発信する。
●ホームページ
「岡尾知子の薬膳ノート」
「ロータス薬膳教室」
Eat & Run! ～東洋医学を始めよう！～

●装丁　クリエイティブ・コンセプト
●イラスト　ナカミサコ
●撮影　Flower Me
●写真協力　フォトライブラリー、pixabay、写真 ac
●編集協力・DTP　オフィスミィ

からだがよろこぶ
野菜の事典と薬膳レシピ
～知って楽しい野菜の花言葉つき～

令和5年5月22日　第1版発行

著　者　岡尾　知子
発行者　東島　俊一
発行所　株式会社 法研
〒104-8104　東京都中央区銀座1-10-1
電話 03（3562）3611（代表）
http://www.sociohealth.co.jp

印刷・製本　研友社印刷株式会社

0103

小社は（株）法研を核に「SOCIO HEALTH GROUP」を構成し、相互のネットワークにより、"社会保障及び健康に関する情報の社会的価値創造"を事業領域としています。その一環としての小社の出版事業にご注目ください。

ISBN 978-4-86756-014-3　定価はカバーに表示してあります。